XIANDAI
PIFUXINGBING
ZHILIAO

现代皮肤性病治疗

主 编 佟 立 赵晓秋 蒋 冠 张雁来 韩赛楠

科学技术文献出版社
SCIENTIFIC AND TECHNICAL DOCUMENTATION PRESS
·北 京·

图书在版编目（CIP）数据

现代皮肤性病治疗 / 佟立等主编. — 北京：科学技术文献出版社, 2017.9
ISBN 978-7-5189-3357-0

Ⅰ. ①现… Ⅱ. ①佟… Ⅲ. ①皮肤病—诊疗②性病—诊疗 Ⅳ. ①R75

中国版本图书馆CIP数据核字(2017)第228982号

现代皮肤性病治疗

策划编辑：曹沧晔　　责任编辑：曹沧晔　　责任校对：赵　瑷　　责任出版：张志平

出 版 者　科学技术文献出版社
地　　址　北京市复兴路15号　邮编 100038
编 务 部　(010) 58882938，58882087（传真）
发 行 部　(010) 58882868，58882874（传真）
邮 购 部　(010) 58882873
官方网址　www.stdp.com.cn
发 行 者　科学技术文献出版社发行
印 刷 者　大地图文快印有限公司
版　　次　2017年9月第1版　2017年9月第1次印刷
开　　本　880 × 1230　1/16
字　　数　457千
印　　张　14
书　　号　ISBN 978-7-5189-3357-0
定　　价　148.00元

前言

皮肤为人体最大的器官，与人体所处的外界环境直接接触，对维持人体内环境稳定及其重要。同时，皮肤还与机体其他系统或脏器之间存在着紧密联系，皮肤异常表现常为机体内部某些病变的“窗口”。因此，皮肤性病学是临床医学的重要内容，是一门涉及面广、整体性和直观性强的基础学科。本书结合近几年来国内外本专业的新进展，又总结了较丰富的临床实践，对皮肤性病科医师正确掌握临床诊疗规律和充分运用所得的知识解决临床上极其复杂的现象提供重要的参考和学习价值。

本书分为两篇，第一篇详细介绍了皮肤的结构与功能、皮肤病的症状、体征与皮肤诊断、皮肤病治疗方式、皮肤医学美容的临床运用；第二篇重点介绍了皮肤性病科常见疾病的病因、临床表现、诊断治疗、预防等内容，并总结了皮肤肿瘤的新型治疗途径和方法。取材新颖、图文并茂，具有科学性、完整性、启发性、多样性等特点。

由于编写内容较多，时间紧促，尽管在编写的过程中我们反复校对、多次审核，但书中难免有不足和疏漏之处，望各位读者不吝赐教，提出宝贵意见，以便再版时修订，谢谢。

编　者

2017 年 9 月

目录

第一篇　基础篇

第二篇　疾病篇

第一篇

基础篇

第一章

皮肤的结构与功能

第一节 皮肤表面

皮肤（skin）被覆于体表，与外界环境直接接触。皮肤与口腔、鼻、尿道口、阴道口、肛门等体内管腔表面的黏膜移行连接，构成闭合系统，维持人体内环境稳定。皮肤表面并不完全平滑，其上纵横着大量的沟纹网络。这些深浅不一的沟纹被称为皮沟（skin grooves 或 sulci cutis），皮沟之间的细长隆起称为皮嵴（skin ridges 或 cristae cutis）。较深的皮沟将皮肤表面划分成菱形或多角形微小区域，称为皮野（skin field）。外泌汗腺开口于皮嵴上，表现为小的凹点。皮沟走向依体表部位而异，称为皮纹图案（dermal ridge pattern）。指（趾）末节屈侧的皮沟、皮嵴平行排列并构成特殊的涡纹状图样，称为指（趾）纹，其图案由遗传因素决定，个体间存在差异。有些皮肤病的皮疹具有特征性的线条分布倾向，典型的如表皮痣。这些虚拟的按一定规律排布的线条被称为斑氏线（Blaschko's lines），斑氏线被认为与胚胎发育过程中细胞克隆分化的伸展方向有关。

皮肤是人体最大的器官，其重量约占人体体重的16%；成人皮肤平均总面积约为1.5m^2，新生儿约为0.21m^2。由外及内，皮肤由表皮、真皮和皮下组织（也称皮下脂肪层）三层构成。如不包括皮下组织，皮肤的厚度为0.5～4mm。皮肤厚度在不同个体、年龄和部位可有一定差异。眼睑、外阴、乳房的皮肤最薄，厚度约为0.5mm；掌跖部位皮肤最厚，可达3～4mm。表皮厚度平均约为0.1mm，但掌跖部位的表皮可达0.8～1.4mm。真皮的厚度一般在1～2mm，不同部位差异也很大，眼睑处较薄，约为0.6mm；背部和掌跖部位较厚，可达3mm以上。皮下脂肪组织在腹部和臀部较厚；在鼻部和胸骨外皮肤处很薄。此外，皮肤含有丰富的血管、淋巴管、神经、肌肉以及各种皮肤附属器如毛发、皮脂腺、汗腺和甲等（图1－1）。

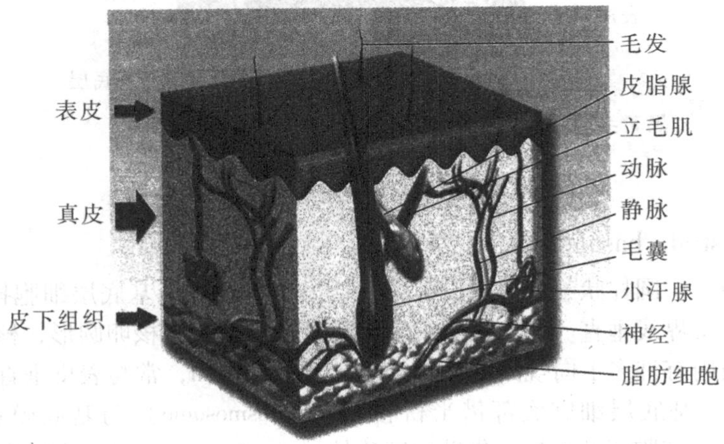

图1－1　皮肤结构模式图

掌跖、指趾屈面及其末节伸面、唇红、乳头、龟头、包皮内侧、小阴唇、大阴唇内侧、阴蒂等部位皮肤没有毛发，称为无毛皮肤（glabrous skin）；其他部位皮肤均有长短不一的毛发，称为有毛皮肤（hairy skin）。除口唇、外阴、肛门等皮肤－黏膜交界处皮肤，还可将皮肤大致分为有毛的薄皮肤

(hairy thin skin) 和无毛的厚皮肤 (hairless thick skin) 两种类型：前者被覆身体大部分区域：后者分布于掌跖和指（趾）屈侧面，具有较厚的摩擦嵴，能耐受较强的机械性摩擦。

人体皮肤的颜色从黑褐色至粉白色不等。有四种生物色素影响皮肤颜色，即褐色的黑素、红色的氧合血红蛋白、蓝色的还原血红蛋白和黄色的胡萝卜素及胆色素。皮肤颜色也受皮肤粗糙程度、水合程度等因素的影响，但决定皮肤颜色的主要因素是由黑素细胞合成的黑素。

（佟　立）

第二节　表　皮

表皮（epidermis）属于复层鳞状上皮，主要由两大类细胞构成，即角质形成细胞和树突状细胞，后者包括黑素细胞、朗格汉斯细胞和梅克尔细胞。角质形成细胞具有细胞间桥及丰富的胞质，用HE染色即可着色；树突状细胞需要特殊染色或组织化学方法，甚至电镜下才能被识别。此外，表皮内还有极少数的淋巴细胞。表皮借基底膜带与真皮相连接。

一、角质形成细胞

角质形成细胞（keratinocyte）由外胚层分化而来，是表皮的主要细胞成分，占表皮细胞总数的80%以上。角质形成细胞在分化过程中可产生角蛋白（keratin）。角蛋白是一组中间丝蛋白，分布于所有上皮细胞（包括角质形成细胞），作为细胞骨架维系着细胞的结构。角蛋白分为Ⅰ型（酸性）和Ⅱ型（中性或碱性），两型角蛋白配对结合。细胞类型、组织类型、发育和分化阶段及疾病状态等因素决定哪种角蛋白被表达。根据角质形成细胞的分化阶段和特点可将表皮分为四层，由深至浅分别为基底层、棘层、颗粒层和角质层（图1－2）。在掌跖处，颗粒层与角质层之间还可见透明层。

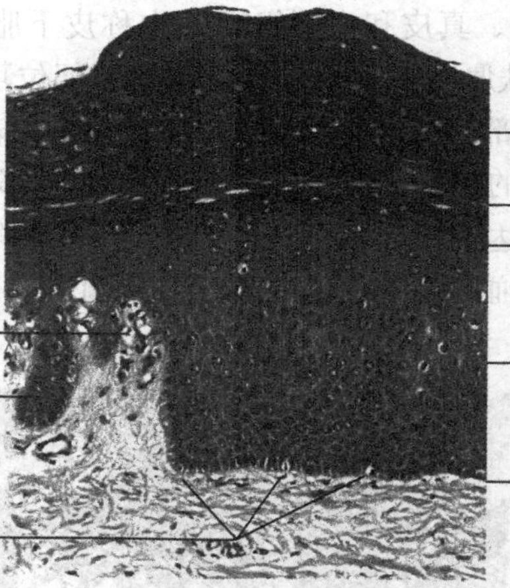

图1－2　表皮组织结构

（一）基底层（strata basale）

位于表皮底层，由一层圆柱状细胞构成，其中包括表皮干细胞。基底层细胞排列整齐，呈栅栏状，细胞长轴与表皮一真皮交界线垂直。基底层的细胞胞质呈嗜碱性，胞核卵圆形，核仁明显，核分裂象较常见。电镜下可见胞质内有许多走向规则的张力细丝，直径约5nm，常与表皮垂直。基底层角质形成细胞表达角蛋白K5/K14。基底层细胞底部借半桥粒（hemidesmosome）与基底膜带相附着，借助桥粒（desmosome）形成细胞－细胞间的连接，借助缝隙连接（gap junction）形成细胞间的信息联系。

基底细胞内含有黑素，其含量与皮肤的颜色相一致。白皮肤的人基底细胞内仅含少量黑素颗粒；而晒黑或黑皮肤的人，其基底细胞内有大量黑素颗粒。通常黑素颗粒主要位于基底细胞核的上方，聚集或呈帽状排列；当数量较多时，可散布于胞质中。

角质形成细胞从基底层细胞开始分裂、分化成熟并最终从角质层脱落是一个精密调控的过程。正常情况下约30%的基底层细胞处于核分裂期，新生的角质形成细胞有序地逐渐向上移动，由基底层移行至颗粒层约需14天，再移行至角质层表面并脱落又需14天，共约28天，称为表皮通过时间（turnover time）或更替时间。

（二）棘层（stratum spirrosum）

位于基底层上方，由4～8层多角形的角质形成细胞构成，因在组织切片中细胞呈棘刺样形态而命名。光镜下的“棘刺”富含桥粒结构，构成细胞间连接并可抵御机械损伤。由下至上，细胞轮廓由多角形渐趋向扁平状。棘层上部细胞胞质中散在分布直径为100～300nm的包膜颗粒，称角质小体或Odland小体。角质小体是分泌型细胞器，能将脂质前体输送到角质细胞间隙。电镜下可见胞质内有许多张力细丝聚集成束，并附着于桥粒上。棘层角质形成细胞表达角蛋白K1/K10。

（三）颗粒层（straturng ranulosum）

因富含深嗜碱性的透明角质颗粒（keratohylinegranule）而命名，可产生许多皮肤屏障相关蛋白。在角质层薄的部位颗粒层由1～3层梭形或扁平细胞构成，而在掌跖等部位颗粒层细胞可多达10余层，细胞长轴与皮面平行。透明角质颗粒中的主要成分包括前丝聚合蛋白、角蛋白和兜甲蛋白。颗粒层细胞最后通过程序性的自毁过程分化为无生命的角质细胞。在该过程中，几乎所有细胞结构均被破坏。

（四）角质层（stratum corneum）

位于表皮最上层，由5～20层已经死亡的扁平细胞构成，在掌跖部位可厚达40～50层。该层主要是由富含蛋白成分的角化细胞和将其包绕的细胞外脂质构成。角质层是皮肤抵御机械损伤、防止机体水分丢失和环境中可溶性物质透过皮肤的主要功能层。该层细胞无正常结构，细胞内不再有细胞核，胞质内结构（黑素、线粒体、内质网、高尔基复合体）通常已消失。角质层上部细胞间桥粒消失或形成残体，故易于脱落。

在掌跖部位，颗粒层与角质层之间还可见一透明带，也称透明层，因在光镜下细胞界限不清，伊红染色阳性，胞质呈均质状并有强折光性而命名，由2～3层较扁平的细胞构成。

二、树突状细胞

（一）黑素细胞（Melanocyte）

黑素细胞起源于外胚层的神经嵴，位于表皮基底细胞层和毛囊。黑素细胞约占基底层细胞总数的10%，每平方厘米皮肤内有1 000～1 500个黑素细胞。人体日光暴露部位（如面部）、生理性色素较深的部位（如外生殖器）黑素细胞相对较多。HE染色切片中黑素细胞胞质透明，胞核较小，也称透明细胞（clear cell）；银染色及多巴染色显示细胞有较多树枝状突起。黑素细胞高尔基体内含有不同阶段的黑素小体（melanosome）。黑素小体内含酪氨酸酶，以酪氨酸为原料合成黑素。成熟的黑素小体被组装并运输到周围的基底层和基底层上方角质形成细胞内。一个黑素细胞可通过其树枝状突起向周围约10～36个角质形成细胞提供黑素，形成1个表皮黑素单元（epidermal melanin unit）。在基底细胞，黑素小体集聚在胞质中细胞核的上方，形成一个黑素帽，保护细胞DNA免受紫外线损伤。人体肤色的种族差异是由黑素小体的数量和大小决定的。不同种族人群黑素细胞数量和分布无明显差异。

（二）朗格汉斯细胞（Langerhanis cell）

皮肤朗格汉斯细胞是起源于骨髓的树突状细胞，位于表皮层，主要分布在基底层上方和表皮中部。表皮内的朗格汉斯细胞无桥粒，可以游走，数量约占表皮细胞总数的3%～5%；密度因部位、年龄和性别而异，一般面颈部较多而掌跖部较少。朗格汉斯细胞可以识别、摄取、加工并呈递抗原给T淋巴细胞。

HE染色切片下的朗格汉斯细胞也像黑素细胞一样胞质透明，胞核较小并呈分叶状。朗格汉斯细胞多巴染色阴性，氯化金染色及ATP酶染色阳性。电镜下细胞核呈扭曲状，胞质着色淡，线粒体、高尔基复合体、内质网丰富，并有溶酶体，无张力细丝、桥粒和黑素小体，内有特征性的Birbeck颗粒，后者多位于胞核凹陷附近，长 150～300nm，宽约 40nm，其上有约 6nm 的周期性横纹，有时可见颗粒一端出现球形泡而呈现网球拍样外观。目前认为 Birbeck 颗粒来源于高尔基复合体或细胞膜结构，能携带抗原。

朗格汉斯细胞有多种表面标记，包括 IgG 和 IgE 的 FcR、C3b 受体、MHC Ⅱ类抗原（HLA－DR、DP、DQ）及 CD4、CD45、S－100 等抗原。人类朗格汉斯细胞是正常皮肤内唯一的 CD1a 阳性细胞。

（三）梅克尔细胞（Merkel cell）

梅克尔细胞是位于表皮基底层内的触觉感觉细胞，多见于掌跖、口腔与生殖器黏膜、甲床及毛囊漏斗部，细胞有短指状突起，借助桥粒与周围的角质形成细胞连接，常固定于基底膜，不随角质形成细胞向上迁移。该细胞特异表达角蛋白 K20，胞质中含许多直径为 80～100nm 的神经内分泌颗粒，胞核呈圆形，常有深凹陷或呈分叶状。梅克尔细胞在感觉敏锐部位（如指尖和鼻尖）密度较大，这些部位的神经纤维在临近表皮时失去髓鞘，扁盘状的轴突末端与麦克尔细胞基底面形成接触，构成梅克尔细胞－轴突复合体（Merkel cell－neurite complex），可能具有非神经末梢介导的感觉作用。

三、角质形成细胞间、基底细胞与真皮间的连接

（一）桥粒（desmosorne）

表皮角质形成细胞之间主要通过桥粒连接，其他连接方式还有黏附连接、空隙连接和紧密连接。桥粒是角质形成细胞间连接的主要结构，由相邻细胞的局部细胞膜呈卵圆形致密增厚而形成。电镜下桥粒呈盘状，为成对的纽扣样结构，直径为 0.2～0.5μm，厚 30～60nm，其中央有 20～30nm 宽的电子透明间隙，内含低密度张力细丝；间隙中央电子密度较高的致密层称中央层（central stratum）；中央层的中间还可见一条更深染的间线（intermediate line），为高度嗜锇层。构成桥粒的相邻细胞膜内侧各有一增厚的盘状附着板（attachment plaque），长 0.2～0.3μm，厚约 30nm。许多直径 10nm 左右的张力细丝呈襻状附于附着板上，又折回到胞质内。另外，还有较细的丝（跨膜细丝）起于附着板的内部，伸到细胞间隙，与中央致密层的细丝交错相连。

构成桥粒的主要蛋白包括：①跨膜蛋白，主要由桥粒芯糖蛋白（desmoglein，Dsg）和桥粒芯胶蛋白（desmocollin，Dsc）构成，它们形成桥粒的电子透明细胞间隙和细胞间接触层；②胞质内的桥粒斑（desmosomal plaque）蛋白，是盘状附着板的组成部分，主要由桥粒斑蛋白（desmoplakin，DP）和桥粒斑珠蛋白（plakogloloin，PG）构成（图 1－3）。

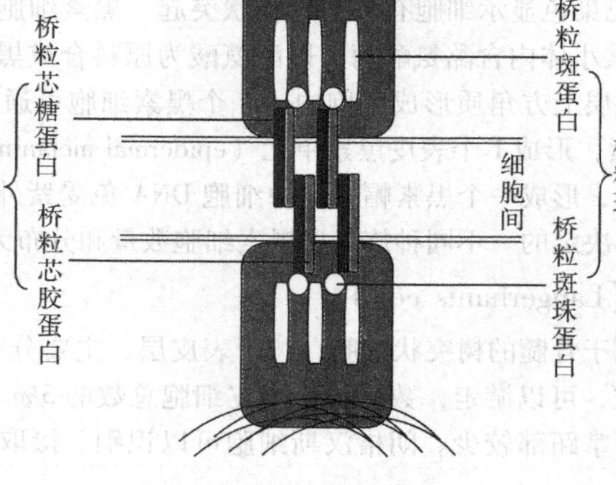

图 1－3　桥粒

桥粒本身具有很强的抗牵张力，而相邻细胞间由张力细丝构成的连续结构网更加固了细胞间的连接。分化过程中，角质形成细胞间的桥粒可以分离，也可重新形成。桥粒结构的破坏可引起角质形成细胞相互分离，形成表皮内的水疱或大疱。

（二）半桥粒（hemidesmosome）

是基底层细胞与下方基底膜带之间的主要连接结构，系由基底层角质形成细胞真皮侧胞膜的不规则突起与基底膜带相互嵌合形成类似于半个桥粒的结构，但其构成蛋白与桥粒有很大不同。电镜下半桥粒内侧部分为高密度附着斑，基底层细胞的角蛋白张力细丝附着于其上；胞膜外侧部分为亚基底致密斑（subbasal dense plague）。两侧致密斑与中央胞膜构成夹心饼样结构。致密斑中含大疱性类天疱疮抗原1、2（BPAG1；BPAG2）、整合素（Integrm）等蛋白。

（三）基底膜带

位于表皮与真皮之间。光镜下，PAS（过碘酸－雪夫）染色为一条0.5～1.0μm的紫红色均质带，银浸染法可染成黑色。皮肤附属器与真皮之间、血管周围也存在基底膜带。电镜下基底膜带由胞膜层、透明层、致密层和致密下层四层结构组成。

1. 胞膜层　主要由基底层角质形成细胞真皮侧的胞质膜所构成，厚约8nm，半桥粒横跨其间：半桥粒细胞侧借助附着斑与胞质内张力细丝相连接，另一侧借助多种跨膜蛋白（如BPAG2、整合素α6134等）与透明层黏附，在基底膜带中形成“铆钉”样的连接。

2. 透明层（larnina iueida）　位于半桥粒及基底层细胞底部细胞膜之下，厚35～40nm，因电子密度低而显得透明。主要成分是板层素（laminin）及其异构体组成的细胞外基质和锚丝（anchoring filament），锚丝可穿过透明层达致密层，具有连接和固定作用。

3. 致密层（lamina densa）　为带状结构，厚约35～45nm，主要成分为Ⅳ型胶原和少量板层素。Ⅳ型胶原分子间交联形成高度稳定的连续三维网格，是基底膜带的重要支撑结构。

4. 致密下层　也称网板（reticular lamina），与真皮之间互相移行，无明显界限；主要成分为Ⅶ型胶原。致密下层中有锚原纤维（anchoring fibril）穿行，与锚斑结合，将致密层和下方真皮连接起来，维持表皮与下方结缔组织之间的连接。

基底膜带的四层结构除保证真皮与表皮紧密连接外，还具有渗透和屏障作用。表皮内没有血管，血液中的营养物质通过基底膜带渗透进入表皮；而表皮的细胞产物又可通过基底膜带进入真皮。基底膜带可看成是一个多孔的半渗透性滤器，一般情况下，基底膜带限制分子量大于40 000的大分子通过，但当其发生损伤时，炎症细胞及其他大分子物质也可通过基底膜带进入表皮。基底膜带结构的异常可导致真皮与表皮分离，形成表皮下水疱或大疱。如营养不良型大疱性表皮松解症就是由于Ⅶ型胶原蛋白基因突变而造成表皮下大疱形成。

（佟　立）

第三节　真　皮

真皮（dermis）由中胚层发育而来，主要由结缔组织构成，含有神经、血管、淋巴管、肌肉以及皮肤附属器。真皮的厚度是表皮的15～40倍。真皮结缔组织由胶原纤维与弹性纤维、基质以及众多细胞成分组成。胶原纤维和弹性纤维互相交织埋于基质内。胶原纤维、弹性纤维和基质都由成纤维细胞产生。网状纤维仅是幼稚的胶原纤维，并非独立的成分。

真皮由浅至深可分为乳头层（papillary layer）和网织层（reticular layer）。乳头层为凸向表皮底部的隆起，它与表皮突犬牙交错、波纹状彼此相连，含有丰富的血管和感觉神经末梢，胶原纤维较为纤细。网织层胶原纤维粗大、数量多，有较大的血管、淋巴管、神经穿行。

一、胶原纤维

成纤维细胞的粗面内质网合成胶原原纤维，经糖蛋白集聚后形成胶原纤维（collagen），占真皮干重的70%。胶原纤维肉眼下是白色的，HE染色呈浅红色，其直径在2～15μm。Ⅰ型胶原占真皮胶原纤维的80%左右。真皮乳头层、表皮附属器和血管附近的胶原纤维细小且无一定走向，其他部位的胶原纤维均结合成束；真皮中的胶原束随由上至下逐渐增粗，中下部胶原束的方向几乎与皮面平行，并互相交织在一起，在一个水平面上向各种方向延伸。因此，在组织切片中，可以同时看到胶原束的纵切面和横切面。胶原纤维的伸展性较差，但很坚韧，对平行拉力抵抗力很强。

二、网状纤维

网状纤维（reticular fibers）在胚胎时期出现最早，是新生的纤细的胶原纤维。HE 染色难以显示，但因其具有嗜银性，可用硝酸银溶液浸染加以显示呈黑色，故又称嗜银纤维。其直径仅为 0.2 ~ 1.0μm，主要成分为Ⅲ型胶原。在正常成人皮肤中含量较稀少，主要分布在表皮下、汗腺、皮脂腺、毛囊和毛细血管周围。在创伤愈合、成纤维细胞增生活跃或有新胶原形成的病变中，网状纤维大量增生。

三、弹力纤维

弹力纤维（elastic fibers）与胶原纤维一样坚韧，但非常富有弹性，主要分布在头皮区、面部的真皮层和类如血管与肌腱等伸展性好的组织。HE 染色不易辨认，醛品红染色呈紫色。其直径为 1 ~ 3μm，呈波浪状。弹性纤维在真皮下部最粗，缠绕在胶原纤维束之间，其排列方向和胶原束相同，与表皮平行。在表皮下的乳头体中，细小的弹性纤维几乎呈垂直方向上升至表皮下，终止于表真皮交界处的下方。

四、基质

基质（matrix）为无定形物质，主要成分为蛋白多糖（proteoglycan）、糖蛋白（glycoprotein）和葡萄糖胺聚糖（glycosaminoglycans），充满于真皮胶原纤维和细胞之间。蛋白多糖和葡萄糖胺聚糖复合物具有很强的吸水性，能结合相当于自身体积数百倍至一千倍的水分子，在调节结合水、真皮可塑性方面发挥重要作用。基质参与细胞成分和纤维成分的联接，影响细胞的增殖分化、组织修复和结构重建。

五、细胞

真皮中的常驻细胞主要有三种：成纤维细胞（fibroblast）、巨噬细胞（macrophage）和肥大细胞（mast cell）。它们主要分布在真皮乳头层、乳头层下的血管周围和胶原纤维束之间。成纤维细胞来源于中胚层，能合成、降解纤维和基质蛋白，以及合成多种其他蛋白成分，在真皮网络构建和表真皮的联系中发挥重要作用。巨噬细胞来源于骨髓，分化为循环中的单核细胞，然后移行到真皮分化为巨噬细胞，有吞噬、呈递抗原、杀菌、杀伤肿瘤细胞等作用。肥大细胞能合成和释放炎症介质，如组胺、肝素、胰蛋白酶等，参与Ⅰ型变态反应。此外，真皮中还含有少量真皮树突状细胞、朗格汉斯细胞、淋巴细胞等。

（佟　立）

第四节　皮下组织

皮下组织（subcutaneous tissue）又称皮下脂肪层，位于真皮下方，向下与肌膜相连。皮下组织由疏松结缔组织及脂肪小叶构成，结缔组织包裹脂肪小叶，形成小叶间隔。皮下组织中含有血管、淋巴管、神经、外泌汗腺和顶泌汗腺等。其厚度随部位、性别、营养状况而异，在臀部和腹部较厚，而鼻部及胸骨部较薄。皮下组织具有提供皮肤弹力，参与脂肪代谢、糖代谢、贮存能量及内分泌等功能。皮下组织是激素转换的重要部位，如雄烯二酮在皮下组织中通过芳香化酶转化为雌酮；具有广泛生物学效应的瘦素（leptin）在脂肪细胞中生成，作用于下丘脑代谢调节中枢，增加能量消耗、抑制食欲及脂肪合成，从而发挥调节体重的作用。

（佟　立）

第五节 皮肤附属器

皮肤附属器（cutaneous appendages）包括汗腺、皮脂腺、毛发和甲，均由外胚层分化而来。

一、汗腺

根据结构和功能不同，人体汗腺通常被分为外泌汗腺（eccrine gland）和顶泌汗腺（apocrine-gland）。

（一）外泌汗腺

也称小汗腺，为单曲管状腺（图1-4），由分泌部和导管构成。分泌部位于真皮深层和皮下组织，由单层细胞构成，呈管状排列并盘绕呈球形；导管由两层小立方形细胞构成，穿过真皮，直接开口于汗孔。外泌汗腺的分泌细胞有明细胞和暗细胞两种，前者可以启动汗液生成，后者可以主动吸收钠离子，使等渗的汗液在到达皮肤表面时变成低渗液体。汗腺周围有一层肌上皮细胞，其收缩有助于汗腺将汗液排入汗管。肌上皮细胞周围有基底膜围绕。汗液和血浆具有相似的电解质成分，只不过电解质浓度较低。在炎热环境下外泌汗腺会产生大量低渗性汗液，这种适应性反应使人体在最大限度降温的同时能保留钠。

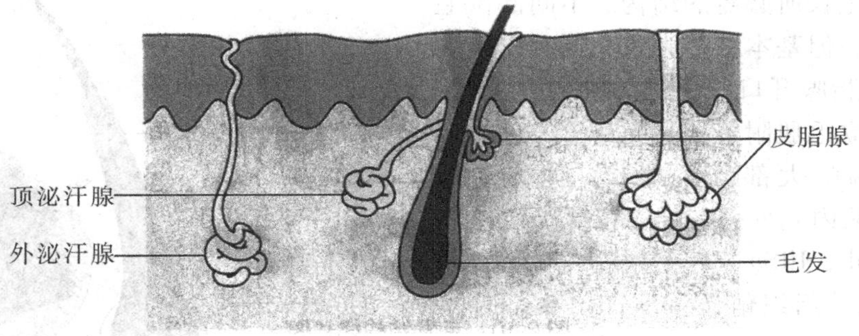

图1-4 汗腺、皮脂腺模式图

人体外泌汗腺数量有160万~400万个，几乎分布于整个人体表面，在手掌、前额、足底和腋窝尤为丰富，但唇红、甲床、包皮内侧、龟头、小阴唇及阴蒂等处无汗腺。外泌汗腺主要功能是调节体温，手掌、足底部位的汗腺还有提高触觉敏感度（tactile sensibility）以及增加黏附性（adhesion）的作用。

发汗由胆碱能神经支配，受多种因素影响，其中热是主要的刺激因素，精神压力也可以引起出汗增加。

（二）顶泌汗腺

顶泌汗腺（apocrine gland）也称大汗腺，由分泌部和导管组成（图2-9），主要分布在腋窝、乳晕、脐周、会阴部，偶见于面部、头皮和躯干。外耳道的耵聍腺、眼睑的睫腺和乳晕的乳轮腺也属于顶泌汗腺。分泌部位于皮下脂肪层，腺体为一层扁平、立方或柱状分泌细胞，其外有肌上皮细胞和基底膜带；导管的结构与外泌汗腺导管相似，但其直径约为外泌汗腺的10倍，开口于毛囊的漏斗部，偶尔直接开口于皮肤表面。顶泌汗腺的分泌主要受性激素支配，进入青春期后发育加速。顶泌汗腺也受交感神经系统支配，但神经介质为去甲肾上腺素。其分泌物无色无味，寄居于皮肤的菌群能够分解大汗腺液中的糖蛋白和脂肪，产生气味。在人类目前大汗腺功能尚不明确。

二、皮脂腺

皮脂腺（sebaceous gland）产生皮脂，分泌到皮肤表面与水分（如顶泌汗腺分泌的汗液）混合乳化形成皮肤表面的皮脂膜。皮脂腺广泛分布于掌跖和指趾屈侧以外的全身皮肤。头面部及胸背上部等处因皮脂腺较多，称为皮脂溢出部位，腺体数量可达400~900/cm^2。皮脂腺属于泡状腺体，由腺泡和较短的导管构成（图1-4）。腺泡无腺腔，外层为扁平或者立方形细胞，周围有基底膜带和结缔组织包裹。皮脂腺为全浆分泌腺（holocrine gland），即腺体细胞破裂后细胞内成分全部经导管排出。导管由复层鳞状上皮构成，开口于毛囊上部，位于立毛肌和毛囊的夹角之间，立毛肌收缩可促进皮脂排泄。在颊黏膜、唇红部、妇女乳晕、大小阴唇、眼睑、包皮内侧等无毛皮肤区域，腺导管直接开口于皮肤表面。皮脂腺分泌皮脂量在婴幼儿期较多，少儿期较少；青春期后分泌量显著增加，但到中年后又逐渐减少。

三、毛发与毛囊

毛发（hair）是由同心圆状排列的、角化的角质形成细胞构成。在有毛皮肤，不同部位毛发的长度、直径及颜色有所不同。头发、胡须、阴毛及腋毛称为长毛；眉毛、鼻毛、睫毛、外耳道毛称为短毛，面、颈、躯干及四肢的毛发短而细软、色淡，称为毫毛或毳毛；胎儿体表白色柔软而纤细的毛发为胎毛，于出生前脱落。毛发位于体表可见的部分为毛干（hair shaft），位于皮肤以内的部分为毛根（hair root）。毛干由内向外（纵切面）依次为髓质（medulla）、皮质（cortex）和毛小皮。髓质是毛发的中心部分，毛发末端通常无髓质；皮质是毛发的主要构成部分，与毛发的物理、机械特征密切相关；在有色毛发中，黑素颗粒存在于皮质层细胞内；毛小皮为一层扁平而且重叠的角化细胞，包裹毛干的表皮部分直到体外的末端，保护皮质免受外界理化伤害。

毛囊（hair follicle）（图1-5）位于真皮和皮下组织中，是毛发生长所必需的结构。不同部位毛囊的大小形状不同，但基本结构大致相同。皮脂腺开口于毛囊，自皮脂腺开口以上部分称为漏斗部；皮脂腺开口以下至立毛肌附着处之间部分，称为毛囊峡部；毛囊末端膨大部分呈球状，称为毛球（hair bulb）。毛囊从内到外分三层，依次为内毛根鞘（inner root sheath，IRS）、外毛根鞘（outer root sheath，ORS）和结缔组织鞘（connective tissue layer），前两者起源于表皮，后者起源于真皮。

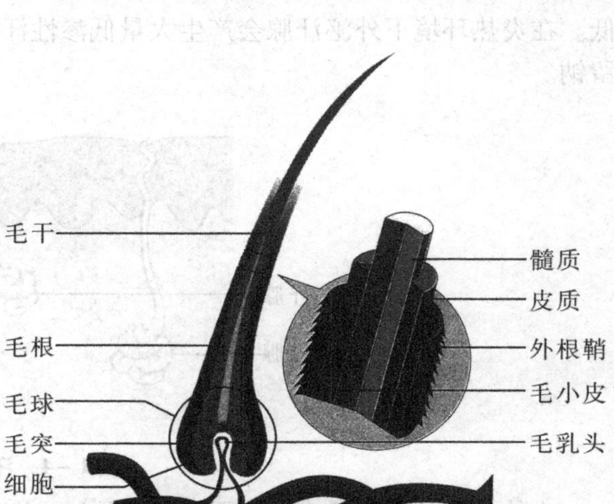

图1-5　毛发结构模式图

1. 内毛根鞘　包括三层：Henle层（Henle's layer），Huxley层（Huxley's layer）和鞘小皮层（cuticle layer）。其中鞘小皮层与毛干的毛小皮层直接相连，通过鞘小皮层将毛干牢固锚于毛囊上。鞘小皮层细胞合成的角蛋白和毛透明蛋白，加强IRS对毛干的支持作用，同时影响并引导毛发向上生长。

2. 外毛根鞘　相当于表皮基底层和棘层延续而来，包含黑素细胞、朗格汉斯细胞和麦克尔细胞。外毛根鞘在立毛肌附着点和皮脂腺导管之间形成隆突区（bulge region），目前认为隆突区存在毛囊干细胞。

3. 结缔组织鞘　包裹于外毛根鞘外面，分为内层、中层和外层三层。内层为一透明玻璃样薄膜，中层由显微组织构成，外层由疏松的胶原纤维和弹性纤维组成，与周围的结缔组织无明显界限。

毛球是毛发活跃生长的部分，其中央是真皮毛乳头（dermal hair papilla）。半球状包绕真皮毛乳头的角质形成细胞称为毛发基质（hair matrix），是毛发和内毛细胞根鞘生长和向上延伸的起点，黑素细胞也寄居于此，为毛发提供色素。毛球的最外层是外毛根鞘。

毛囊生长呈周期性（图1-6），包括生长期（anagen）、退行期（catagen）和休止期（telogen）。在生长期，毛球形成并包围毛囊真皮乳头，新的毛干形成并长出皮肤表面，此期可持续数年。毛发的长短和毛囊生长期密切相关，例如头皮的毛囊生长期2~8年，80%左右处于生长期；而眉毛的毛囊生长期仅2~3个月，因此眉毛相对于头发来说短很多。生长期结束后毛囊就进入退行期，退行期大部分毛囊角质形成细胞进入凋亡状态，部分黑素细胞也发生凋亡，黑素合成停止。毛囊真皮乳头收缩，向上移动至隆突区。如果毛囊真皮乳头不能在退行期到达隆突区，毛囊将停止周期性生长，头发也将脱落。进入休止期后，毛干形成杆状发（club hair）并最终从毛囊脱落，毛囊真皮乳头处于静息状态。大多数人每天可脱落50~150根头发。头皮毛囊进入休止期2~3个月后会再次进入生长期。

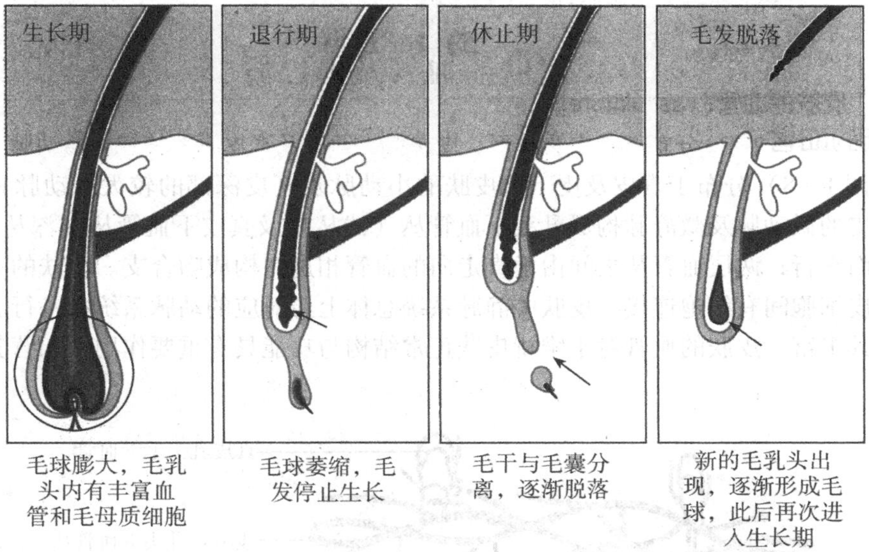

图1-6　毛发生长周期

毛发生长受雄激素、雌激素、甲状腺素、糖皮质激素等因素影响，其中效果最明显的是雄激素。睾酮以及其活性代谢物二氢睾酮通过作用于毛囊真皮乳头的雄激素受体发挥调节毛发生长的作用。

四、甲

甲（nail）是人体最大的皮肤附属器，覆盖在指、趾末端伸侧面。甲的主要功能包括保护指、趾尖，提高感觉辨别能力，辅助手指完成精细动作，搔抓以及美学功能。甲（图1-7）主要由甲母质（nail matrix）、甲床（nail bed）、甲板（nail plate）和甲廓（nail folds）等部分构成。甲的外露部分称为甲板（nail plate），呈外凸的长方形，厚度为0.5~0.75mm，甲近端的新月状淡色区称为甲半月（lunula），甲板周围皮肤称为甲廓，深入近端皮肤中的甲板部分称为甲根（nail root），甲板下方的皮肤称为甲床（nail bed），其中位于甲根下方者称之为甲母质，是甲板的生发结构。甲下真皮富含血管。指甲生长速度约为每3个月1cm，趾甲生长速度为每9个月1cm。疾病、营养状况、环境和生活习惯的改变均可影响甲的性状和生长速度。

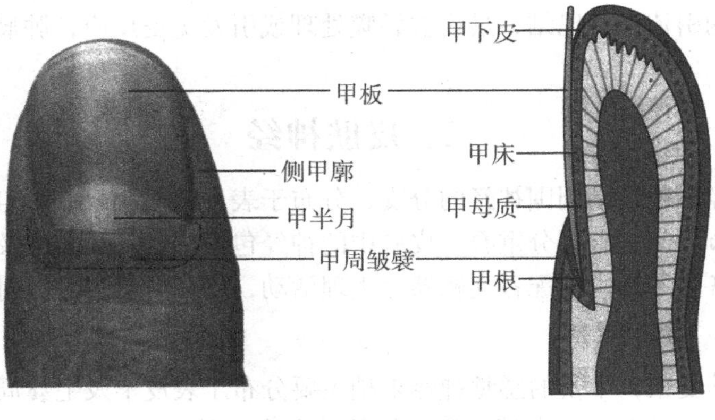

图1-7　甲结构图

（赵晓秋）

第六节 皮肤的血管、淋巴管、神经及肌肉

一、皮肤的血管及淋巴管

（一）皮肤的血管

皮肤血管（图1－8）分布于真皮及皮下。皮肤的小动脉及真皮深部的较大微动脉具有内膜、中膜及外膜结构。真皮的微动脉及微静脉构成乳头下血管丛（浅丛）及真皮下血管丛（深丛），大致呈层状分布，与皮肤表面平行；两层血管丛之间由垂直走向的血管相连，构成吻合支。皮肤的毛细血管大多为连续型，相邻内皮细胞间有细胞连接。皮肤中静脉系统总体上与对应的动脉系统相平行。真皮血管系统在附属器部位尤其丰富。皮肤的血管对于维持皮肤正常结构与功能具有重要作用，如营养代谢及调节体温等作用。

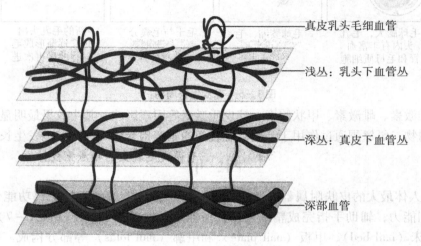

图1－8 皮肤血管模式图

（二）皮肤的淋巴管（lymphatic vessel）

皮肤毛细淋巴管起始于真皮乳头层，逐渐汇合成具有瓣膜的淋巴管，形成乳头下浅淋巴管网及真皮淋巴管网，与主要的血管丛平行，并进一步汇合至皮肤深部及皮下组织中更大的淋巴管。毛细淋巴管管壁由一层内皮细胞及稀疏的纤维组织构成，内皮细胞之间的通透性较大，皮肤中的组织液、游走细胞、细菌等均易通过淋巴管网引流至淋巴结，最后被吞噬处理或引发免疫反应，肿瘤细胞也可以通过淋巴管转移。

二、皮肤神经

皮肤中有丰富的神经纤维，是周围神经的分支，分布于表皮、真皮及皮下组织中。皮肤的神经支配具有节段性，但相邻的节段间具有部分重叠。皮肤中的神经包括感觉神经纤维及运动神经纤维，通过与中枢神经系统联系感受各类刺激，支配各类靶器官生理活动，完成各类神经反射。

（一）感觉神经

皮肤的感觉神经极其复杂，丰富的感觉神经末梢主要分布于表皮下及毛囊周围。感觉神经末梢分为神经小体及游离神经末梢。游离神经末梢呈细小树枝状分布。神经小体分囊状小体及非囊状小体（如麦克尔细胞－轴突复合体）。

囊状小体由有结缔组织包裹的神经末梢构成，包括以下几类。

1. Pacini 小体　是体积最大的神经小体，直径可达0.5mm以上，切面呈环层同心圆结构，又名环层小体，位于真皮较深部及皮下组织，能感受压力。

2. Meissner 小体　椭圆形，分布于真皮乳头内，指趾及掌跖处皮肤最多见，感受触觉和压力。

3. Ruffini 小体　外周有薄层结缔组织包膜，感觉神经纤维末梢进入小体后分成很多更小的分支盘绕成球状，位于真皮深部，能感受高温。

4. Krause 小体　外周有薄层结缔组织包膜，感觉神经纤维末梢进入小体后分成很多更小的分支盘绕成球状，位于真皮浅层，能感受低温。

感觉神经单独或与囊状小体一起作为受体，可以感受触、痛、痒、温度和机械刺激。

（二）运动神经

皮肤中运动神经末梢呈细小树枝状分布，来源于交感神经节后纤维。肾上腺素能神经纤维支配立毛肌、血管、血管球、顶泌汗腺、小汗腺及皮脂腺基底膜的肌上皮细胞，发挥血管收缩、顶泌汗腺分泌、竖毛肌收缩或肌上皮收缩等作用。胆碱能神经纤维支配血管和小汗腺分泌细胞，作用是使血管扩张、外泌汗腺分泌。面部横纹肌由面神经支配。

三、皮肤的肌肉

皮肤中有平滑肌和横纹肌。平滑肌最常见的结构是立毛肌，其一端起于真皮乳头层，另一端插入毛囊中部的结缔组织鞘内。当精神紧张或寒冷时，立毛肌收缩引起毛囊上提，形成“鸡皮疙瘩”。此外尚有阴囊肌膜、乳晕平滑肌、血管壁平滑肌等。汗腺周围的肌上皮细胞具有某些平滑肌功能。面部表情肌及颈部的颈阔肌属横纹肌。

（赵晓秋）

第七节　皮肤的功能

一、保护功能

皮肤直接与外界环境接触，其最重要的功能是在外界环境和内环境之间形成物理性保护屏障，防御外界物理、化学及微生物等有害物质入侵，防止水电解质丢失，维持内环境稳定。角质细胞、角质桥粒、角质细胞间脂质、角质层内水分和维持适宜的 pH 以及角质细胞脱落相关的酶对维持皮肤屏障功能至关重要。

（一）物理性损伤的防护

皮肤对外界的各种机械力（如冲击、摩擦、牵拉、挤压等）具有一定的应力。表皮具有一定程度的机械强度，对机械性损伤有防护作用，且在受到损伤后有自身修复能力；真皮内含有胶原纤维、弹力纤维和网状纤维，使皮肤具有弹性和伸展性；皮下脂肪层对机械外力具有缓冲作用。

皮肤是电的不良导体，对低压电流有一定阻抗。皮肤对电的屏障作用主要位于角质层。

针对紫外线辐射皮肤有两个屏障，一是表皮中的黑素屏障，二是蛋白质屏障，集中于角质层。二者均通过吸收紫外线辐射发挥屏障作用。

（二）化学性损伤的防护

正常皮肤对各种化学物质都有一定的屏障作用，屏障部位主要位于角质层。另外正常皮肤表面的氢离子浓度具有缓冲酸碱的能力。

（三）生物性损伤的防护

完整的皮肤能够机械性防御微生物的侵入；皮肤表面 pH 呈弱酸性，不利于某些微生物的生长繁殖；角质层生理性的脱落，可清除一些寄生于体表的微生物；正常寄居于人体表面的微生物菌群可竞争性抑制其他致病菌的定居和生长；皮肤产生的抗菌肽可直接杀伤细菌、病毒、真菌等微生物。

（四）防止水电解质、营养成分流失

正常皮肤的角质层具有半透膜性质，可防止体内营养物质、水电解质丢失。

二、吸收功能

人体皮肤具有吸收某些外界物质的能力，称为经皮吸收、渗透或渗入，是皮肤外用药物治疗的基础。

（一）皮肤的吸收途径

皮肤主要通过三个途径吸收外界物质，即角质层、毛囊皮脂腺及汗管。角质层是皮肤吸收的最重要途径。角质层有半通透性，一定条件下可以通过水分；一些可通透物质其通透率与浓度（一定范围内）成正比。有少数化学物质及重金属通过毛囊皮脂腺或汗管进入皮肤。

（二）皮肤对几种主要物质的吸收作用

1. 水　皮肤角质层本身含水量为10%～20%。完整的皮肤只吸收很少的水分；离体状态的角质层放在37℃水中时，吸收的水分可高达60%。角质层水合程度增高会促进药物的吸收。

2. 电解质　皮肤能吸收少数的阴离子，如碘、氯等；一些阳离子，如钠、钾、溴、磷、锶、钙等也可能通过角质细胞间隙渗入皮肤。皮肤内电解质总量约占皮重的1/200，包括钠、钾、氯、钙、镁、铜、锌、硫等。其中氯化钠和氯化钾含量最多，钠主要在细胞间液，钾主要在胞质内，两者对维持组织细胞的渗透压及酸碱平衡有重要作用。钙与维持细胞膜的通透性及细胞间黏着性有关。镁与某些酶的活性有关。铜与黑素和角蛋白的形成有关。锌是体内20多种酶的构成成分，与这些酶的活性有关。硫也参与角蛋白的合成。电解质离子一般经皮肤附属器透入。

3. 脂溶性物质　皮肤对这类物质的吸收良好，如维生素A、维生素D及维生素K容易经毛囊皮脂腺透入。脂溶性激素，如雌激素、睾酮、黄体酮、脱氧皮质酮等也容易被吸收。

4. 油脂类　包括动物、植物和矿物油脂，皮肤一般吸收较好，主要是经过毛囊皮脂腺的透入。亲水性油脂比疏水性油脂易于渗入，一般规律是羊毛脂＞凡士林＞植物油＞液状石蜡。

5. 重金属及其盐类　皮肤能吸收多种重金属及其盐类，如汞、铅、锌、铜、镍、铋、锑及砷等。如是脂溶性的盐类则较易吸收。有些金属可和表皮脂质膜内的脂肪酸结合，由非脂溶性物质变成脂溶性物质，从而被皮肤吸收。

6. 无视酸　苯酚、水杨酸、间苯二酚、焦性没食子酸、氢醌等很多无机酸可被皮肤吸收。一般而言，脂溶性的无机酸易于吸收，而水溶性的无机酸不易被吸收。

7. 有枫盐基类　依其是否为脂溶性和水溶性而定。如植物碱、合成杀虫剂、抗组胺剂、镇静剂、收敛剂若为脂溶性的游离盐基，则皮肤吸收良好；如果是水溶性的，则皮肤吸收不好。

8. 糖皮质激素　氢化可的松易被皮肤吸收，但可的松不被吸收。其他合成类的糖皮质激素均有不同程度的吸收率，如倍他米松、曲安奈德、氟轻松等。

9. 气体　皮肤吸收气体很少，全身皮肤吸收氧量约为肺的1/160。皮肤不吸收一氧化碳；但氮、氦、氨、硝基苯、特殊的芳香油类蒸汽等可透入皮肤。

（三）影响皮肤吸收的因素

1. 全身及皮肤因素　如下所述。

（1）年龄、性别：年龄对透皮吸收的影响尚未定论，但性别之间无差异。

（2）皮肤的结构和部位：皮肤的吸收能力与角质层的厚薄、完整性和通透性有关，依角质层薄厚吸收能力递减：阴囊＞前额＞大腿屈侧＞上臂屈侧＞前臂＞掌跖。角质层破损的皮肤吸收能力增强（如急性湿疹皮损处），此时应注意避免因药物过量吸收而引起的不良反应。

（3）皮肤的水合程度：角质层的水合程度越高，皮肤的吸收能力就越强。局部用药后密闭封包，药物吸收可增高百倍，其原因就是封包阻止了局部汗液和水分的蒸发，角质层水合程度提高，临床上可用于肥厚性皮损的外用药物治疗。若角质层的水分含量低于10%，角质层即变脆易裂，吸收能力降低。

2. 渗入物质的理化性质　如下所述。

（1）分子量及分子结构：物质吸收和分子的结构、形状、溶解度有关，和分子量不完全相关，如分子量小的氨气极易透皮吸收，而某些分子量大的物质（如汞、葡萄糖分子等）也可以通过皮肤吸收。

（2）浓度：一定范围内皮肤吸收度与渗入物质的浓度呈正相关。但对角蛋白有凝固作用的物质则吸收不良。如苯酚，低浓度时，皮肤吸收良好；高浓度时，吸收不好，且会造成皮肤损伤。

（3）电解度：一般能离解的物质比不能离解的物质易于透入皮肤。

3. 外界环境因素 如下所述。

（1）温度：外界温度升高时，皮肤的吸收能力增强，是由于皮肤血管扩张，血流加快，已透入组织内的物质弥散速度加快，物质不断地进入血液循环所致。

（2）湿度：外界湿度升高时，角质层内外水分的浓度差减少，影响了皮肤对水分的吸收，因此对其他物质的吸收能力也降低。若外界湿度低，皮肤变得干燥，角质层内水分降到10%以下时，则角质层吸收水分的能力明显增强。

（3）外用药剂型：同一种药物，由于剂型的不同，皮肤吸收的情况也不同。粉剂、水溶液等很难吸收；霜剂中的药物可被少量吸收；软膏及硬膏可促进药物的吸收。有机溶媒（如二甲基亚砜、月桂氮卓酮）可增加脂溶性及水溶性物质的吸收。

（4）病理状态：如皮肤充血、理化损伤及皮肤疾患均可影响皮肤吸收功能。

三、感觉功能

皮肤内分布有感觉神经及运动神经，它们的神经末梢和特殊感受器广泛地分布在表皮、真皮及皮下组织内，可感知体内外的各种刺激，产生各种感觉，引起相应的神经反射。

感觉分为单一感觉和复合感觉两大类。由神经末梢或特殊的囊状感受器接受体内外单一性刺激，转换成一定的动作电位，沿相应的神经纤维传入中枢，产生触觉、压觉、冷觉、温觉、痛觉、痒觉等感觉，称单一感觉；由皮肤中不同类型的感觉神经末梢或感受器共同感受的刺激传入中枢，由大脑皮质进行综合分析，产生的类如潮湿、干燥、平滑、粗糙、坚硬及柔软等感觉，称为复合感觉。此外皮肤还有形体觉、两点辨别觉和定位觉等。

使皮肤感受器起作用、产生皮肤感觉的最低程度的能量称为感觉阈值。恐惧、焦虑、暗示和以往经验可改变痛觉阈值。性别、年龄对此也有影响，温度阈值在女子较低，而振动阈值则在男子较低。

皮肤接受各种刺激后，皮肤内的感觉神经C纤维的神经元、角质形成细胞、血管内皮细胞、成纤维细胞、巨噬细胞等，可产生至少十数种神经肽和细胞因子，如P物质、神经激肽A、血管活性肠肽等。这些因子与其相应受体结合，产生一系列生物学反应，经神经传导到中枢神经系统，形成各种感觉。

几种常见的皮肤感觉如下所述。

1. 触觉 微弱的机械刺激兴奋皮肤浅层的触觉感受器引起。正常皮肤内感知触觉的感受器有三种：光滑皮肤处主要有Meissner小体，表皮突基底为麦克尔细胞，有毛皮肤处为Pinkus小体。皮肤表面散布有触点，肢端腹面最多。

2. 压觉 较强的机械刺激导致深部组织变形时引起的感觉，由皮肤内的Pacini小体传导。触觉与压觉两者性质上类似，但刺激强度不同，可通称为触－压觉。

3. 冷觉 分布在唇红、舌、牙龈、眼睑、龟头、阴蒂及肛门周边等处的Krause小体（又称皮肤黏膜感受器）传导冷觉。但其他有毛部位皮肤也可感知冷觉。

4. 温觉（或热觉） 主要由Ruffini小体传导，皮肤血管球上的游离神经末梢也参与此活动。

5. 痛觉 由有可能损伤或已造成皮肤损伤的各种性质的刺激引起，一般认为痛觉的感受器是游离神经末梢。痛觉常伴有不愉快的情绪活动和防卫反应，是机体的保护性机制。

6. 痒觉（又称瘙痒） 是一种引起搔抓欲望以缓解不愉快的感觉，属于皮肤黏膜的一种特有感觉，也是一种保护性机制。组织学至今尚未发现专门的痒觉感受器。某些系统疾病、中枢神经系统的疾病或功能状态也可诱发痒觉。

四、分泌和排泄功能

人体皮肤主要通过富含的汗腺和皮脂腺分泌、排泄汗液及皮脂，完成皮肤的分泌和排泄功能。

（一）汗腺的分泌和排泄

根据结构和功能的不同，汗腺可分为外泌汗腺（也称小汗腺）和顶泌汗腺（也称大汗腺）。

1. 汗液的成分　小汗腺分泌的汗液中有液体和固体两种成分，其中液体占99% ~99.5%，主要为水。固体占0.5% ~1%，包括有机物和无机物：有机物主要包括乳酸和尿素；无机物主要是氯化钠，以及钙、镁、磷、铁离子。顶泌汗腺分泌的是无味液体，但经细菌酵解后可产生气味，所谓的“狐臭”就是其中一种，受遗传、性别、年龄及气候等因素影响。某些患者顶泌汗腺还可以分泌有色物质，使得汗液呈现出黄色、黄褐色、绿色、青色、红色或黑色等不同颜色，临床称为色汗症；如含有血液成分则称为血汗；含过多尿素者，可嗅到尿液味，称为尿汗。

2. 影响汗液分泌的因素　如下所述。

（1）温度：外泌汗腺的分泌受人体内外温度的影响。在室温条件下，多数外泌汗腺处于休息状态，只有少数外泌汗腺有分泌活动。此时，正常人体每天通过表皮蒸发约600 ~800ml 水分，这种水分的蒸发称为不显性蒸发（insensible perspiration）。当外界温度高于31℃时，皮肤可见到或多或少的出汗，称为显性蒸发（sensible perspiration）。

（2）精神因素：大脑皮质的兴奋或抑制可影响汗腺的分泌。外泌汗腺主要受交感神经的胆碱能纤维支配，压力、焦虑及疼痛会导致全身汗液分泌增多，掌跖部位更明显，称为精神性出汗（psychological sweating）。顶泌汗腺处有肾上腺素能神经纤维分布，其在青春期后的分泌活动受情绪影响较大，应用肾上腺素或去甲肾上腺素可使顶泌汗腺的分泌增加。

（3）药物：酒精、可卡因、海洛因、去甲替林、毛果芸香碱、锌添加剂、环丙沙星、阿昔洛韦、埃索美拉唑等药物可导致皮肤出汗增多。另一些药物如抗胆碱能药物、鸦片、肉毒杆菌毒素、α_2 受体拮抗剂、可乐定、巴比妥类等可导致出汗减少。

（4）饮食：咀嚼时可引起口周、鼻、面、颈部及上胸部反射性出汗，在进食辛辣食物或高温食物时更明显，称为味觉性出汗。口腔黏膜、舌背等处丰富的神经末梢和味觉感受器可介导此过程。

3. 汗液的作用　降温、湿润皮肤是汗液的基本作用。另外，由于外泌汗腺数量巨大，在特定情况下（如高温低盐现象）可代替肾脏的部分功能，以维持水电解质平衡。

（二）皮脂腺的分泌和排泄

皮脂腺分布广泛，除掌跖和指趾屈侧皮肤外其他部位皮肤均有此结构。分泌时整个皮脂腺细胞破裂，内容物全部排入管腔，上行分布于皮肤表面，形成皮脂膜，此分泌方式称全浆分泌。

1. 皮脂的成分　皮脂是多种脂类的混合物，主要含有角鲨烯、蜡脂、三酰甘油和胆固醇。从出生到性成熟，皮脂的成分有两次显著的变化：受母体激素的影响，出生不久的婴儿皮脂成分与成人相近；2 ~8 岁时蜡脂和角鲨烯含量减少，而胆固醇增多；8 ~10 岁时蜡脂和角鲨烯含量达成人的2/3，10 ~15 岁时接近成人水平。

2. 影响皮脂分泌的因素　如下所述。

（1）内分泌：皮脂的分泌主要受激素的调节，包括雄激素、孕激素、肾上腺皮质激素、雌激素等。雄激素可促进皮脂合成、加快皮脂腺细胞的分裂；生长激素、泌乳素等垂体激素可单独或与雄激素发挥协同作用；雌激素则抑制皮脂腺的分泌。

（2）其他：异维A酸可抑制皮脂的分泌。禁食可使皮脂分泌减少，皮脂成分比例改变。表皮损伤可使损伤处皮脂腺暂停分泌。

3. 皮脂的功能　皮脂可以润滑皮肤，其中的游离脂肪酸对某些病原微生物有抑制作用。

五、体温调节功能

外周温度感受器可感受外界环境温度变化，向中枢传递相关信息。皮肤作为体温调节的效应器，接受中枢信息，通过血管舒缩、寒战或出汗等反应调节体温。

皮肤调节体温主要通过以下结构或机能实现。

1. 温度感应　皮肤温度感受器多呈点状分布于全身皮肤，分为热敏感感受器和冷敏感感受器。皮肤温度感受器是一种外周恒温器，感受环境温度的变化，若环境温度高于或低于阈值时，皮肤温度感受器便向下丘脑传递信息，从而出现寒战、出汗等反应。

2. 皮肤散热　较大的体表面积为皮肤散热提供了保障，皮肤散热的方式有辐射、传导、对流及蒸发。

3. 血管舒缩反应　皮肤血流量的改变是调节人体体温的重要方式。在基础情况下，皮肤血流量占全身血流量的8.5%，热应激及血管完全扩张情况下，皮肤血流量可增加10倍，而在冷应激时，皮肤血流量可因血管收缩而几乎中断。

4. 丰富的动静脉吻合　温度增高时，动静脉吻合扩张，皮肤血流量增加，随之散热增加；反之温度降低时，动静脉吻合收缩，皮肤血流量减少，随之散热减少。

5. 汗腺反应　环境温度过高时，汗液的蒸发对人体散热非常重要。从皮肤表面每蒸发1g水可带走2.43kJ热量。热应激情况下，人体汗液的分泌速度可达3～4L/h，散热速度为基础条件下的10倍。

六、代谢功能

（一）皮肤特有的代谢

1. 黑素的代谢　黑素细胞起源于神经嵴，分布于表皮基底层和毛囊，与周围的角质形成细胞构成表皮黑素单位。黑素细胞产生黑素，是皮肤颜色的主要决定因素。

黑素的代谢分为黑素细胞合成黑素、黑素向角质形成细胞移行及黑素排泄三个阶段。黑素在黑素细胞的黑素小体中合成，是一个多步骤的酶促生化反应，有着复杂而精细的调控，酪氨酸酶是黑素合成的关键酶。黑素细胞以胞吐的方式释放黑素小体，继而被周围的角质形成细胞吞入胞内。黑素小体进入角质形成细胞后，有选择地向细胞的表皮侧移动，一般聚集在角质形成细胞核的上方，随着角质形成细胞分化到达角质层，随角质形成细胞脱落而消失，部分在角质形成细胞内被溶解酶消化而降解、消失；同时黑素颗粒也可从黑素细胞直接或被基底细胞吞噬后从淋巴管排除。病理情况下，真皮内可出现大量的色素颗粒，组织学上称为色素失禁。

遗传、激素、紫外线、年龄、炎症等因素均可通过作用于黑素细胞本身、酪氨酸激酶活性或黑素小体向角质形成细胞移行三个阶段而影响黑素的代谢，从而影响皮肤的颜色。

2. 表皮中结构蛋白的代谢　表皮角质形成细胞占整个表皮细胞构成的85%以上，而角蛋白是表皮角质形成细胞内的主要结构蛋白，是角质形成细胞和其他上皮细胞的标志性成分。

表皮是一种有高度组织性、不断更新的器官，其更新的过程表现为向终末分化即角质化过程，特征是表皮角质形成细胞发生了一系列复杂的形态学及生物化学变化。这些改变在时间和空间上互相配合，导致了形态学上由下而上分化程度渐增的复层状结构：基底层、棘层、颗粒层以及角质层。基底细胞附着于表真皮交界处，通过有丝分裂为表皮表面丢失的细胞提供后继。细胞一旦离开基底层进入棘层便失去分裂能力，形态上从柱状或立方状变成大而扁的多角形，这种形态学上的改变伴随着生物化学上的相应变化（表1－1）。就表皮主要的角蛋白而言，在增生性基底细胞层，表达的角蛋白是K5/K14。随着细胞开始向终末分化移行到棘层，出现了K1/K10蛋白的表达。在进一步向终末分化的过程中，K1/K10的表达逐渐增高，而K5/K14的表达则渐趋下降；当细胞到达颗粒层上部时，K5/K14基本消失，整个角蛋白纤维几乎全部由K1/K10组成。角蛋白纤维是表皮结构蛋白的主要成分，角蛋白基因的正确表达以及功能性角蛋白网的形成是表皮正常分化的基础。

表1-1　表皮主要结构蛋白的表达

表皮层次	角蛋白	角蛋白相关蛋白
角质层	K1/K10	角质包膜：兜甲蛋白、内披蛋白
颗粒层	K1/K10，K5/K14	丝聚合蛋白、兜甲蛋白、内披蛋白
棘层	K1/K10，K5/K14	内披蛋白
基底层	K5/K14	

（二）皮肤中水、电解质、糖、蛋白及脂类的代谢

皮肤是糖类、蛋白、脂类及许多小分子物质的代谢场所之一，且其代谢功能具有特殊性。

1. 水的代谢　皮肤含水量占体重的18%～20%。小儿尤其是婴幼儿含水量更高些。女性略高于男性。75%的皮肤水分贮存于细胞外，主要分布于真皮，乳头层多于网状层。

皮肤内的水分不仅维系了各种生理活动的皮肤环境，也对整体的水分有调节作用。机体失水条件（如严重腹泻、呕吐等）下，皮肤可提供高达5%～7%的水分，以维持循环血容量；体内水分增多时，皮肤内水分也增多，甚至发生皮肤水肿，肾衰竭时更明显。

2. 电解质代谢　大部分电解质贮存在皮下组织内，表皮和真皮也有一些，如钠、钾、镁、氯、钙、磷、铜、铁、锌、锡、氟等，约占皮肤重量的0.6%。钠、氯离子主要分布在细胞间液，钾、钙、镁等离子主要分布在细胞内，维持着细胞的晶体渗透压及细胞内外的酸碱平衡；一些离子在酶激活、细胞黏着、维持细胞膜通透性方面发挥作用。一些炎症性皮肤病（如急性湿疹、接触性皮炎）中，水分及钠盐增加。因此，限制性饮水及低盐饮食对皮肤炎症的消退有利。

3. 糖代谢　皮肤中的糖以糖原、葡萄糖和黏多糖等形式存在。糖原在胎儿期含量最高，成人期含量明显降低，主要分布于表皮颗粒层、皮脂腺边缘未分化腺细胞、毛囊内外毛根鞘、生长期毛发等处。人体表皮细胞滑面内质网中有糖原合成酶及分支酶等，通过磷酸葡萄糖或经糖醛酸途径合成糖原。其降解受血液循环中肾上腺素、胰岛素、胰高血糖素等调节，通过信号转导导致磷酸化酶活化，促使糖原分解。皮肤葡萄糖浓度为3.33～4.50mmol/L，相当于血糖的2/3左右，表皮中含量多于真皮和皮下组织。表皮通过无氧酵解、有氧氧化和磷酸戊糖通路三条途径分解葡萄糖。糖尿病患者皮肤中糖含量可升高，增加了皮肤对真菌和细菌的易感性。皮肤中糖的主要功能是提供能量，此外还可作为黏多糖、脂质、糖原、核酸、蛋白质等生物合成的底物。粘多糖主要存在于真皮，包括透明质酸、硫酸软骨素等，多与蛋白质形成蛋白多糖（或称黏蛋白），和胶原纤维结合形成网状结构，支持、固定真皮及皮下组织。皮肤再生速度较快，葡萄糖是皮肤的主要能量来源。供能方式包括有氧氧化（包括糖的有氧氧化、脂肪酸的β氧化和氨基酸的氧化分解）和糖的无氧酵解两条途径，后者在皮肤中（尤其在表皮）旺盛，速度居人体各组织之冠。有氧条件下，表皮中50%～75%的葡萄糖通过糖酸解途径分解提供能量，而缺氧时则有70%～80%通过无氧酵解途径分解提供能量，同时产生乳酸。

4. 脂类代谢　皮肤中的脂类包括脂肪和类脂质，占皮肤总重量的3.5%～6%。脂肪的主要功能是储存能量和氧化供能，类脂质是细胞膜的主要成分和某些生物活性分子的合成原料。表皮细胞类脂质的组成与分化有关，由基底层到角质层，胆固醇、脂肪酸、神经酰胺含量逐渐增多，而磷脂逐渐减少。亚油酸和花生四烯酸是表皮中最丰富的必需脂肪酸，后者在日光作用下合成维生素D。

皮肤表面脂质（皮面脂质）主要来源于皮脂腺脂质和表皮脂质，其含量受皮脂腺分泌脂质（皮脂）的量及脱落的表皮细胞数目影响。在皮脂腺丰富的部位，也叫皮脂溢出部位（如头面部），皮面脂质中90%来源于皮脂腺。皮脂腺脂质和表皮脂质主要含鲨烯、蜡酯、三酰甘油、胆固醇游离脂肪酸和磷脂等成分。两者的主要差异是：皮脂腺脂质中鲨烯、蜡酯、三酰甘油、游离脂肪酸较多，而表皮脂质中磷脂和固醇类较多。

表皮细胞滑面内质网的胞质侧含有合成脂肪酸的转酰酶，可合成软脂酸和硬脂酸，继而经脱饱和反应产生小部分不饱和脂肪酸。亚油酸和花生四烯酸是表皮中最主要的必需脂肪酸，只能来源于食物，经肝细胞合成为三酰甘油并形成脂蛋白（低密度脂蛋白）并通过血浆进入皮肤。亚油酸可和表皮细胞膜

的磷脂发生酯化以维持皮肤的屏障作用：花生四烯酸则可作为合成前列腺素（PG）和其他二十碳四烯酸代谢产物的前体。表皮脂类总量的45%为三酰甘油，其氧化分解与其他组织相同，在胞质中水解为甘油和脂肪酸，前者经磷酸化后进入糖代谢通路，后者进入三羧酸循环。

5. 蛋白质代谢　皮肤蛋白质有纤维性和非纤维性蛋白质两类，前者包括角蛋白、胶原蛋白和弹性蛋白，后者包括细胞内的核蛋白以及调节细胞代谢的各种酶类。

皮肤中蛋白质的降解是在蛋白水解酶作用下，通过催化多肽链的水解完成。蛋白水解酶分为肽链内切酶和肽链外切酶两类；酶作用缺乏严格的底物特异性。蛋白水解酶种类繁多，人皮肤中的肽链内切酶包括酪蛋白水解酶、糜蛋白酶、胰蛋白酶、胶原酶、白明胶酶和弹力蛋白酶、激肽释放酶、C1－酯酶、纤维蛋白溶酶、组织蛋白酶、钙离子激活蛋白酶等；肽链外切酶有氨肽酶、羧肽酶、二肽基肽酶和二肽酶。皮肤中的蛋白水解酶除在正常情况下参与细胞外的结构物质代谢外，也参与皮肤的炎症过程和细胞功能的调节。

七、皮肤的免疫功能

皮肤能有效地启动免疫应答并及时恢复和维持免疫稳态以避免免疫病理损伤，皮肤免疫功能紊乱会导致疾病状态。皮肤主要通过多种免疫细胞成分及大量的免疫分子来完成免疫功能。

（一）皮肤中具有免疫功能的细胞

人类皮肤中的很多细胞可发挥免疫作用，如表皮中的角质形成细胞和朗格汉斯细胞，真皮内的树突状细胞、巨噬细胞、肥大细胞和T细胞。其中适应性免疫细胞主要是T细胞。

角质形成细胞能接受外界“危险信号”刺激并转化传递给皮肤内免疫细胞预警。角质形成细胞通过Toll样受体（Toll－like receptors，TLRs）识别进化保守的病原微生物成分（病原体相关的模式分子，pathogen－associated molecular patterns，PAMPs）。Toll样受体被激活后促进产生以TH_1为主的免疫反应和Ⅰ型干扰素（type Ⅰ interferons）。除Toll样受体外，角质形成细胞还能通过胞质内的炎症复合体（inflammasome）识别PAMPs和内源性危险模式分子（endogenous danger－associated molecular patterns，DAMPs）。受到刺激后还能产生白介素、肿瘤坏死因子（tumor necrosisfactor）、胸腺基质淋巴生成素（thymic stromal lymphopoietin，TSLP）和趋化因子等。此外还能产生抗菌肽（antimicrobial pepitides，AMPs），包括β－防御素（β－defensins）和cathelicidins（LL37）以及Sl00家族蛋白直接杀死病原微生物。

人类皮肤树突状细胞为异质性群体，不同的树突状细胞可能摄取处理及递呈不同的抗原，进而启动免疫应答或诱导免疫耐受。根据在皮肤中不同的分布位置，可分为表皮内朗格汉斯细胞和真皮内树突状细胞。人类表皮内朗格汉斯细胞表达CD1a和Langerin，真皮内树突状细胞有分别表达$CD1c^+$、$CD14^+$和$CD141^+$的三个群体。朗格汉斯细胞的树突能穿过细胞间的紧密连接伸入角质层内搜索捕捉抗原。在正常皮肤中，朗格汉斯细胞能选择性诱导皮肤常驻调节T细胞（skin resident regulator T cells，Tregs）活化、增殖从而维持正常皮肤免疫耐受状态；但在感染状态下，朗格汉斯细胞识别外来抗原活化后能诱导皮肤中常驻记忆T细胞（skin resident memor Tcells，Trms）活化同时抑制Tregs活化而启动免疫应答。

人类皮肤常驻T细胞绝大部分为记忆T细胞，按表面标记可分为$CD4^+$和$CD8^+$T细胞。$CD4^+$T细胞主要存在于真皮，又可进一步至少分为TH_1、TH_2 TH_{17}和Treg4个亚群。$CD8^+$T细胞分布于表皮和真皮内。TH_1细胞主要产生IFN－γ和淋巴毒素（lymphotoxin）活化巨噬细胞，杀死细胞内寄生病原体如结核杆菌；TH_2细胞主要产生细胞因子IL－4和IL－13，参与过敏反应性疾病；TH_{17}细胞主要产生细胞因子IL－17A和IL－17F，在机体抵御细胞外病原体如白色念珠菌和金葡菌感染方面起至关重要的作用；Treg细胞主要产生细胞因子TGF－β1、IL－10和IL－35，能控制免疫应答反应程度和抑制对无害抗原或自身抗原过度反应。

（二）皮肤适应性免疫应答的启动和发生

表皮中的朗格汉斯细胞和真皮内的树突状细胞均属专职抗原递呈细胞（antigen－presenting cells，

APCs）。这些细胞在皮肤损伤和病原微生物侵入部位被激活，激活后的 APCs 通过输入淋巴管向局部引流淋巴结迁移，渐入成熟状态并增强抗原递呈功能。在淋巴结内，活化成熟 APCs 递呈的抗原被幼稚 T 细胞（naive T cells）识别，后者克隆扩增，最终分化为抗原特异性的效应 T 细胞（effector T cells）和记忆 T 细胞（memory T cells）。大部分效应 T 细胞和记忆 T 细胞移出淋巴结随血流至损伤或感染的皮肤部位，通过表达皮肤归巢受体（称为皮肤淋巴细胞抗原，cutaneous lymphocyte antigen，CLA）与内皮细胞表达的 E－选择素（E－selectin）结合以及多种趋化因子和相应受体相互作用等机制移出皮肤后微静脉至皮肤组织内。皮肤再次受到相同的抗原刺激后，APCs 递呈抗原给这些抗原特异性效应 T 细胞和记忆 T 细胞使其发生免疫应答。小部分记忆 T 细胞表达 CD62L 和 CCR7，称为中心记忆 T 细胞（central memor T 细胞），移出淋巴结并在血液和周身淋巴内循环，通过这种方式能识别在不同部位（呼吸道和肠道）树突状细胞递呈的相同抗原发生免疫应答。皮肤中的肥大细胞在Ⅰ型变态反应中也发挥重要的作用。

八、美学功能

健美皮肤部分体现了人的健康、美丽和自信。健美的标准在不同国家、民族和地区，不同历史时间、文化背景、审美修养和不同阶层的人们之间都存在着差异，但有一些标准是共同的。

皮肤健美体现在：皮肤颜色均匀，水分含量充足，水油分泌平衡，肤质细腻有光泽，皮肤光滑有弹性，无皮肤病，面部皱纹程度与年龄相符，具有正常的对外界刺激的反应。

皮肤健美由皮肤颜色、细腻度、弹性、润泽度、皮肤的反应性和功能完整度等指标决定，与遗传、性别、年龄、内分泌变化、营养及健康状况等因素有关。

1. 肤色　皮肤颜色取决于皮肤内黑素和胡萝卜素含量、真皮血管血液供应及表皮的厚薄。中国人健康的肤色特征是在黄色基调上白里透红。

2. 细腻度　主要由皮肤纹理和毛孔大小决定。细腻的皮肤具有皮沟浅而细、皮丘小而平整的纹理。健康的皮肤表现为纹理细腻、毛孔细小。

3. 弹性度　皮肤的弹性体现在皮肤的湿度、张力、韧性、丰满度，由皮下脂肪厚度、皮肤含水量、真皮胶原纤维及弹力纤维质量与功能状态所决定。健康的皮肤表现为丰满、润泽、有弹性。

4. 润泽度　指皮肤的湿润和光泽程度。皮肤的角质层外覆皮脂膜，由皮脂腺分泌的脂类和汗腺分泌的水分乳化而成。正常皮肤含水量维持在 10%～20%，皮肤表面水油平衡。

5. 反应性　指皮肤对日光的反应性，又称为皮肤光型，即皮肤经一定剂量的日光照射后，产生红斑和色素的程度。按 Fitzpatrick－Pathak 日光反应性皮肤类型将皮肤光型分为六型，详见其他专著内容。

6. 功能完整　正常的皮肤有健康的外观，能有效地保持皮肤内外环境的平衡，灵活适应环境改变，保护机体免受外界有害刺激。

（张雁来）

第二章

皮肤病的症状、体征与皮肤诊断

第一节　皮肤病的症状

患者主观感受到的不适称为症状。皮肤病的局部症状主要有瘙痒、疼痛、烧灼及麻木感等，全身症状可有畏寒发热、乏力、食欲缺乏和关节疼痛等。症状的轻重与原发病的性质、病变程度及个体差异有关。

瘙痒是皮肤病最常见的症状，可轻可重，时间可为持续性、阵发性或间断性，范围可局限或泛发。常见于荨麻疹、慢性单纯性苔藓、湿疹、疥疮等，一些系统性疾病如恶性肿瘤、糖尿病、肝肾功能不全等也可伴发瘙痒。

疼痛最常见于带状疱疹，亦可见于皮肤化脓性感染、结节性红斑、淋病和生殖器疱疹等，疼痛性质可为刀割样、针刺样、烧灼样等，多局限于患处。

麻木感及感觉异常见于偏瘫及麻风病患者，感觉异常包括蚁走感、灼热感等。

（张雁来）

第二节　皮肤病的基本损害

皮肤性病的基本损害即皮肤病的体征，是诊断皮肤病的基本要素。皮肤病的基本损害可分为原发损害（primary lesion）和继发损害（secondary lesion）两大类。原发性皮损又称原发疹，由皮肤病的组织病理变化直接形成，包括斑疹、丘疹、水疱、脓疱、结节、囊肿、风团等；继发性皮损由原发性损害自然发展演变，或因人为搔抓、治疗不当等形成皮肤损害，包括鳞屑、痂、糜烂、溃疡、浸渍、皲裂、瘢痕、萎缩、抓痕、苔藓样变等。有时二者不能截然分开，如脓疱为原发性损害，也可继发于丘疹或水疱。

一、原发性损害

（1）斑疹（macule）：皮肤黏膜的局限性颜色改变，既无隆起亦无凹陷，触觉不能感知，直径一般小于1cm。直径达到或超过1cm时称为斑片（patch）。

因发生机制和病理基础不同，斑疹可分为色素沉着斑、色素减退（或脱失）斑、红斑、出血斑等。色素沉着及色素减退（脱失）斑是表皮或真皮色素增加、减少（或消失）所致，压之均不褪色，如黄褐斑、花斑糠疹和白癜风等。红斑是局部真皮毛细血管扩张、充血所致，压之褪色，分为炎症性（如丹毒等）和非炎症性红斑（如鲜红斑痣等）。出血斑是由于毛细血管破裂后红细胞外渗到真皮内所致，压之不褪色，直径小于2mm时称瘀点（petechia），大于2mm时称淤斑（ecchymosis）。

（2）丘疹（papule）：为浅表性、局限性、实质性、直径小于1cm的隆起性皮损。丘疹表面可扁平（如扁平疣）、脐凹状（如传染性软疣）、粗糙不平呈乳头状（如寻常疣），颜色可正常皮色、红色（如扁平苔藓）、淡黄色（如黄色瘤）或黑褐色（如色素痣）。丘疹可由表皮细胞或真皮浅层细胞增殖（如银屑病、皮肤纤维瘤）、代谢产物聚积（如皮肤淀粉样变）或炎细胞浸润（如湿疹）引起。

形态介于斑疹与丘疹之间的稍隆起皮损称为斑丘疹（maculopapule），丘疹顶部有小水疱时称丘疱疹（papulovesicle），丘疹顶部有小脓疱时称丘脓疱疹（papulopustule）。

丘疹扩大或较多丘疹融合、形成直径大于1cm的隆起性扁平损害称斑块（plaque）。

（3）水疱（vesicle）和大疱（bulla）：水疱为局限性、隆起性、内含液体的腔隙性皮损，直径小于1cm；直径大于1cm者称大疱；内容物含血液者称血疱。水疱在皮肤中发生位置的不同，故疱壁可薄可厚。位于表皮内的水疱，疱壁薄，易破溃，可见于湿疹、天疱疮等；位于表皮下的水疱，疱壁较厚，很少破溃，见于大疱性类天疱疮等。

（4）脓疱（pustule）：为局限性、隆起性、内含脓液的腔隙性皮损，可由细菌感染（如脓疱疮）或非感染性炎症（如脓疱型银屑病）引起。脓疱的疱液可浑浊、稀薄或黏稠，皮损周围常有红晕。水疱继发感染后形成的脓疱为继发性皮损。

（5）囊肿（cyst）：为含有液体或黏稠物及细胞成分的囊性皮损。囊肿一般有完整的囊壁，位于真皮或更深位置，可隆起于皮面或仅可触及，外观呈圆形或椭圆形，触之有囊性感，大小不等；见于皮脂腺囊肿、毛鞘囊肿、表皮囊肿等。

（6）结节（noctule）：为局限性、实质性、深在性皮损，呈圆形或椭圆形，可隆起于皮面，或不隆起，需触诊方可查出，触之有一定硬度或浸润感。可由真皮或皮下组织的炎性浸润（如结节性红斑）或代谢产物沉积（如结节性黄色瘤）引起。结节可吸收消退，亦可破溃成溃疡，愈后形成瘢痕。

（7）风团（wheal）：为真皮浅层水肿引起的暂时性、隆起性皮损。皮损可呈淡红或苍白色，周围常有红晕，大小不一，形态不规则，发生快，消退亦快，此起彼伏，一般经数小时即消退，多不留痕迹，常伴有瘙痒。

二、继发性皮损

（1）鳞屑（scale）：表皮细胞形成过快或正常角化过程受干扰时形成的干燥或油腻的角质层细胞层状堆积。鳞屑的大小、厚薄、形态不一，可呈糠秕状（如花斑糠疹）、蛎壳状（如银屑病）或大片状（如剥脱性皮炎）。

（2）痂（crust）：由皮损中的浆液、脓液、血液与脱落组织、药物等混合干涸后凝结而成。痂可薄可厚，质地柔软或坚硬，附着于创面。根据成分的不同，可呈淡黄色（浆液性）、黄色（脓性）、暗红或黑褐色（血性），或因混杂药物而呈不同颜色。

（3）糜烂（erosion）：局限性表皮或黏膜上皮缺损形成，常由水疱、脓疱破裂或浸渍处表皮脱落所致。因损害仅累及表皮，愈后不留瘢痕。

（4）溃疡（ulcer）：局限性皮肤或黏膜缺损形成的创面，达真皮或更深位置，可由感染、外伤、肿瘤、血管炎等引起。其基底部常有坏死组织附着，边缘可陡直、倾斜或高于周围皮肤。因损害深，愈合较慢且常留瘢痕。

（5）皲裂（fissure）：为线状的皮肤裂口，深达真皮，常因皮肤炎症、角质层增厚或皮肤干燥导致皮肤弹性降低，脆性增加，牵拉后引起。好发于掌跖、指趾、口角等部位。

（6）浸渍（maceration）：皮肤角质层吸收较多水分后变软变白，常见于长时间浸水或处于潮湿状态下的皮肤，如指、趾缝等皱褶处。摩擦后表皮易脱落而露出糜烂面。

（7）瘢痕（scar）：真皮或深部组织损伤或病变后，由新生结缔组织增生修复而成，可分为增生性和萎缩性两类。增生性瘢痕呈隆起、表面光滑的暗红色条状或不规则硬斑块，见于外伤或烧伤性瘢痕及瘢痕疙瘩；萎缩性瘢痕较正常皮肤略凹陷，变薄，局部血管扩张，见于外伤愈合后、红斑狼疮等。

（8）萎缩（atrophy）：因表皮、真皮、皮下组织减少所致的皮肤变薄。为皮肤的退行性变，可发生于表皮、真皮、皮下组织。表皮萎缩常表现为半透明，下方血管可见，皮肤表面有细皱纹，正常皮沟变浅或消失；真皮萎缩表现为局部皮肤凹陷，表皮纹理可正常，毛发可变细或消失；皮下组织萎缩则表现为明显凹陷，静脉显现。

（9）抓痕（excoriation）：也称为表皮剥脱，为线状或点状的表皮或深达真皮浅层的剥脱性缺损，常由搔抓、划破或摩擦等机械性损伤所致。皮损表面可有渗出、血痂或脱屑，损伤深、大时愈后可留瘢痕。

（10）苔藓样变（lichenification）：因反复搔抓、摩擦导致的皮肤局限性粗糙增厚，表现为皮嵴隆起，皮沟加深，皮损界限清楚。见于慢性瘙痒性皮肤病（如慢性单纯性苔藓、慢性湿疹等），常伴瘙痒。

（11）坏死（necrosis）与坏疽（gangrene）：为皮肤及皮下甚至更深组织因缺血而导致的变化。坏死多指微血管病变造成的小范围组织坏死；坏疽则多指较大血管病变造成的大面积皮肤或皮下软组织坏死，表现为局部组织变黑、萎缩，大面积坏疽还伴有温度降低、感觉消失。

（张雁来）

第三节 皮肤病的基本病理改变

皮肤组织病理对皮肤病的诊断和鉴别诊断具有重要价值，对了解疾病的发生、发展、转归以及对治疗的选择有重要意义，是皮肤病诊疗中常用的辅助检查手段之一。

一、皮损的选择

皮疹的组织病理检查通常选择未经治疗、充分发展、具有代表性的典型皮损；大疱性皮肤病及感染性皮肤病应选择早期、新鲜皮损；环形损害应在活动性边缘取材；结节性损害切取标本时应达到足够深度。取材时应包括小部分正常组织，以便与病变组织对照。尽量避免在腹股沟、腋窝、关节、胸前等部位取材。

二、取材方法及标本处理

1. 手术切取法　适用于各种要求及大小的皮肤标本，最为常用，应注意切缘锐利整齐，切口方向尽量与皮纹一致，足够深、足够大，尽量夹持切下组织的两端，以免夹坏组织影响观察。

2. 环钻法　适用于较小皮损，或病变限于表浅处，或手术切取有困难者。

3. 削切法　可用于脂溢性角化病等浅表性皮损。

标本应立即放入10%甲醛液或95%乙醇中固定。若需做免疫病理，应立即将组织包于湿盐水纱布内4℃保存，尽快送冰冻处理。

三、皮肤组织病理学的染色方法

皮损标本经固定、包埋、切片，最后需染色方可显微镜下观察。组织标本常规以苏木紫－伊红（hematoxylin eosin，HE）染色，染色的结果细胞核为蓝色，细胞质及结缔组织、肌肉、神经为红色，红细胞为明亮的粉红色。95%以上的组织切片都可在HE染色下作出诊断。仅有少数病例针对不同的靶组织或病原体需要做特殊染色，包括PAS染色、阿申蓝染色、吉姆萨染色、抗酸染色等。

四、皮肤组织病理学的常用术语

1. 角化过度（hyperkeratosis）　指角质层异常增厚。因形成过多或潴留堆积，致角质层明显增厚，为绝对角化过度。若由于表皮其他层萎缩而使角质层相对增厚，为相对角化过度。见于扁平苔藓、掌跖角化病、鱼鳞病等。

2. 角化不全（parakeratosis）　指角质层内仍有残留的细胞核。角化不全是由于表皮细胞的转换速度过快，使细胞未能完全角化便达角质层所致。见于银屑病、玫瑰糠疹、汗孔角化症等。

3. 角化不良（dyskeratosis）　指表皮或附属器个别角质形成细胞未至角质层即显示过早角化，表现为核固缩、嗜伊红染色。可见于良性疾病如毛囊角化病、病毒感染等，恶性疾病中最常见于鲍温病、鳞状细胞癌。鳞状细胞癌中角化不良细胞可呈同心性排列，接近中心部逐渐出现角化，称角珠（squamous pearls）。

4. 颗粒层增厚（hypergranulosis）　指颗粒层的厚度增加。可因细胞增生或肥大引起或两者均有。颗粒层增厚常伴有角化过度，如扁平苔藓、神经性皮炎等。

5. 棘层肥厚（acanthosis） 指表皮棘细胞层增厚。常伴有表皮突延长或增宽，一般由棘层细胞数目增多所致，见于银屑病、慢性湿疹等，由细胞体积增大所致者称假性棘层肥厚。

6. 疣状增生（verrucous hyperpfasia） 指表皮角化过度、颗粒层增厚、棘层肥厚和乳头瘤样增生四种病变同时存在，表皮宛如山峰林立。见于寻常疣、疣状痣等。

7. 乳头瘤样增生（papillomatous hyperplasia） 指真皮乳头不规则的向上增生。往往表皮本身也出现并行的不规则增生，使表皮呈不规则的波浪状。见于黑棘皮病、皮脂腺痣等。

8. 假上皮瘤样增生（pseudoepitheliomatous hyperplasia）或假癌性增生 指棘层不规则性高度增生，呈现与鳞状细胞癌相似的改变，但细胞分化良好。见于慢性肉芽肿性疾病（如寻常狼疮）、慢性溃疡的边缘等。有时高分化鳞状细胞癌、瘢痕癌亦可表现为假上皮瘤样增生造成误诊。

9. 细胞间水肿（intercellular edema） 细胞间液体增多，细胞间隙增宽，细胞间桥拉长而清晰可见，状如海绵，故又名海绵形成（spongiosis），水肿严重时形成表皮内的海绵水疱（sponge blister）。见于湿疹、接触性皮炎等。

10. 细胞内水肿（intracellular edema） 指棘层细胞内水肿，细胞体积增大，胞质变淡。高度肿胀的细胞可呈气球状，称气球状变性（ballooning degeneration）；若细胞内水肿使细胞膨胀破裂，邻近残留的胞膜连成许多网状中隔，最后形成多房性水疱，称网状变性（reticulardeggeneration）。见于病毒性皮肤病等。

11. 棘层松解（acantholysis） 指表皮或上皮细胞间失去粘连，呈松解状态，致表皮内裂隙或水疱。当与周围细胞完全分离后称为棘层松解细胞，其核圆，染色均一，周围绕以嗜酸性浓缩的胞质。见于天疱疮、毛囊角化病等。

12. 基底细胞液化变性（liquefaction of basal cells）及色素失禁（incontinence of pigment） 为基底细胞空泡化和崩解，重者基底层消失，棘细胞直接与真皮接触。基底细胞及黑素细胞损伤后黑素脱落被吞噬细胞吞噬，或游离于真皮上部称色素失禁，常伴真皮内噬黑素细胞浸润。见于扁平苔藓、红斑狼疮、皮肤异色症等。

13. Kogoi 微脓肿和 Munro 微脓肿 颗粒层或棘层上部海绵形成的基础上，中性粒细胞聚集成多房性脓疱，称 Kogoi 微脓肿；角质层内聚集的中性粒细胞形成的微脓肿，称 Munro 微脓肿。见于银屑病特别是脓疱性银屑病等。

14. pautrier 微脓肿 指表皮内或外毛根鞘淋巴样细胞聚集形成的细胞巢。脓肿本应指中性粒细胞聚集，故此为错误名称的沿用。见于蕈样肉芽肿等。

15. 水疱（vesicle）、大疱（bleb）、脓疱（pustule） 皮肤内出现含有疱液的腔隙，小者称为水疱，大者则称为大疱。可位于角层下、表皮内、表皮下。见于天疱疮、大疱性类天疱疮等。疱液中含有大量中性粒细胞即为脓疱，见于脓疱疮、掌跖脓疱病等。

16. 纤维蛋白样变性（fibrinoid degeneration） 指结缔组织因病变而呈现明亮、嗜伊红、均质性改变，显示出纤维蛋白的染色反应。HE 染色呈均质深红色。病变处最初基质增加，随后胶原纤维崩解，形成均质性或细颗粒嗜伊红物质。见于变应性血管炎等。

17. 嗜碱性变性（basophilic degeneration） 指真皮上部胶原组织失去正常的嗜伊红性，呈无定形、颗粒状的嗜碱性变化，重者呈不规则排列的嗜碱性卷曲纤维，与表皮之间隔以境界带

18. 黏液变性（mucinous degeneration） 指胶原纤维基质中黏多糖增多，胶原纤维束间的黏液物质沉积而使间隙增宽，HE 染色可呈浅蓝色。阿申蓝染色呈清晰的蓝色。见于结缔组织病、黏液水肿等。

19. 弹力纤维变性（eiastosls） 指弹力纤维断裂、破碎、聚集成团或粗细不匀呈卷曲状，量减少甚至溶解消失，见于弹力纤维假黄瘤等。

20. 淀粉样变性（amyloid degeneration） 指在组织或血管壁内出现的呈特殊反应的无结构、半透明、均质性沉积物。因其化学反应遇碘呈棕色，类似淀粉，故得此名，实与淀粉无关。HE 染色切片中，淀粉样物质呈均匀一致的淡红色，其间可出现裂隙，结晶紫染色呈紫红色，见于皮肤淀粉样变病等。

21. 肉芽肿（granuloma） 指各种原因所致的慢性增殖性改变，病变局部形成以组织细胞为主的结节状病灶，病变中可含有组织细胞（上皮样细胞、巨噬细胞）、多核巨细胞、淋巴细胞、浆细胞、中性

粒细胞等。见于结核、麻风、梅毒和各种深部真菌病等。

22. 渐进性坏死（necrobiosis） 某些肉芽肿性皮肤病中，真皮结缔组织纤维及其内的血管等均失去正常着色能力，但仍可见其轮廓，无明显炎症，边缘常可见成纤维细胞、组织细胞或上皮样细胞呈栅栏状排列。见于环状肉芽肿、类脂质渐进性坏死、类风湿结节等。

23. 血管炎（vasculitis） 指血管壁及血管周围有炎症细胞浸润，同时伴有血管损伤，包括纤维素沉积、胶原变性、内皮细胞及肌细胞坏死的炎症。通常可见到红细胞外溢，中性粒细胞外渗，严重者可见中性粒细胞破碎形成的“核尘”。常见于血管变态反应性疾病，如过敏性紫癜、结节性多动脉炎等。

24. 脂膜炎（panniculitis） 指由于炎症反应而引起皮下脂肪组织的炎症浸润、水肿、液化或变性坏死。可形成泡沫细胞、异物肉芽肿或噬脂肪细胞肉芽肿。脂膜炎又可分为间隔性（septal）与小叶性（lobular）两类，前者主要发生于脂肪小叶间，常见于结节性红斑等，后者主要发生于脂肪小叶本身，可见于红斑狼疮、硬斑病等。

（张雁来）

第四节 皮肤病的实验室检查和辅助检查

一、病原学检查

（一）病原体检查

1. 真菌检查 包括镜检及培养。浅部真菌的标本有皮屑、甲屑、毛发、痂等，深部真菌的标本可根据情况取痰、尿液、粪便、脓液、口腔或阴道分泌物、血液、脑脊液、各种穿刺液或组织。方法如下所述。

（1）涂片直接镜检：取标本置载玻片上，加一滴10% KOH溶液，盖上盖玻片，在酒精灯外焰上稍加热将角质溶解，轻轻加压盖玻片使标本透明即可镜检，观察有无菌丝或孢子。

（2）涂片染色后镜检：染色可更好地显示真菌形态及结构。白念珠菌、孢子丝菌等可用革兰染色；组织胞质菌可用瑞氏染色；隐球菌及其他有荚膜的真菌用墨汁染色后更好观察。

（3）真菌培养：可提高真菌检出率，且能确定菌种。标本常接种于葡萄糖蛋白胨琼脂培养基即沙氏培养基（Sabouraud's agar），置25℃或35℃培养1～3周。菌种鉴定常根据肉眼下的菌落形态、显微镜下的菌丝、孢子形态判断，必要时可小培养协助鉴定，还可配合其他鉴别培养基、生化反应、分子生物学方法确定。

2. 疥螨检查 选择指缝、腕屈侧等部位未经搔抓的丘疱疹、水疱或隧道，以消毒针头挑出隧道盲端灰白色小点置玻片上，或用蘸上矿物油的消毒手术刀轻刮皮损6～7次，取附着物移至玻片上，滴一滴生理盐水后镜下观察（图2－1）。

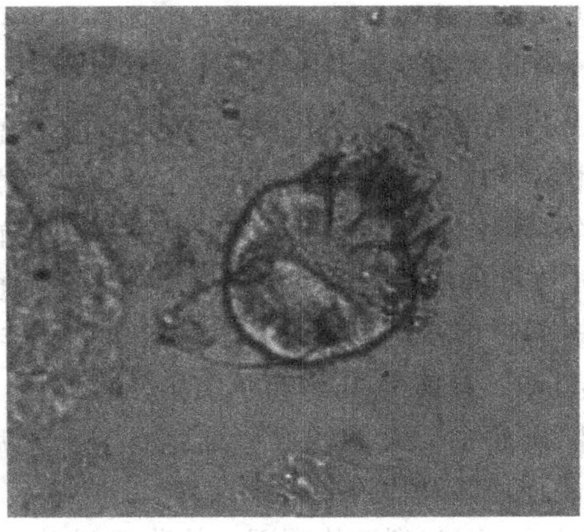

图2－1 疥螨

3. 蠕形螨检查　如下所述。

（1）挤刮法：选鼻沟、颊、颧等部皮损区，用刮刀或手挤压，将挤出物置于玻片上，滴一滴生理盐水，盖上盖玻片并轻轻压平，镜下观察（图2-2）。

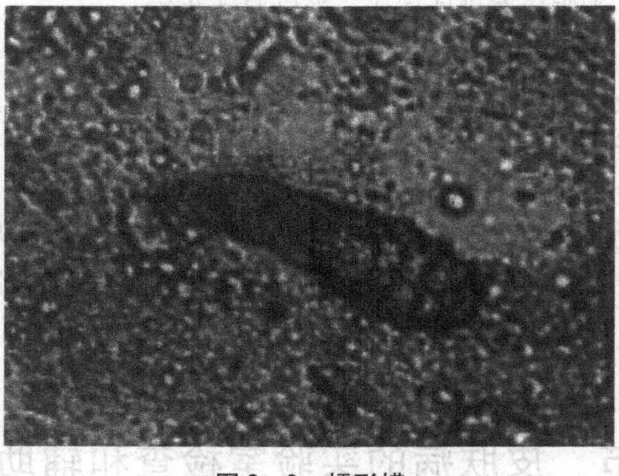

图2-2　蠕形螨

（2）透明胶带法：将透明胶带贴于上述部位，取下胶带贴于载玻片上，于镜下观察。

4. 阴虱检查　用剪刀剪下附有阴虱或虫卵的阴毛，75%乙醇或5%~10%甲醛溶液固定后置于载玻片上，滴一滴10% KOH溶液后镜检（图2-3）。

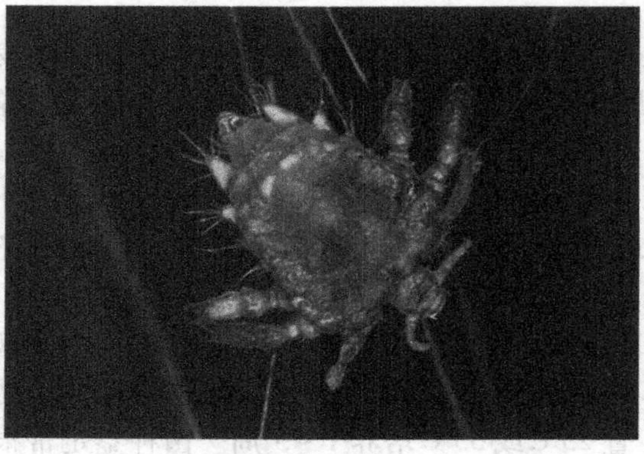

图2-3　阴虱

5. 其他的病原体检查　包括各种性病病原体如梅毒苍白螺旋体、淋病双球菌、沙眼衣原体、解脲支原体等的检查，结核杆菌、麻风杆菌的抗酸染色检查，阴道、尿道分泌物的毛滴虫检查等，可参阅相关章节。

（二）病原体相关的其他检测方法

除了直接查找病原体，对于感染性疾病还可以通过其他间接手段来确定病原体的种类。

1. 检测病原微生物的特异性抗原、抗体　如下所述。

（1）梅毒螺旋体（treponema pallidum，TP）的血清学试验：人体感染梅毒螺旋体一定时间后，血清中可产生一定数量的心磷脂抗体、TP特异性抗体等，因此可用免疫学方法进行检测，以达到明确诊断、确定治疗效果等作用。常用的检测分为非TP抗原血清试验和TP抗原血清试验两类。

（2）衣原体抗原检测（clearview chlamydia，简称C-C快速法）：通过检测衣原体抗原明确病原体，有商品试剂盒检测，阳性结果结合临床可确定感染，阴性时不能完全排除。

（3）真菌G试验及GM试验：适用于深部真菌病的诊断。

1）G试验：在深部真菌感染性疾病中，人体的吞噬细胞吞噬真菌后能持续释放真菌的细胞壁成分（1，3）-β-D-葡聚糖，使该物质在血液及体液中含量增高。（1，3）-β-D-葡聚糖能特异性激活鲎（limulus）变形细胞裂解物中的G因子，引起裂解物凝固，故称G试验。适用于除隐球菌和接合菌（包括毛霉菌、根霉菌等）外所有深部真菌感染的早期诊断，尤其是念珠菌和曲霉菌，但不能确定菌种。

2）GM 试验：曲霉菌特有的细胞壁多糖成分是 β（1－5）呋喃半乳糖残基，菌丝生长时，半乳甘露聚糖从薄弱的菌丝顶端释放，是最早释放的抗原。GM 试验通过检测血液中的半乳甘露聚糖明确感染的真菌为曲霉菌，主要适于侵袭性曲霉菌感染的早期诊断。由于 GM 释放量与菌量成正比，该试验还可以反映感染程度，因此连续检测 GM 可作为治疗疗效的监测。

（4）其他：包括 HSV、HIV 等病原体都可通过抗体检测得到诊断。

2. 分子生物学检测方法　分子生物学技术的飞速发展，为生物医学研究提供了非常便利的条件。PCR 技术（polymerase chain reaction，PCR）是用于体外选择性扩增特异性核酸片段的一项技术，通过设计特异性引物，扩增病原体中的保守基因如目前常用的 rDNA 基因等，测序后在 GeneBank 中进行比较，以达到明确病原微生物种属的目的。目前 PCR 检测技术已广泛应用于病毒、细菌、真菌等感染性皮肤病的诊断中。

二、免疫病理学检查

1. 适应证　大疱性皮肤病、结缔组织病等自身免疫性皮肤病、某些感染性皮肤病及皮肤肿瘤的诊断和鉴别诊断。

2. 方法及原理　主要有直接免疫荧光、间接免疫荧光和免疫组织化学染色。

（1）直接免疫荧光（direct immunofluorescence，DIF）：检测病变组织中存在的抗体或补体。将冷冻切片组织固定于玻片上，滴加荧光素标记。的抗人免疫球蛋白抗体或抗 C3 抗体，经孵育、清洗等处理后，置于荧光显微镜下观察。若组织中有人免疫球蛋白或 C3 沉积，则荧光抗体与之结合呈现荧光。

（2）间接免疫荧光（indirect immunofluorescence，IIF）：检测血清中存在的循环自身抗体，可作抗体滴度测定。底物为正常人皮肤或动物组织（如鼠肝切片、大鼠膀胱上皮等），将被检血清滴于底物上，滴加荧光标记的抗人免疫球蛋白抗体等，置荧光显微镜下观察。若血清中存在循环自身抗体，荧光标记的抗人免疫球蛋白抗体即可与结合到底物上的抗体结合，呈现荧光。

（3）免疫组织化学：又称免疫酶标法，有多种不同的检测系统和方法，机制与间接免疫荧光法类似，显色系统为催化成色反应的辣根过氧化物酶（黄色）、碱性磷酸酶（红色）等。主要标记细胞的某种特异性成分，常用于肿瘤的鉴别诊断，如皮肤淋巴瘤的分类及诊断，基本上都需免疫组化染色确定。

3. 标本处理　直接免疫荧光检查需将切取的新鲜皮肤标本用湿润的生理盐水纱布包裹，4℃下尽快送检。多数免疫组化染色可用普通病理方法制备的石蜡包埋组织块作为检验材料。

4. 结果分析　如下所述。

（1）直接免疫荧光：荧光显示的部位通常为棘细胞膜、皮肤基膜带及血管壁。天疱疮见角质形成细胞间 IgG 呈网状沉积，大疱性类天疱疮、红斑狼疮在基膜带出现 IgG、IgM、C3 沉积，疱疹样皮炎在真皮乳头部出现颗粒状 IgA 沉积，线状 IgA 皮病则在基膜带出现 IgA 线状沉积，血管壁内免疫球蛋白或补体沉积可见于血管炎和红斑狼疮等。

（2）间接免疫荧光：可测定血清中自身抗体的性质、类型和滴度。如结缔组织病中抗核抗 体的类型可分为周边型、均质型、斑点型及核仁型。

三、变应原检测

用于确定过敏性疾病患者的致敏物，特别是对职业性皮肤病的病因确定有重要价值。变应原检测可分为体内试验和体外试验。

（一）斑贴试验（patch test）

斑贴试验是目前临床用于检测Ⅳ型超敏反应的主要方法。根据受试物的性质，配制成适当浓度的浸液、溶液、软膏或原物作为试剂，以铝制斑试器或其他适当的方法将其贴于皮肤，一定时间后观察机体是否对其产生超敏反应。

1. 适应证　接触性皮炎、职业性皮炎、化妆品皮炎等。

2. 方法 将受试物置于斑试器内，贴于背部或前臂屈侧的健康皮肤，其上用一稍大的透明玻璃纸覆盖后再固定边缘。同时做多个不同试验物时，每两个受试点之间距离应大于4cm，同时必须设阴性对照。

3. 结果及意义 48～72小时后观察结果。受试部位无反应为（－），出现痒或轻度发红为（±），出现单纯红斑、瘙痒为（＋），出现水肿性红斑、丘疹为（＋＋），出现显著红肿、伴丘疹或水疱为（＋＋＋）。阳性反应说明患者对受试物过敏，但应排除原发性刺激或其他因素所致的假阳性反应，刺激性反应于受试物除去后红斑很快消失，而过敏反应除去受试物后24～48小时内，皮肤表现往往增强。阴性反应则表示患者对试验物无敏感性。

4. 注意事项 ①需注意区分过敏反应及刺激反应；②假阴性反应可能与试剂浓度低、斑试物质与皮肤接触时间太短等有关；③不宜在皮肤病急性发作期做试验，不可用高浓度的原发性刺激物作试验；④受试前2周和受试期间服糖皮质激素、受试前3天和受试期间服用抗组胺类药物均可出现假阴性；⑤如果在试验后72小时至1周内局部出现红斑、瘙痒等表现，应及时就诊。

（二）皮肤光斑贴试验

1. 适应证 光变应性接触性皮炎，可发现致病的光敏物，确定光变应原。

2. 方法 测定患者的最小红斑量，将两份标准光斑贴试验变应原分别加入药室内，贴于上背部中线两侧正常皮肤，用不透光的深色织物遮盖。24小时后去除两处斑试物，其中一处用遮光物覆盖，避免任何光线照射作为对照，第二处用50%最小红斑量的UVA照射。照射后24、48、72小时观察结果，必要时第5、7天再观察。

3. 结果判断 同皮肤斑贴试验。

4. 临床意义 未照射区皮肤无反应，照射区有反应提示光斑贴试验阳性，考虑光变应性反应；两处均有反应且程度相同考虑接触性变应性反应；两处均有反应但照射区反应程度大，则考虑为变态反应性及光变态反应性反应共存。

5. 注意事项 受试前服用糖皮质激素及抗组胺药物均对试验结果产生影响；结果判断时，需要注意使用不适当光源引起物理性损伤的假阳性反应。

（三）点刺试验（skin prick test）、划破试验（scratch test）及皮内试验（intracutaneous test）

1. 适应证 荨麻疹、特应性皮炎、药疹等多种与速发型超敏反应相关的过敏性疾病。划破试验目前已被点刺试验取代。皮内试验主要用于药物速发超敏反应检测，如青霉素皮试。

2. 方法 一般选择前臂屈侧为受试部位，局部清洁消毒。点刺试验和划破试验按说明书将受试液经点刺或划破进入皮肤，5～10分钟后拭去试液；皮内试验一般选腕部，皮内注射受试液0.1ml，常用生理盐水或注射用水在对侧设阴性对照。一般均以组胺液为阳性对照。

3. 结果 皮肤反应与生理盐水相同为（－），强度与组胺相似为阳性（＋＋＋），较强为（＋＋＋＋），较弱则相应标为（＋＋）及（＋）。若未设置阳性对照，无红斑或风团为（－），红斑直径≥1cm，伴轻度风团为（＋），红斑直径约2cm，伴风团为（＋＋），红斑直径大于2cm，或/并出现伪足为（＋＋＋＋）。

4. 点刺试验注意事项 ①宜在无临床表现时进行；②设生理盐水及组胺液作阴性及阳性对照；③结果为阴性时，应继续观察3～4天，必要时3～4周后重复试验；④有过敏性休克史者禁行试验；⑤有发生过敏性休克的可能，需备肾上腺素注射液；⑥受试前2天应停用抗组胺类药物；⑦妊娠期尽量避免检查。皮内试验注意事项同点刺试验4～6项。

（四）血清过敏源检测

是一种过敏源的体外检测方法，即将特异性过敏源吸附于特定载体上，通过酶联免疫法、免疫印迹法等检测患者血清中特异性IgE或IgG，从而为寻找特异性过敏源提供线索。目前临床上比较灵敏且应用广泛的检测系统包括Uni－CAP系统、Mediwiss敏筛定量过敏源检测系统及食物过敏源IgG抗体检测系统。敏感的血清过敏源检测一般使用进口试剂盒进行检测，需结合患者体验谨慎解释检测结果。

四、物理检查及皮肤科专用仪器检查

（一）玻片压诊（diascopic examination）

选择洁净、透明度好的玻片压迫皮损，15 秒后在玻片上观察皮损颜色变化情况。充血性红斑会消失而出血性红斑及色素斑不会消失，颜面播散性粟粒性狼疮皮损可出现特有的苹果酱颜色。

（二）皮肤划痕试验（dermatographic test）

在荨麻疹患者皮肤表面用钝器以适当压力划过，可出现以下三联反应，称为皮肤划痕试验阳性：①划后 3～10 秒，在划过处出现红色线条，可能由真皮肥大细胞释放组胺引起毛细血管扩张所致；②15～45 秒后，在红色线条两侧出现红晕，此为神经轴索反应引起的小动脉扩张所致；③划后 1～3 分钟，划过处出现隆起、苍白色风团状线条，可能是组胺、激肽等引起水肿所致。

在皮肤划痕 15 秒后出现血管收缩反应，呈苍白色，为白色皮肤划痕试验阳性，常见于特应性皮炎等。

（三）醋酸白试验

人乳头瘤病毒感染的上皮细胞与正常细胞产生的角蛋白不同，能被冰醋酸凝固变白。用 5% 醋酸溶液外搽或湿敷患处，2～5 分钟后，病灶局部变白且境界清楚者为阳性。

（四）滤过紫外线（伍德灯，Wood 灯）

滤过紫外线是高压汞灯（Wood 灯）发射出的波长为 320～400nm 的紫外线光波，可用于色素异常性皮肤病、皮肤感染及卟啉病的辅助诊断，也可观察疗效。

1. 方法　在暗室内将患处置于 Wood 灯下直接照射，观察皮损处荧光类型。

2. 临床意义　色素减退、色素脱失或色素沉着性皮损更易与正常皮肤区别。假单胞菌属感染发出绿色荧光，铁锈色小孢子菌、羊毛状小孢子菌等感染为亮绿色荧光，黄癣菌感染为暗绿色荧光，马拉色菌感染为棕色荧光，紫色毛癣菌和断发毛癣菌感染无荧光。皮肤迟发性卟啉病患者尿液为明亮的粉红－橙黄色荧光，先天性卟啉病患者牙、尿、骨髓发出红色荧光，红细胞生成性原卟啉病患者可见强红色荧光。局部外用药（如凡士林、水杨酸、碘酊等）甚至肥皂的残留物也可有荧光，应注意鉴别。

（五）皮肤镜检查（dermoscopy）

皮肤镜是一种可放大数十倍的皮肤显微镜，能检查从表皮到真皮细胞内外色素、血管内外的血液色素以及皮肤和毛发的细微变化。

用皮肤镜检查时可将透镜覆盖在皮肤上进行观察，获得二维图像，放大固定 10 倍率以上；亦可使用光纤皮肤镜，在屏幕上实时可视，并能达到更高的放大倍率。

皮肤镜最重要的应用领域是黑素瘤的诊断和鉴别诊断，如黑素瘤与黑素细胞痣、脂溢性角化病、基底细胞癌、血管性肿瘤等肿瘤及出血性损害等的鉴别诊断。此外，对毛发疾病、银屑病、扁平苔藓、疱病等均可提供重要的诊断线索。

（六）光敏试验（Photosensitive test）

光敏试验是通过测定最小红斑量（MED）判断受试者是否存在 UVA 及 UVB 的光敏感和光敏感强度的试验（图 2－4）。

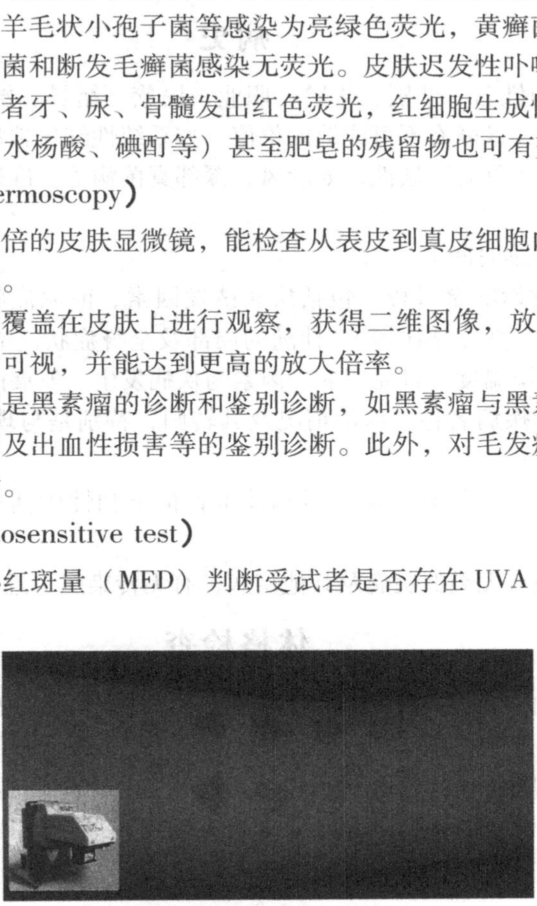

图 2－4　最小红斑量检测

1. 适应证　多形性日光疹、慢性光化性皮炎等光敏性疾病及光线促发或加重的皮肤病。

2. 测定方法　取前臂屈侧、背部或腹部为受试部位，一侧照射 UVA、另一侧照射 UVB，每侧 8 孔，各孔照射剂量递增。

3. 结果判定及意义　24 小时判定结果，观察所测 UVA、UVB 孔内皮肤变化，观察到红斑的下 1 格作为最小红斑量（MED 值），MED 值低于正常人群提示光敏感；受试者 UVB 的 MED 值低于正常人群 MED 值，提示受试者光毒性耐受力降低；受试者 UVA 的 MED 值低于正常人群的 MED 值，提示光敏感性高；受试部位出现速发风团，提示日光性荨麻疹。

4. 注意事项　如下所述。

（1）进行照射时，受试者和操作人员须配戴护目镜。

（2）选择无皮损的正常皮肤为照射区。

（3）试验过程中，操作人员不得离开现场，避免让受试者自行操作设备，认真监护设备运行，做好辐照记录。

（4）受试部位应避免日晒、烫洗、搔抓等刺激。

（5）照射部位可出现红斑反应，继而色素沉着，红斑处可涂抹激素类外用药，色素沉着可自行消退。

（韩赛楠）

第五节　皮肤病的诊断

皮肤病的诊断同其他疾病一样，需对病史、体格检查、辅助检查等信息进行综合分析。

一、病史

1. 一般资料　包括患者的姓名、性别、年龄、职业、民族、籍贯、婚姻状况、出生地等。这些虽属一般项目，但对疾病的分析、诊断有不可或缺的价值，如系统性红斑狼疮好发于育龄期妇女，演员易出现化妆品皮炎；有些疾病分布具有区域性，如麻风、深部真菌病等。准确的地址和电话有助于对患者进行随访。

2. 主诉　皮疹、症状及持续时间。

3. 现病史　患者发病至就诊的全过程，包括疾病诱发因素、前驱症状、初发皮损状况（如性质、部位、数目、分布、扩展顺序、变化规律等）、伴随的局部及全身症状、治疗经过及其疗效。应注意饮食、药物、接触物、季节、环境温度、日光照射等因素与疾病发生、发展的关系。

4. 既往史　过去曾罹患的疾病名称、诊治情况及其转归，特别是与现有皮肤病相关的疾病。应注意有无药物过敏史和其他过敏史。

5. 个人史　患者的生活情况、饮食习惯、婚姻及生育情况和性生活史，女性患者应包括月经史、妊娠史等。

6. 家族史　应询问家族中有无类似疾病及其他疾病，有无传染病、近亲结婚等。

二、体格检查

通过认真体检可把握皮损的特点。不少皮肤病与其他系统之间可能存在密切关系，因此必要时应做系统查体。

皮肤检查时，应注意对皮肤黏膜及其附属器进行全面检查，以期获得尽可能多的信息；光线应充足，最好在非直射自然光下进行，也可在日光灯下进行，以获得最接近真实的皮损信息，室内温度应适宜。

1. 视诊　如下所述。

（1）性质：应注意区别原发性皮损与继发性皮损，是否单一或多种皮损并存。

（2）大小和数目：斑疹大小可实际测量，丘疹、结节等有立体形态者可测量，亦可用实物描述，如芝麻、小米、黄豆、鸽卵、鸡蛋或手掌大小；数目为单发、多发宜可用数字表示。

（3）颜色：正常皮色或红、黄、紫、黑、褐、蓝、白等。根据颜色的深浅，还可进一步划分描述，如红色可分为淡红、暗红、鲜红等。

（4）界限及边缘：界限可为清楚、比较清楚或模糊，边缘可整齐或不整齐等。

（5）形状：可呈圆形、椭圆形、多角形、不规则形或地图状等。

（6）表面：可为光滑、粗糙、扁平、隆起、中央脐凹状、乳头状、菜花状、半球形等，还应观察有无糜烂、溃疡、渗出、出血、脓液、鳞屑和痂等。应注意某些疾病皮损的细微特殊变化，如扁平苔藓的 Wickham 纹、盘状红斑狼疮的毛囊角栓等。

（7）基底：可为较宽、较窄或呈蒂状。

（8）内容物：对水疱、脓疱和囊肿等，需观察内容物为血液、浆液、黏液、脓液、皮脂、角化物或其他异物等。

（9）排列：孤立或群集，排列呈线状、带状、环状或无规律。

（10）部位和分布：根据皮损发生部位可对皮肤性病的种类进行大致归类，应查明皮损位于暴露部位、覆盖部位或与某特定物一致，分布方式为局限性或全身性，是否沿血管分布、神经节段分布或对称分布。

2. 触诊　了解皮损是坚实或柔软，是浅表或深在，有无浸润增厚、萎缩变薄、松弛或凹陷，局部温度是正常、升高或是降低，是否与周围组织粘连，有无压痛，有无感觉过敏、减低或异常，附近淋巴结有无肿大、触痛或粘连等。

三、实验室检查

根据上述病史、体格检查提供的线索，选择所需实验室检查及其他检查。

四、诊断

通过对病史、体格检查、实验室检查等资料进行认真的分析、归纳，即可对大多疾病作出诊断或初步诊断。

（韩赛楠）

第三章

皮肤病的药物治疗

皮肤病是皮肤（包括毛发和甲）受到内外因素的影响后，其形态、结构和功能发生变化，产生病理过程，出现相应的临床表现。皮肤病是影响人体健康的常见病、多发病，发病率高，严重时甚至可危及生命。

一、外用药物治疗

外用药在皮肤病的治疗中占有非常重要的地位，是皮肤病治疗的重要手段。局部用药时皮损局部药物浓度高、系统吸收少，因而外用药具有疗效高和不良反应少的特点。药物经皮吸收是外用药物治疗的理论基础。在使用外用药时，必须对各种药物的作用、性质和浓度有所了解，并掌握各种剂型的选择及使用原则。

（一）外用药物的种类（表3－1、表3－2）

表3－1　外用药物的种类及作用

种类	作用	代表药物
清洁剂（clearing agents）	清除渗出物、鳞屑、痂和残留药物	生理盐水、3%硼酸溶液、1：1 000呋喃西林溶液、植物油和液状石蜡等
保护剂（protective agents）	保护皮肤、减少摩擦和缓解刺激	滑石粉、氧化锌粉、炉甘石、淀粉等
止痒剂（antipruritic agents）	减轻局部痒感	5%苯唑卡因、10%麝香草酚、1%苯酚、各种焦油制剂、糖皮质激素等
角质促成剂（keratoplastis）	促进表皮角质层正常化，收缩血管、减轻渗出和浸润	2%～5%煤焦油或糠馏油、5%～10%黑豆馏油、3%水杨酸、3%～5%硫黄、0.1%～0.5%蒽林、钙泊三醇软膏等
角质剥脱剂（keratolytis）	使过度角化的角质层细胞松解脱落	5%～10%水杨酸、10%雷锁辛、10%硫黄、20%～40%尿素、5%～10%乳酸、0.01%～0.10%维A酸等
收敛剂（astringents）	凝固蛋白质、减少渗出、抑制分泌、促进炎症消退	0.2%～0.5%硝酸银、2%明矾液和5%甲醛等
腐蚀剂（caustics）	破坏和去除增生的肉芽组织或赘生物	30%～50%三氯醋酸、纯苯酚、硝酸银棒、5%～20%乳酸等
抗菌剂（antiseptics）	杀灭或抑制细菌	3%硼酸溶液、0.1%雷夫奴尔、5%～100%过氧化苯甲酰、0.5%～3%红霉素、1%克林霉素、0.1%小檗碱（黄连素）、1%四环素、2%莫匹罗星等
抗真菌剂（antifungal agents）	杀灭和抑制真菌	2%～3%克霉唑、1%益康唑、2%咪康唑、2%酮康唑、1%联苯苄唑、1%特比萘芬等，另外10%十一烯酸、5%～10%水杨酸、6%～12%苯甲酸、10%～30%冰醋酸、5%～10%硫黄等也具有抗真菌作用

续 表

种类	作用	代表药物
抗病毒剂（antiviral agents）	抗病毒	3%～5%阿昔洛韦、10%～40%足叶草酯、0.5%足叶草酯毒素等
杀虫剂（insecticides）	杀灭疥螨、虱、蠕形螨	5%～10%硫黄、1%γ-666、2%甲硝唑、25%苯甲酸苄酯、20%～30%百部酊、5%过氧化苯甲酰等
遮光剂（sunscreen agents）	吸收或阻止紫外线穿透皮肤	5%二氧化钛、1.0%氧化锌、5%～10%对氨基苯甲酸、5%奎宁等
脱色剂（depigmentagents）	减轻色素沉着	3%氢醌（hydroquinone）、20%壬二酸（azelaicacid）等
维A酸类（retinoids）	调节表皮角化和抑制表皮增生和调节黑素代谢等作用	0.025%～0.05%全反式维A酸霜、0.1%他扎罗汀凝胶
糖皮质激素（glucocorticoid）	抗炎、止痒、抗增生	根据强度分4级详见（表3-2）

表3-2 外用糖皮质激素的名称、作用强度和制剂浓度

分级	药物	常用浓度
弱效	醋酸氢化可的松（hydrocortisone acetate）	1%
	醋酸甲基泼尼松龙（methylprednisolone acetate）	0.25%
中效	醋酸地塞米松（dexamethasone acetate）	0.05%
	醋酸泼尼松龙（prednisone acetate）	0.5%
	丁酸氯倍他松（clobetasone butyrate）	0.05%
	曲安奈德（triamcinolone acetonide）	0.025%～0.1%
	氟轻松（fluocinolone acetonide）	0.01%
	醋酸氟氢可的松（fludrocortisone acetate）	0.25%
强效	丁酸氢化可的松（hydrocortisone 17-butyrate）	0.1%
	二丙酸倍氯美松（beclomethasone dipropionate）	0.025%
	二丙酸倍他米松（betamethasone dipropionate）	0.05%
	二丙酸地塞米松（dexamethasone dipropionate）	0.1%
	戊酸倍他米松（betamethasone 17-valerate）	0.05%
	氟轻松（fluocinolone acetonide）	0.025%
	哈西奈德（halcinonide）	0.025%
超强效	丙酸氯倍他索（clobetasol 17-propionate）	0.02%～0.05%
	哈西奈德（halcinonide）	0.1%
	戊酸倍他米松（betamethasone 17-valerate）	0.1%
	卤米松（halometasone monohydrate）	0.05%

长期外用糖皮质激素可引起局部皮肤萎缩、毛细血管扩张、紫癜、多毛、痤疮、毛囊炎、色素异常等，此外还可引起激素依赖性皮炎或增加真菌感染的机会等。面部、乳房、腋下、外生殖器等部位皮肤结构特殊，对激素吸收力较强，应慎用。应用方法得当时，系统不良反应很少见。但大面积、长时间外用强效糖皮质激素或者封包治疗，也可发生系统使用糖皮质激素时出现的不良反应。婴儿表面积相对较大，外用糖皮质激素也应重视系统不良反应出现的可能。

（二）外用药物的剂型

1. 溶液（solution） 是药物的水溶液。具有清洁、收敛作用，主要用于湿敷。湿敷有减轻充血水肿和清除分泌物及痂皮等作用，如溶液中含有抗菌药物还可发挥抗菌、消炎作用，主要用于急性皮炎湿疹类疾病。常用的有3%硼酸溶液、0.05%～0.1%小檗碱溶液、1∶8 000高锰酸钾溶液、0.2%～

0.5%醋酸铝溶液、0.1%硫酸铜溶液等。

2. 酊剂和醑剂（tincture and spiritus） 是药物的酒精溶液或浸液，酊剂是非挥发性药物的酒精溶液，醑剂是挥发性药物的酒精溶液。酊剂和醑剂外用于皮肤后，酒精迅速挥发，将其中所溶解的药物均匀地分布于皮肤表面，发挥其作用。常用的有2.5%碘酊、复方樟脑醑等。

3. 粉剂（powder） 有干燥、保护和散热作用。主要用于急性皮炎无糜烂和渗出的皮损，特别适用于间擦部位。常用的有滑石粉、氧化锌粉、炉甘石粉等。

4. 洗剂（lotion） 也称振荡剂，是粉剂（30% ~50%）与水的混合物，二者互不相溶。有止痒、散热、干燥及保护作用。常用的有炉甘石洗剂、复方硫黄洗剂等。

5. 油剂（oil） 用植物油溶解药物或与药物混合，有清洁、保护和润滑的作用，主要用于亚急性皮炎和湿疹。常用的有25% ~40%氧化锌油、10%樟脑油等。

6. 乳剂（emulsion） 是油和水经乳化而成的剂型。有两种类型，一种为油包水（W/O），油为连续相，有轻度油腻感，主要用于干燥皮肤或在寒冷季节的冬季使用；另一种为水包油（O/W），水是连续相，也称为霜剂（cream），由于水是连续相，因而容易洗去，适用于油性皮肤。水溶性和脂溶性药物均可配成乳剂，具有保护、润泽作用，渗透性较好，主要用于亚急性、慢性皮炎。

7. 软膏（ointrnent） 是用凡士林、单软膏（植物油加蜂蜡）或动物脂肪等作为基质的剂型。具有保护创面、防止干裂的作用，软膏渗透性较乳剂更好，其中加入不同药物可发挥不同治疗作用，主要用于慢性湿疹、慢性单纯性苔藓等疾病，由于软膏可阻止水分蒸发，不利于散热，因此不宜用于急性皮炎、湿疹的渗出期等。

8. 糊剂（paste） 是含有25% ~50%固体粉末成分的软膏。作用与软膏类似，因其含有较多粉剂，因此有一定吸水和收敛作用，多用于有轻度渗出的亚急性皮炎湿疹等，毛发部位不宜用糊剂。

9. 硬膏（emplastrum，plaster） 由药物溶于或混合于黏着性基质中并贴附于裱褙材料上（如布料、纸料或有孔塑料薄膜）而成。硬膏可牢固地黏着于皮肤表面，作用持久，可阻止水分散失、软化皮肤和增强药物渗透性的作用。常用的有氧化锌硬膏、肤疾宁硬膏、剥甲硬膏等。

10. 涂膜剂（film） 将药物与成膜材料（如梭甲基纤维素纳、梭丙基纤维素纳等）溶于挥发性溶剂（如丙酮、乙醚、乙醇等）中制成。外用后溶剂迅速蒸发，在皮肤上形成一均匀薄膜，常用于治疗慢性皮炎，也可以用于职业病防护。

11. 凝胶（gel） 是以有高分子化合物和有机溶剂如丙二醇、聚乙二醇为基质配成的外用药物。凝胶外用后可形成一薄膜，凉爽润滑，无刺激性，急、慢性皮炎均可使用。常用的有过氧化苯甲酰凝胶、阿达帕林凝胶等。

12. 气雾剂（aerosol） 又称为喷雾剂（spray），由药物与高分子成膜材料（如聚乙烯醇、缩丁醛）和液化气体（如氟利昂）混合制成。喷涂后药物均匀分布于皮肤表面，可用于治疗急、慢性皮炎或感染性皮肤病。

13. 其他 二甲基亚砜（dimethyl sulfoxide，DMSO）可溶解多种水溶性和脂溶性药物，也称为万能溶媒，药物的DMSO剂型往往具有良好的透皮吸收性，外用疗效好。1% ~5%氮酮（azone）溶液也具有良好的透皮吸收性，且无刺激性。

（三）外用药物的治疗原则

1. 正确选用外用药物的种类 应根据皮肤病的病因与发病机制等进行选择，如细菌性皮肤病宜选抗菌药物，真菌性皮肤病宜选抗真菌药物，变态反应性疾病选择糖皮质激素或抗组胺药，瘙痒者选用止痒剂，角化不全者选用角质促成剂，角化过度者选用角质剥脱剂等。

2. 正确选用外用药物的剂型 应根据皮肤病的皮损特点进行选择，原则为：①急性皮炎仅有红斑、丘疹而无渗液时可选用粉剂或洗剂，炎症较重，糜烂、渗出较多时宜用溶液湿敷，有糜烂但渗出不多时则用糊剂；②亚急性皮炎渗出不多者宜用糊剂或油剂，如无糜烂宜用乳剂或糊剂；③慢性皮炎可选用乳剂、软膏、硬膏、酊剂、涂膜剂等；④单纯瘙痒无皮损者可选用乳剂、酊剂等。

3. 详细向患者解释用法和注意事项 处方外用药后，应向患者详细解释使用方法、使用时间、部位、次数和可能出现的不良反应及其处理方法等。

二、系统用药治疗

系统用药是皮肤病和性病的主要治疗手段，许多皮肤病和性病需通过口服或注射等方式进行治疗。其中抗过敏药物、糖皮质激素及抗感染药物是皮肤性病科应用最多的三种药物。

（一）抗组胺药

根据其竞争受体的不同，抗组胺药（antihistamine）可分为 H_1 受体拮抗剂和 H_1 受体拮抗剂两大类。H_1 受体主要分布在皮肤、黏膜、血管及脑组织，H_2 受体则主要分布于消化道黏膜。

1. H_1 受体拮抗剂　多有与组胺相同的乙基胺结构，能与组胺争夺受体，消除组胺引起的毛细血管扩张、血管通透性增高、平滑肌收缩、呼吸道分泌增加、血压下降等作用，此外还有不同程度的抗胆碱及抗 5 - 羟色胺作用。H_1 受体拮抗剂根据其对中枢神经系统的镇静作用不同可分为第一代和第二代。

常用的第一代 H_1 受体拮抗剂见表 3 - 3。本组药物易透过血 - 脑脊液屏障，导致乏力、困倦、头晕、注意力不集中等；部分还有抗胆碱作用，导致黏膜干燥、排尿困难、瞳孔散大。高空作业、精细工作者和驾驶员需禁用或慎用，青光眼和前列腺肥大者也需慎用。

表 3 - 3　常用第一代 H_1 受体拮抗剂

药名	成人剂量	常见不良反应
氯苯那敏（chlorphenira mine）	12 ~ 48mg/d，分 3 次口服或 5 ~ 20mg，肌内注射或 2ml（10mg），皮下注射	嗜睡、痰液黏稠、胸闷、咽喉痛、心悸、失眠、烦躁等
苯海拉明（diphenhydra mine）	50 ~ 150mg/d，分 2 ~ 3 次口服或 20 ~ 40mg/d，分次肌内注射	头晕、嗜睡、口干，长期应用（6 个月以上）可引起贫血
多塞平（doxepin）	75mg/d，分 3 次口服	嗜睡、口干、视物模糊、体重增加，孕妇、儿童禁用
赛庚啶（cyproheptadine）	4 ~ 12mg/d，分 2 ~ 3 次口服	光敏性、低血压、心动过速、头痛、失眠、口干、尿潴留、体重增加
异丙嗪（promethazine）	50mg/d，分 4 次口服或 25mg，肌内注射	嗜睡、低血压、注意力不集中，大剂量和长期应用可引起中枢兴奋性增加
酮替芬（ketotifen）	2mg/d，分 2 次口服	嗜睡、疲倦、口干、恶心、头晕、体重增加

常用的第二代 H_1 受体拮抗剂见表 3 - 4。本组药物一般口服吸收很快，最大的优点是不易透过血 - 脑脊液屏障，对中枢神经系统影响较小，不产生或仅有轻微困倦作用，故也称非镇静抗组胺药；同时抗胆碱能作用较小，作用时间较长，一般每天口服 1 次即可，因此目前在临床上应用较广，尤其适用于驾驶员、高空作业者及需长期使用者。

表 3 - 4　常用的第二代 H_1 受体拮抗剂

药物名称	成人口服剂量	注意事项
非索非那定（fexofenadine）	120mg/d，分 2 次	婴幼儿、孕妇、哺乳期妇女慎用
氯雷他定（loratadine）	10mg/d	2 岁以下婴幼儿禁用，孕妇、哺乳期妇女、肝肾功能损害患者慎用
西替利嗪（cetirizine）	10mg/d	婴幼儿、孕妇、哺乳期妇女慎用
美喹他嗪（mequitazine）	10 ~ 20mg/d，分 2 次	有下尿路梗阻性疾病患者禁用，青光眼、肝病患者和前列腺肥大患者慎用
依巴斯汀（ebastine）	10 ~ 20mg/d	12 岁以下儿童、孕妇、哺乳期妇女、肝功能损害时慎用；依巴斯汀与酮康唑或红霉素联合应用时，可使 QTc 增加
咪唑斯汀（mizolastine）	10mg/d	严重的肝病、心脏病患者禁用，轻度困倦、婴幼儿、孕妇、哺乳期妇女禁用，忌与大环内酯类抗生素、唑类抗真菌药合用
奥洛他定（olopatadine）	10mg/d，分 2 次	12 岁以下儿童、孕妇、哺乳期妇女、肝肾功能损害时慎用
贝他斯汀（bipotastine）	20mg/d，分 2 次	肾功能障碍患者应慎用，可从低剂量（如 5mg）开始给药，出现异常时减量或停药。孕妇、哺乳期妇女慎用

2. H_2 受体拮抗剂　与 H_2 受体有较强的亲和力，可拮抗组胺的血管扩张、血压下降和胃液分泌增多等作用。在皮肤科主要用于慢性荨麻疹、皮肤划痕症等。不良反应有头痛、眩晕，长期应用可引起血清转氨酶升高、阳痿和精子减少等，孕妇及哺乳妇女慎用。主要药物有西咪替丁（cimetidine）、雷尼替丁（ranitidine）和法莫替丁（famotidine）等。

（二）糖皮质激素

糖皮质激素（glucocorticoid）具有免疫抑制、抗炎、抗细胞毒、抗休克和抗增生等多种作用。

1. 适应证　常用于药疹、多形红斑、严重的急性荨麻疹、过敏性休克、接触性皮炎、系统性红斑狼疮、皮肌炎、天疱疮、类天疱疮和变应性皮肤血管炎等。

2. 常用种类（表3-5）如下所述。

表3-5　常用糖皮质激素剂量换算及用法

	药物名称	抗炎效价	等效剂量	成人剂量
低效	氢化可的松（hydrocortisone）	1	20	20~40mg/d，口服 100~400mg/d，静脉注射
中效	泼尼松（prednisone）	4	5	15~60mg/d，口服
	泼尼松龙（prednisolone）	4~5	5	15~60mg/d，口服 10~20mg/d，静脉注射
	甲泼尼龙（methyprednisolone）	7	4	16~40mg/d，口服 40~80mg/d，静脉注射
	曲安西龙（triamcinolone）	5	4	8~16mg/d，口服
高效	地塞米松（dexamethasone）	30	0.75	1.5~12mg/d，口服或 2~20mg/d，静脉注射
	倍他米松（betamethasone）	40	0.5	1~4mg/d，口服 6~12mg/d，肌内注射

3. 使用方法　应根据不同疾病及个体情况决定糖皮质激素的剂量和疗程，即强调激素使用的个体化。糖皮质激素剂量可分为小剂量、中等剂量和大剂量。一般成人用量泼尼松30mg/d以下为小剂量，用于较轻病症如接触性皮炎、多形红斑、急性荨麻疹等；泼尼松30~60mg/d为中等剂量，多用于自身免疫性皮肤病如系统性红斑狼疮、皮肌炎、天疱疮、大疱性类天疱疮等的治疗；泼尼松60mg/d以上为大剂量，一般用于较严重患者如严重系统性红斑狼疮、重症天疱疮、重症药疹、中毒性大疱性表皮松解症等。冲击疗法为一种超大剂量疗法，主要用于危重患者如过敏性休克、红斑狼疮脑病等，方法为甲泼尼龙0.5~1.0g/d，加入5%或10%葡萄糖液中静滴，连用3~5天后用原剂量维持治疗。自身免疫性疾病如系统性红斑狼疮、天疱疮等糖皮质激素的使用往往需要数年甚至更长时间，由于剂量较大、疗程较长，应当特别注意激素不良反应，递减到维持量时可采用每日或隔日早晨顿服，以减轻对下丘脑-垂体-肾上腺（HPA）轴的抑制。糖皮质激素皮损内注射适用于瘢痕疙瘩、斑秃等，常用1%曲安奈德或泼尼松龙混悬液0.3~1.0ml加等量1%普鲁卡因注射液进行皮损内注射，可根据病情重复治疗，但不宜长期反复使用，以免出现不良反应。

4. 不良反应　长期大量系统应用糖皮质激素的不良反应较多，主要有感染（病毒、细菌、结核、真菌等）、消化道溃疡或穿孔、皮质功能亢进或减退、电解质紊乱、骨质疏松或缺血性骨坏死以及对神经精神的影响等，还可加重原有的糖尿病、高血压等，不适当的停药或减量过快还可引起病情反跳。长期外用本组药物可引起局部皮肤萎缩、毛细血管扩张、痤疮及毛囊炎等，故慎用于面部、外生殖器部位及婴儿，长期大面积外用还可导致系统吸收而引起全身性不良反应。

（三）抗菌药物

1. 青霉素类　主要用于 G^+ 菌感染（如疖、痈、丹毒、蜂窝织炎等）和梅毒等；半合成青霉素

(如苯唑西林钠等)主要用于耐药性金黄色葡萄球菌感染。使用前需询问有无过敏史并进行常规皮试,以防过敏性休克等严重反应。

2. 头孢菌素类　包括头孢曲松、头孢氨苄等;主要用于耐青霉素的金黄色葡萄球菌和某些 G^- 杆菌的感染。对青霉素过敏者应注意与本类药物的交叉过敏。

3. 氨基糖甙类　包括链霉素、庆大霉素、阿米卡星等;多为广谱抗生素,链霉素还可用于治疗结核病。此类药物有耳、肾毒性,长期应用需加以注意。

4. 四环素类　包括四环素、米诺环素等;主要用于痤疮,对淋病、非淋菌性尿道炎也有效。儿童长期应用四环素可使牙齿黄染,米诺环素可引起眩晕。

5. 大环内酯类　包括红霉素、罗红霉素、克拉霉素、阿奇霉素等;主要用于淋病、非淋菌性尿道炎等。

6. 喹诺酮类　包括环丙沙星、氧氟沙星等;主要用于细菌性皮肤病、支原体或衣原体感染。

7. 磺胺类　包括复方磺胺甲嗯噁唑等,对细菌、衣原体、奴卡菌有效。部分患者可引起过敏反应。

8. 抗结核药　包括异烟肼、利福平、乙胺丁醇等。除对结核杆菌有效外,也用于治疗某些非结核分枝杆菌感染。此类药物往往需联合用药和较长疗程。

9. 抗麻风药　包括氨苯砜、利福平、氯法齐明、沙利度胺等。氨苯砜可用于大疱性类天疱疮、变应性皮肤血管炎、红斑狼疮、扁平苔藓等;不良反应有贫血、粒细胞减少、高铁血红蛋白血症等。沙利度胺对麻风反应有治疗作用,还可用于治疗红斑狼疮、结节性痒疹、变应性皮肤血管炎等,成人剂量为100~200mg/d,分4次口服,主要不良反应为致畸和周围神经炎,孕妇禁用。

10. 其他　甲硝唑、替硝唑除治疗滴虫病外,还可治疗蠕形螨、淋菌性盆腔炎和厌氧菌感染。此外克林霉素、磷霉素、去甲万古霉素、多黏菌素等均可根据病情选用。

(四)抗病毒药物

1. 核苷类抗病毒药　主要有阿昔洛韦及同类药物。

(1)阿昔洛韦(acyclovir,ACV):可在病毒感染的细胞内利用病毒胸腺嘧啶核苷激酶的催化生成单磷酸阿昔洛韦,进一步转化为三磷酸阿昔洛韦,对病毒DNA多聚酶具有强大的抑制作用。主要用于单纯疱疹病毒、水痘/带状疱疹病毒感染和生殖器疱疹等。不良反应有注射处静脉炎、暂时性血清肌酐升高,肾功能不全患者慎用。

(2)伐昔洛韦(valaciclovir):口服吸收快,在体内迅速转化成阿昔洛韦,血浓度.较口服阿昔洛韦高3~5倍。泛昔洛韦(famciclovir)口服吸收快,在体内可转化成喷昔洛韦,后者作用机制与阿昔洛韦相似,组织中浓度高。适应证类似于阿昔洛韦。

(3)更昔洛韦(ganciclovir):为阿昔洛韦的衍生物,抗巨细胞病毒作用较阿昔洛韦强,可用于免疫缺陷并发巨细胞病毒感染患者的治疗。

2. 膦甲酸(foscamet)　膦甲酸是唯一批准用于治疗耐ACV的HSV感染药物,临床应用本品的六水合物——膦甲酸钠。本品因口服吸收差而主要用于静脉滴注,主要经肾脏排出,半衰期为4.5~6.8小时。常用剂量为40mg/kg,静脉滴注,每8小时一次。不良反应主要包括与剂量相关的肾功能损害、电解质紊乱及中枢神经系统表现如头痛、感觉异常、焦虑、癫痫发作等。

(五)抗真菌药物

1. 灰黄霉素(Griseofulvin)　能干扰真菌DNA合成,同时可与微管蛋白结合,阻止真菌细胞分裂,对皮肤癣菌有抑制作用。主要用于头癣治疗。不良反应有胃肠道不适、头晕、光敏性药疹、白细胞减少及肝损害等。近年来已逐步为新型抗真菌药取代。

2. 多烯类药物(polyene)　该类药物能与真菌胞膜上的麦角固醇结合,使膜上形成微孔,改变细胞膜的通透性,引起细胞内物质外渗,导致真菌死亡。

(1)两性霉素B(amphotericin B):广谱抗真菌药,对多种深部真菌抑制作用较强,但对皮肤癣菌抑制作用较差。成人剂量为0.1~0.7mg/(kg·d)静滴,最高不超过1mg/(kg·d)。不良反应有寒战、发热、恶心呕吐、肾损害、低血钾和静脉炎等。

（2）制霉菌素（nystatin）：对念珠菌和隐球菌有抑制作用。主要用于消化道念珠菌感染。成人剂量为200万~400万U/d，3~4次口服。有轻微胃肠道反应。可制成软膏、栓剂等外用。

3. 5-氟胞嘧啶（5-fluorocytosine，5-FC） 是人工合成的抗真菌药物，可干扰真菌核酸合成，口服吸收好，可通过血-脑脊液屏障。用于隐球菌病、念珠菌病、着色真菌病。成人剂量为100~150mg/（kg·d），分4次口服，或50~150mg/（kg·d），分2~3次静滴。有恶心、食欲缺乏、白细胞减少等不良反应，肾功能不良者慎用。

4. 唑类（azole） 为人工合成的广谱抗真菌药，主要通过抑制细胞色素P450依赖酶，干扰真菌细胞的麦角固醇合成，导致麦角固醇缺乏，使真菌细胞生长受到抑制，对酵母菌、丝状真菌、双相真菌等均有较好的抑制作用。克霉唑（clotrimazole）、咪康唑（miconazole）、益康唑（econazole）、联苯苄唑（bifonazole）等外用可治疗各种浅部真菌病；可内用的主要有：

（1）酮康唑（ketoconazole）：可用于系统性念珠菌感染、慢性皮肤黏膜念珠菌病、泛发性体癣、花斑癣等。有较严重的肝脏毒性。

（2）伊曲康唑（Itraconazole）：三唑类广谱抗真菌药，有高度亲脂性、亲角质的特性，口服或静脉给药，在皮肤和甲中药物浓度超过血浆浓度，皮肤浓度可持续数周，甲浓度可持续6~9月。主要用于甲真菌病、念珠菌病、隐球菌病、孢子丝菌病、着色真菌病和浅部真菌病等。不良反应主要为恶心、头痛、胃肠道不适和转氨酶升高等。

（3）氟康唑（fluconazole）：是一种可溶于水的三唑类抗真菌药物，不经肝脏代谢，90%以上由肾脏排泄，可通过血-脑脊液屏障，作用迅速。主要用于肾脏及中枢神经系统等深部真菌感染。不良反应有胃肠道反应、皮疹、肝功能异常、低钾、白细胞减少等。

5. 丙烯胺类（allylarnine） 特比萘芬（terbinafine）能抑制真菌细胞膜上麦角固醇合成中所需的角鲨烯环氧化酶，达到杀灭和抑制真菌的作用，口服吸收好，作用快，有较好的亲脂和亲角质性。主要用于甲癣和角化过度型手癣，对念珠菌及酵母菌效果较差。主要不良反应为胃肠道反应。

6. 棘白菌素类（echinocandins） 属于新型抗真菌药物，作用靶点为真菌细胞壁，特异性抑制细胞壁β-1，3-D葡聚糖的合成，破坏真菌细胞壁的完整性最终导致细胞溶解。由于哺乳动物无细胞壁，故药物不良反应少，患者耐受性好。主要用于深部真菌感染的治疗。

（1）卡泊芬净（caspofungin）：第一个上市的棘白菌素类药物，主要用于治疗念珠菌、曲霉菌、卡氏肺孢菌等的治疗；需要静脉给药，常见不良反应包括头疼、发热等，剂量大时可出现转氨酶升高，少见不良反应有静脉炎、溶血性贫血等。

（2）米卡芬净（micafungin）：粉针剂，主要用于目前治疗手段难以治愈的真菌感染患者以及预防造血干细胞移植患者的系统性真菌感染。不良反应少。

7. 其他 碘化钾（potassium iodide）为治疗孢子丝菌病的首选药物。常见不良反应为胃肠道反应，少数患者可发生药疹。

（六）维A酸类药物（retinoids）

维A酸类药物是一组与天然维生素A结构类似的化合物。本组药物可调节上皮细胞和其他细胞的生长和分化，对恶性细胞生长有抑制作用，还可调节免疫和炎症过程等；主要不良反应有致畸、高三酰甘油血症、高血钙、骨骼早期闭合、皮肤黏膜干燥、肝功能异常等。根据分子结构的不同可分为以下3代。

1. 第一代维A酸 是维A酸的天然代谢产物，主要包括全反式维A酸（all-transretinoic acid）、异维A酸（isotretinoin）和维胺脂（viaminate）。全反式维A酸外用可治疗痤疮：后两者口服对寻常型痤疮、掌跖角化病等有良好疗效。成人剂量为异维A酸0.5~1.0mg/（kg·d），分2~3次；维胺脂50~150mg/d，分2~3次。

2. 第二代维A酸 为单芳香族维A酸，主要包括阿维A酯（etretinate）、阿维A酸（acitretin）及维A酸乙酰胺的芳香族衍生物。阿维A酯主要用于重症银屑病、各型鱼鳞病、掌跖角化病等，与糖皮质激素、PUVA 联用可用于治疗皮肤肿瘤。阿维 A 酸为阿维 A 酯的换代产品，用量较小，半衰期较短，因而安全性显著提高。本组药物不良反应比第一代维 A 酸轻。

3. 第三代维 A 酸　为多芳香族维 A 酸，其中芳香维 A 酸乙酯（arotinoid）可用于银屑病、鱼鳞病、毛囊角化病等；成人剂量为 0.03mg/d 晚餐时服，维持量为 0.03mg，隔天 1 次。阿达帕林（adapalene）和他扎罗汀（tazarotine）为外用制剂，可用于治疗痤疮和银屑病。

（七）免疫抑制剂

可单独应用，也可与糖皮质激素联用以增强疗效、减少其不良反应。本组药物不良反应较大，包括胃肠道反应、骨髓抑制、肝损害、诱发感染、致畸等，故应慎用，用药期间应定期监测。

1. 环磷酰胺（cyclophosphamide，CTX）　属烷化剂类，可抑制细胞生长、成熟和分化，对 B 淋巴细胞的抑制作用更强，因此对体液免疫抑制明显。主要用于红斑狼疮、皮肌炎、天疱疮、变应性皮肤血管炎、原发性皮肤 T 细胞淋巴瘤等。成人剂量为 2～3mg/（kg·d）口服，疗程 10～14 天，或 500mg/m^2 体表面积每周 1 次静滴，2～4 周为 1 个疗程，治疗肿瘤用药总量为 10～15g，治疗自身免疫病为 6～8g。为减少对膀胱黏膜的毒性，用药期间应大量饮水。

2. 硫唑嘌呤（azathioprine，AZP）　本药在体内代谢形成 6－巯基嘌呤，后者对 T 淋巴细胞有较强抑制作用。可用于治疗天疱疮、大疱性类天疱疮、红斑狼疮、皮肌炎等。成入剂量为 50～100mg/d 口服，可逐渐加至 2.5mg/（kg·d），以发挥最佳疗效。用药前应监测硫嘌呤甲基转移酶及血常规。

3. 氨甲蝶呤（methotrexate，MTX）　为叶酸代谢拮抗剂，能与二氢叶酸还原酶结合，阻断二氢叶酸还原成四氢叶酸，干扰嘌呤和嘧啶核苷酸的生物合成，使 DNA 合成受阻，从而抑制淋巴细胞或上皮细胞的增生。主要用于治疗红斑狼疮、天疱疮、重症银屑病等。

4. 环孢素（cyclosporin A，CSA）　是由 11 个氨基酸组成的环状多肽，可选择性抑制 T 淋巴细胞；主要用于抑制器官移植后排异反应，还用于治疗红斑狼疮、天疱疮、重症银屑病等。成人剂量为 12～15mg/（kg·d）口服，1～2 周后逐渐减量至维持剂量 5～10mg/（kg·d），或 3～5mg/（kg·d）静滴。

5. 他克莫司（tacrollrnus）　属大环内酯类抗生素，其免疫抑制作用机制类似环孢素，作用为其 10～100 倍。可用于治疗特应性皮炎、红斑狼疮和重症银屑病等。成人剂量为 0.3mg/（kg·d），分 2 次口服，2～4 周为 1 个疗程，或 0.075～0.1mg/（kg·d）静滴。

6. 霉酚酸酯（mycophenolate，吗替麦考酚酯，骁悉）　是一种新型的免疫抑制剂，可选择性抑制淋巴细胞的增殖。可用于治疗系统性红斑狼疮等自身免疫性疾病。

（八）免疫调节剂

免疫调节剂（immunomoduatory drug）能增强机体的非特异性和特异性免疫反应，使不平衡的免疫反应趋于正常。主要用于病毒性皮肤病、自身免疫性疾病和皮肤肿瘤等的辅助治疗。

1. 干扰素（interferon，IFN）　是病毒或其诱导剂诱导人体细胞产生的一种糖蛋白，有病毒抑制、抗肿瘤及免疫调节作用。目前用于临床的人干扰素有 α－干扰素（白细胞干扰素）、β－干扰素（成纤维细胞干扰素）、γ－干扰素（免疫干扰素）。成人剂量为 10^6～10^7U/d 肌内注射，疗程根据病种而定，也可局部注射或外用。可有流感样症状、发热和肾损害等不良反应。

2. 卡介菌（Baciflus Caimette－Guerin），BCG 及卡介菌多糖　是牛结核杆菌的减毒活菌苗，目前使用的是去除菌体蛋白后提取的菌体多糖，可增强机体抗感染和抗肿瘤能力。成人剂量为 1ml 肌内注射，隔天 1 次，15～18 次为 1 个疗程。

3. 左旋咪唑（levamisole）　能增强机体的细胞免疫功能，调节抗体的产生。成人剂量为 100～250mg/d，分 2～3 次口服，每 2 周连服 3 天为 1 个疗程，可重复 2～3 个疗程。可有恶心、皮肤瘙痒、粒细胞和血小板减少等不良反应。

4. 转移因子（transfer factor）　是抗原刺激免疫活性细胞释放出来的一种多肽，可激活未致敏淋巴细胞，并能增强巨噬细胞的功能。成人剂量为 1～2U 肌内注射，每周 1～2 次，疗程 3 个月至 2 年。

5. 胸腺肽（thymosin） 胸腺因子 D 是从胸腺提取的多肽，对机体免疫功能有调节作用。成人剂量为 2～10mg 每天或隔天 1 次肌内注射或皮下注射，疗程根据病种和病情而定。不良反应可有局部注射处红肿、硬结或瘙痒等。

（九）细胞因子激动剂及拮抗剂

近年来，随着对疾病发病机制的深入了解，开发了很多针对淋巴细胞活化、细胞因子产生或细胞因子作用等途径的激动剂或拮抗剂，广泛用于治疗重症自身免疫性疾病、常规治疗无效的炎症性疾病及肿瘤等，皮肤科主要用于治疗重症银屑病、特应性皮炎、大疱性皮肤病、移植物抗宿主病、皮肤 T 细胞淋巴瘤等。

目前上市的产品主要有 α－肿瘤坏死因子拮抗剂（TNF－α blockers），如阿法赛特（alefacet）、依那西普（etanercept）、依法利珠单抗（efalizumab）、阿达木单抗（adalimumab）、英夫利昔单抗（infliximab）等，通过抑制活化 T 淋巴细胞，拮抗 TNF－α 活性等途径来降低和阻断炎症反应，用以治疗或辅助治疗重症及关节病型银屑病；此外还有结合 IL－2 受体及阻断 B 细胞 CD20 的生物制剂用于治疗类风湿性关节炎、大疱性皮肤病、非霍奇金 B 细胞淋巴瘤等。Dupilumab 可拮抗 IL－4 及 IL－13，用于治疗重度成人特应性皮炎。

该类药物的常见不良反应有头痛、寒战、发热、上呼吸道感染等。严重感染、结核病、肿瘤、心力衰竭、多发性硬化及其他脱髓鞘神经疾患等禁用，长期的安全性和不良反应尚需进一步观察。按照其作用机制可分为以下几类（表 3－6）。

表 3－6 皮肤科常用生物制剂的作用位点、名称及适应证

作用位点	制剂名称	适应证
干扰 T 细胞活性	阿法赛特、依法珠单抗	中重度斑块型银屑病
干扰 T 细胞转运	法珠单抗	中重度斑块型银屑病
阻断 TNF－α	依那西普、英夫利西、阿达木单抗	类风湿性关节炎、银屑病性关节炎、中重度银屑病、强直性脊柱炎等
结合 IL－1 受体	阿那白滞素	类风湿性关节炎
阻断 B 细胞 CD20	利妥昔单抗	非霍奇金 B 细胞淋巴瘤、类风湿性关节炎、天疱、天疱疮等
结合 IL－4 及 IL－13 受体	Dupilumab	特应性皮炎

（十）维生素类药物

1. 维生素 A（vitamin A） 可维持上皮组织正常功能，调节人体表皮角化过程。可用于治疗鱼鳞病、毛周角化症、维生素 A 缺乏病等。长期服用应注意对肝脏的损害。

2. β－胡萝卜素（β－carotene） 为维生素 A 的前体物质，可吸收 360～600nm 的可见光，抑制光激发卟啉后产生的自由基，因此具有光屏障作用。可用于治疗卟啉病、多形性日光疹、日光性荨麻疹、盘状红斑狼疮等。长期服用可发生皮肤黄染。

3. 维生素 C（vitamin C） 可降低毛细血管通透性，此外还是体内氧化还原系统的重要成分。主要用于过敏性皮肤病、慢性炎症性皮肤病、色素性皮肤病等的辅助治疗。

4. 维生素 E（vitamin E） 有抗氧化、维持毛细血管完整性、改善周围循环等作用，缺乏时细胞膜通透性、细胞代谢、形态功能均可发生改变，大剂量维生素 E 可抑制胶原酶活性。主要用于血管性皮肤病、色素性皮肤病、卟啉病等的辅助治疗。

5. 烟酸（nicotinic acid）和烟酰胺（nicotinamide） 烟酸在体内转化为烟酰胺，参与辅酶Ⅱ组成，并有扩张血管作用。主要用于治疗烟酸缺乏症，也可用于光线性皮肤病、冻疮、大疱性类天疱疮等的辅助治疗。

6. 其他维生素 维生素 K 为合成凝血因子所必需，可用于出血性皮肤病、慢性荨麻疹等的治疗；维生素 B_6 为肝脏辅酶的重要成分，可用于脂溢性皮炎、痤疮、脱发等的辅助治疗；维生素 B_{12} 为体内多种代谢过程的辅酶，可用于带状疱疹后遗神经痛、银屑病、扁平苔藓等的辅助治疗。

（十一）其他

1. 氯喹（chloroquine）和羟氯喹（hydroxychloroquine） 能降低皮肤对紫外线的敏感性、稳定溶酶体膜、抑制中性粒细胞趋化、吞噬功能及免疫活性。主要用于红斑狼疮、多形性日光疹、扁平苔藓等。主要不良反应为胃肠道反应、白细胞减少、药疹、角膜色素沉着斑、视网膜黄斑区损害、肝肾损害等，羟氯喹不良反应较小。

2. 雷公藤多甙（tripterygium glycosides） 为中药雷公藤提取物，其中萜类和生物碱为主要活性成分，有抗炎、抗过敏和免疫抑制作用。主要用于痒疹、红斑狼疮、皮肌炎、变应性皮肤血管炎、关节病型银屑病、天疱疮等。成人剂量为1～1.5mg/（kg·d），分次口服，1个月为1个疗程。不良反应有胃肠道反应、肝功能异常、粒细胞减少、精子活动降低、月经减少或停经等。

3. 静脉免疫球蛋白（intravenous immunoglobulin，IVIg） 大剂量IVIg可阻断巨噬细胞表面的Fc受体、抑制补体损伤作用、中和自身抗体、调节细胞因子的产生。可治疗皮肌炎等自身免疫性疾病。成人剂量为0.4g/（kg·d），连用3～5天，必要时2～4周重复1次。不良反应较小，少数患者有一过性头痛、背痛、恶心、低热等。

4. 钙剂 可增加毛细血管致密度、降低通透性，使渗出减少，有消炎、消肿、抗过敏作用。主要用于急性湿疹、过敏性紫癜等。成人剂量为10%葡萄糖酸钙或55溴化钙溶液10ml/d，静脉缓慢注射。注射过快可引起心律失常甚至停搏等危险。

5. 硫代硫酸钠（sodium thiosulfate） 具有活泼的硫原子，除可用于氰化物中毒的治疗外，还具有非特异性抗过敏作用。主要用于花斑癣、湿疹等的治疗。成人剂量为5%硫代硫酸钠10～20ml/d，静脉缓慢注射。注射过快可致血压下降。

（佟　立）

第四章

皮肤病的物理治疗

第一节　冷冻疗法

冷冻疗法是从低温物理学向低温生物学和临床医学逐渐渗透所形成的一种治疗方法，可用于某些疾病的治疗、皮肤美容、冷冻免疫、低温生物保存、冷冻医疗仪器等诸多方面。

一、制冷剂

1. 气态制冷剂　主要有高压（多为100个大气压以上）氧气、氮气、二氧化碳气等。

2. 液态制冷剂　主要有液态氮（-196℃）、氟利昂（-30～-40℃）、液态氦（-268.9℃）等。其中临床应用最为广泛的液氮为生产氧气的副产品，具有无色透明、无味、无毒、不自燃助燃、不导热导电、化学性质稳定等特点，在常温下容易气化，1单位体积的液态氮可产生约650倍体积的气态氮。

3. 固态制冷剂　固态二氧化碳（即干冰，升华时可获得-78.9℃低温），具有无毒、无爆炸危险等特点，但不易保存。

二、治疗原理

冷冻治疗是通过低温对病理组织或病变细胞的选择性破坏作用达到治疗目的的一种物理治疗方法。机制较为复杂，主要是通过低温将病理组织的温度降至-30～-190℃，使生物体内分子的运动速率减慢，病变细胞内形成冰晶，同时周围血管收缩，引起细胞内脱水、电解质紊乱、酸碱度失衡，以及血液淤滞、脂蛋白复合体变性等，从而导致其溶解破坏而死亡，最后自行脱落，从而达到治疗作用。而且超低温冷冻尚具有局部麻醉、免疫调节和抑菌等多重作用。

三、适应证

冷冻疗法虽能治疗多种皮肤疾病，但对不同疾病其疗效差异较大，临床使用时应注意选择适应证。

1. 疗效显著的皮肤疾病　主要有寻常疣、扁平疣、尖锐湿疣、传染性软疣、单纯性血管瘤、蜘蛛痣、软纤维瘤、老年疣、睑黄瘤、早期基底细胞癌和鳞状细胞癌等。

2. 疗效较好的皮肤病　主要有色素痣、雀斑、疣状痣、皮脂腺囊肿、皮脂腺痣、海绵状血管瘤、结节性痒疹及皮肤结核等。

3. 疗效不肯定的皮肤病　主要有汗管角化病、神经性皮炎、酒渣鼻、痤疮、太田痣、白癜风、混合性血管瘤、鲜红斑痣、皮脂腺腺瘤、增生性瘢痕、扁平苔癣、皮肤淀粉样变等。

影响冷冻治疗效果的因素，除与疾病的种类有关外，还与患者的年龄、性别、病变的大小、部位、厚薄、深浅，以及冻融时间、重复次数、方法选择、操作者经验、个人体质等多种因素有关。一般在治疗适应证选择适宜的前提下，经过3～4次冷冻治疗后，病损与治疗前相比无明显改变者，可认为冷冻治疗无效，宜改用其他治疗方法。

四、禁忌证

冷性荨麻疹、冷球蛋白血症、冷纤维蛋白原血症、冷凝集素血症、雷诺病及对冷冻不能耐受者等，为冷冻治疗的禁忌证。女性月经期间、不足3个月婴儿、局部或全身感染者等应暂缓冷冻治疗；有循环功能障碍、神经质、体弱高龄、高血压、脑血管疾病、孕妇及重症糖尿病者，应慎用或不宜冷冻治疗。

五、治疗方法

冷冻技术治疗疾病的方法较多，并且随着现代治疗科学的不断发展，冷冻疗法也在不断出现新的方式和方法。

1. 棉签法　为冷冻技术最初的一种治疗方法，即用与皮损大小合适的棉签浸蘸液氮后直接压迫病灶，数秒至30秒为一个冻融，一般不超过3个冻融。适用于体表浅在、较小的病灶。

2. 金属探头接触法　即用与病变组织大小基本一致的液氮冷冻金属探头，直接接触病灶表面进行精确冷冻，避免损伤周围健康组织，适用于较平整的病灶。一般30～60秒为一个冻融。

3. 喷射法　即用特制的液氮治疗罐和喷头，使液氮呈雾状直接喷射到病变组织表面，具有不受病灶形状、大小及部位限制的特点，适用于形状不规则、面积大及特殊部位的浅表性病灶。一次冻融时间多不超过30秒，冻融次数以1或2次为宜。

4. 其他　如冻切法、浸入法、刺入法、倾注法、冷刀法等多种方法，多用于内脏肿瘤等特殊部位病灶的治疗，极少应用于皮肤病的治疗和美容。

临床中，冷冻治疗结合局部药物应用，如病灶冷冻后，再在其基底部注射干扰素、细胞因子、聚肌胞等，可提高治疗效果。

六、注意事项

冷冻疗法虽然具有痛苦小、反应轻、不出血或出血少，以及操作简便、安全易行等优点，但由于冷冻亦为组织损伤性治疗，也会出现程度不同的冷冻不良反应，应引起注意。

1. 疼痛　在冷冻时及冷冻后1～2天，大多数患者被冷冻的局部会出现可耐受的疼痛，一般不需处理，个别对冷敏感者需给予止痛药。

2. 水肿　病灶冷冻后数分钟或数小时可出现大小不等的水疱，其周围正常皮肤亦可出现红肿，常在24小时内达到高峰，多数不需要处理，症状可自行缓解，少数可形成大疱和血疱，胀痛明显，影响活动，此时可将疱液用无菌注射器抽吸后，局部适当压迫即可。若有糜烂和较多渗液，可用3%～5%硼酸溶液局部湿敷，必要时给予相应药物控制症状。

3. 色素减退或沉着　发生于冷冻痂皮脱落后，多为暂时性，可在半年内逐渐消退恢复至正常。引起色素加深的主要原因，可能与冻融次数过多、冻融时间长、冷冻时加压过重，以及痂皮过早去除、强烈日光照射、外用化妆品和个体差异等有关，治疗时应引起注意，掌握好冷冻时间，将冷冻后的注意事项向患者交代清楚。

4. 出血　冷冻过深、强行取下冷冻金属探头，以及少数血管瘤正常冷冻或冷冻后挤压等，可能会造成局部出血，一般用棉球按压止血，外涂甲紫溶液即可，必要时住院观察。

5. 瘢痕　冷冻治疗一般不会形成瘢痕，少数情况如冷冻过深、局部反应剧烈、继发感染、瘢痕体质等，可能愈后会留有瘢痕。

6. 其他　如避开重要神经尤其面神经、避免空腹冷冻、足部冷冻前应进行消毒、冷冻时避开指（趾）端，以及组织疏松部位、黏膜等处损害，不能冷冻过深和时间过久等。

治疗期间要求患者保持局部清洁、干燥、暂停进食辛辣刺激性食品、不饮酒，尤其是面部损害，更应加强护理，冷冻后的痂皮应待其自行脱落，避免强行去除，避免应用化妆品和过早日光照射等。

（吉木斯）

第二节　红外线疗法

红外线疗法是利用光谱中波长760nm至400μm的不可见光线（热射线）来治疗疾病和促进病体康

复的一种物理治疗方法。医用红外线分为近红外线和远红外线，近红外线亦称短波红外线，波长760nm ~1.5m，对组织穿透性较强，可达2~3厘米；远红外线亦称长波红外线，波长1.5~400μm，大部分被表皮吸收，组织穿透性较弱，仅为0.5厘米。

一、治疗原理

红外线是一种电磁波，辐射到人体后主要产生温热效应，通过机体的反应发生一系列生物效应，如①局部血管扩张，血流加快，显著改善血液循环，加快组织新陈代谢，促进炎症消退和加快组织再生；②促进白细胞趋化，增强网状内皮系统的吞噬功能，提高机体抗感染能力；③降低末梢神经的兴奋性，松弛肌肉张力，促进神经功能恢复，具有解痉止痛作用等。

二、适应证

临床主要用于：①带状疱疹后遗神经痛；②多种表浅组织感染，如毛囊炎、汗腺炎、甲周炎、外阴炎、慢性盆腔炎、慢性淋巴结炎、慢性静脉炎等；③慢性表浅组织炎症，如新生儿硬肿症、寒冷性多形红斑、湿疹、神经性皮炎、组织外伤、慢性伤口、烧伤创面等；④各种慢性溃疡、压疮等；⑤冻疮、雷诺病、注射后硬结、术后组织粘连、瘢痕挛缩等。

三、禁忌证

伴有出血倾向、高热、活动性肺结核、重度动脉硬化、闭塞性脉管炎等患者禁止应用红外线照射，尤其是短波红外线照射。

四、治疗方法

红外线光源常选用碳丝红外线灯泡，是临床应用较为广泛的频谱治疗仪，TDP治疗仪也为红外线治疗仪。通常采用局部照射的方法进行治疗，照射剂量可根据患者感觉和皮肤红斑反应程度而定，以局部有温热的舒适感和皮肤出现淡红色斑为宜，照射强度和剂量通过调整光源与皮肤的距离进行控制。

一般光源功率500W以上，灯距50~60厘米；光源功率250~300W，灯距30~40厘米；光源功率200w以下，灯距20厘米左右为宜。治疗时让患者取适宜体位，多垂直局部裸露照射，每次照射时间为15~30分钟，每日1~2次，治疗次数依病情而定。

五、注意事项

治疗时应注意随时根据患者的温热感觉调整灯距，防止烫伤，对皮肤感觉障碍者，应随时观察局部情况。照射眼睛周围组织时，需用湿纱布遮盖双眼。治疗结束后患者应在室内休息10~15分钟，尤其是体弱高龄者，避免冷热刺激引起血压变化发生不测。

（吉木斯）

第三节　紫外线疗法

紫外线为不可见光，以其生物学特性分为长波紫外线（UVA，波长320~400nm）、中波紫外线（UVB，波长290~320nm）、短波紫外线（UVC，波长180~290nm），根据皮肤红斑及黑素形成作用的不同，UVA又分为UVA1（波长340~400nm）、UVA2（波长320~340nm）。紫外线穿透皮肤的能力与其波长有关，波长越长其穿透性越强，波长越短其穿透性越弱，UVC大部分被角质层反射和吸收，约8%可达棘层；UVB大部分被表皮吸收；UVA约56%可透入真皮，最深可达真皮中部。

一、紫外线光源

1. 自然光源（阳光）　阳光中含有不同波长的紫外线，可作为紫外线治疗的光源，其强弱与地理位置、海拔高度、季节、大气透明度、照射时间及气候变化等因素有关。

2. 人工光源　如下所述。

（1）高压水银石英灯：是利用热电子发射后在水银蒸气中所产生的弧光放电对疾病进行治疗。辐射光谱45%～50%为可见光线（绿光、紫光等），50%～55%为紫外线，主要为UVA和UVB，其中辐射最强为波长365nm和313nm的紫外线。可进行局部、全身和体腔照射。

（2）低压水银石英灯：即紫外线杀菌灯，是利用热电子发射后在低压水银蒸气中所产生的弧光放电起到杀菌的作用。辐射光光谱主要为UVC波段，波长最长为254nm的紫外线。

（3）冷光水银石英灯：辐射光谱中85%为波长254nm的紫外线，常用于体整黏膜及小面积皮肤直接接触或近距离照射。

（4）黑光灯：是一种低压汞荧光灯，其辐射光谱主要为300～400nm的紫外线。常作为光化学疗法治疗某些皮肤病时的光源。

二、生物学效应

紫外线的生物学作用较为复杂，可对酶系统、活性递质、原生质膜、细胞代谢、机体免疫功能和遗传物质等多系统、多组织产生直接和间接作用，所产生的光化学反应，可引起复杂的生物学效应。

1. 红斑反应　紫外线照射皮肤或黏膜后，经过2～6小时局部出现程度不等的红斑反应，机制可能是角质形成细胞、内皮细胞、肥大细胞等，在紫外线的作用下产生多种细胞因子或活性递质，如白介素、激肽、前列腺素、组胺、肿瘤坏死因子和各种水解酶等，导致血管扩张出现红斑。

紫外线产生的红斑为一种非特异性急性炎症反应，主要病理改变为皮肤乳头层毛细血管扩张、血管内充满红细胞和白细胞、内皮间隙增宽、通透性增强、白细胞游出和皮肤水肿，其中UVB、UVC引起表皮的变化比真皮明显，而UVA则能引起真皮的明显变化。紫外线照射剂量越大，潜伏期越短，则红斑反应越强，持续时间越长，其中UVA产生红斑反应所需照射剂量约为UVB的1 000倍。

2. 色素沉着　紫外线照射后可促进黑素细胞体积增大，树枝状突延长，细胞内酪氨酸酶活性增强，从而黑素合成增加，引起皮肤色素沉着。照射后立即出现色素沉着，停止照射后6～8小时逐渐消失，称为直接色素沉着，为波长300～420nm的紫外线引起；照射后数日方出现的色素沉着，称延迟色素沉着。

3. 增强皮肤屏障作用　紫外线照射能促进皮肤角质层增厚，可使皮肤增强对紫外线的反射和吸收，减轻紫外线对皮肤的损伤，并能使角质层中的神经酰胺等脂质的含量增加，有利于角质层水分的保留。

4. 抑制表皮增生　紫外线照射皮肤后，通过干扰过度增殖表皮细胞DNA、RNA和蛋白质的合成，起到抑制表皮增生的作用。

5. 促进维生素D生成　波长275～325nm的紫外线照射皮肤后，作用于7－脱氢胆固醇，形成维生素D_3。

6. 免疫作用　紫外线照射后作用于皮肤多种组织细胞，产生多种细胞因子及活性物质，直接和间接对皮肤的免疫功能产生一定的影响。

（1）免疫抑制作用：紫外线可使皮肤的主要抗原呈递细胞郎格汉斯细胞数量减少、形态改变和功能降低，从而抑制皮肤接触过敏反应和迟发型超敏反应：使尿刊酸由反式结构转为顺式结构，从而抑制免疫活性细胞的功能。

（2）免疫增强作用：紫外线照射皮肤后，可使角质形成细胞产生多种白细胞介素和肿瘤坏死因子－α，参与免疫细胞的激活、分化和增殖，同时使免疫球蛋白形成增多，增强补体活性和网状内皮细胞的吞噬功能，改变T细胞亚群成分和分布等，从而增强皮肤的免疫功能。

三、治疗作用

1. 消炎杀菌作用　紫外线红斑量照射为一种强抗炎因子，尤其对皮肤浅层组织的急性感染性炎症效果显著。对浅层感染及开放性感染，紫外线具有直接杀菌作用，可使红斑部位血液和淋巴液的循环得以改善，提高组织细胞活性，加强巨噬细胞的吞噬功能，促进炎症消退和水肿消散。

2. 促进组织再生　紫外线红斑量照射能显著改善局部血液循环，同时增强血管壁渗透性，有利损伤组织的营养物质供应，加速组织的再生机能，促进结缔组织及上皮细胞的生长，加快伤口或溃疡的愈合。

3. 止痛作用　红斑量紫外线照射对交感神经节具有“封闭”作用，可降低神经兴奋性，达到止痛作用，而且对感染性、非感染性、风湿性及神经性等各种疼痛亦有好的镇痛作用。

4. 脱敏作用　红斑量紫外线照射可使组织中的组胺酶含量增加，其分解产生的组织胺，可抑制Ⅰ型和Ⅱ型变态反应，达到脱敏的作用。

5. 促进色素再生　紫外线的色素沉着生物学效应，可促进色素脱失性皮肤病的色素再生，达到白斑复色的目的。

6. 其他　如抗佝偻作用、增强药物疗效作用、调节内分泌及胃肠功能作用等。

四、人体敏感性

机体对紫外线的敏感性受多种因素的影响，主要有以下几个方面。

1. 部位　一般躯干部皮肤对紫外线最为敏感，上肢较下肢敏感，四肢屈侧较伸侧敏感，手足敏感性最低。敏感程度依次为腹腰部 > 面、颈部、胸部、背部、臀部 > 上肢内侧面、下肢后侧面 > 上肢外侧面、下肢前侧面 > 手掌、足趾。

2. 年龄与性别　新生儿和老年人对紫外线敏感性低，2 岁以内的幼儿和青春期青少年对紫外线敏感性高，其中 2 个月至 1 岁的婴儿对紫外线敏感性最高。男女及皮肤颜色深浅对紫外线的敏感性差别不甚明显，但女性在经前期、月经期及妊娠期对紫外线的敏感性增强。

3. 季节与地区　人体皮肤对紫外线的敏感性随季节变化有所不同，如春季敏感性高，夏季降低，至秋冬季又逐渐升高。不同地区，阳光辐射强度和照射时间长短不同，皮肤对紫外线敏感性也随之波动，如生活在高原较平原地区者紫外线敏感性要低。

4. 机体的功能状态　高级神经中枢兴奋性增强时，机体对紫外线的敏感性增高，受到抑制时敏感性降低。神经损伤、神经炎、中枢神经病变、体质虚弱，以及体力或脑力劳动后处于高度疲倦状态时，机体对紫外线的敏感性也降低等。

5. 疾病　机体的各种病理改变均可影响紫外线的敏感性，如甲状腺功能亢进、湿疹、高血压、急性风湿性关节炎、糖尿病、活动性肺结核、日光性皮炎、白血病、痛风、感染性多关节炎、恶性贫血、食物中毒、雷诺病等，可使局部或全身皮肤对紫外线敏感性增强。而糙皮病、重度冻疮、急性重度传染病、慢性消耗性疾病、丹毒、慢性小腿溃疡、慢性化脓性伤口、重症感染、广泛软组织损伤、营养不良性干皮病等，可使局部或全身对紫外线敏感性有不同程度降低。

6. 药物　某些药物如磺胺类、四环素、水杨酸、保泰松、甲基多巴、氢氯噻嗪、荧光素、非那根、冬眠灵、痛经宁、补骨脂素、强力霉素、碘剂等，可增强紫外线的敏感性。而糖皮质激素、吲哚美辛、胰岛素、钙剂、溴剂、硫代硫酸钠及某些麻醉剂等，可使机体对紫外线的敏感性降低。

五、治疗方法

1. 生物剂量测定　紫外线照射治疗一般以最小红斑量（MED）为一个生物剂量单位，即紫外线灯管在一定距离内（常为50 厘米），垂直照射下引起皮肤最弱红斑反应（阈红斑反应）所需的照射时间。不同个体同一部位和同一个体不同部位 MED 也各不相同，临床一般选用下腹部皮肤作为 MED 测量的部位。

亚红斑量即小于 1 个 MED，弱红斑量（一级红斑量）为 2 ~ 4 个 MED，中红斑量（二级红斑量）为 5 ~ 6 个 MED，强红斑量（三级红斑量）为 7 ~ 10 个 MED，超强红斑量（四级红斑量）为 10 个以上 MED，临床紫外线治疗剂量最初常为亚红斑量。

2. 照射方法和剂量　治疗部位的中央应与特定的光源中心垂直，并与光源保持一定的距离，进行局部或全身照射，全身照射首次剂量为80% MED，根据照射后的皮肤反应情况，逐渐增加剂量，一般增加量为初始照射剂量的20% ~30%。临床根据情况一般隔日或每周照射3次，维持治疗可每周或每2周照射1次。

六、适应证

适用于疖、痈、甲沟炎、蜂窝组织炎、丹毒、创伤感染、慢性苔藓样糠疹、慢性溃疡、褥疮、冻伤、瘙痒症、毛囊炎、荨麻疹、玫瑰糠疹、带状疱疹、斑秃、特应性皮炎、毛发红糠疹、色素性荨麻疹、慢性湿疹、接触性皮炎、光敏性皮炎、花斑癣、白癜风、银屑病、神经性皮炎等。

七、禁忌证

患有系统性红斑狼疮、急性泛发性湿疹、日晒病、血卟啉病、着色性干皮病、凝血机制障碍有出血倾向、高热、发疹性传染病、严重过敏体质及严重心功能不全等疾病者，应慎用或禁用。

八、不良反应

紫外线照射极少出现明显不良反应，偶有短时轻微发热、发冷、口干、舌燥、嗜睡、轻微头晕、胃肠道反应及皮肤红斑和瘙痒等症状，但可很快消退。

九、注意事项

治疗时光源开启后3~5分钟待设备工作稳定后再进行照射，患者及工作人员应戴墨镜进行防护，男性阴囊部位需用白布遮盖保护。每次照射前应询问患者服药和饮食情况，对服用光敏性药物及食物者，以及根据季节变化情况等，紫外线照射剂量应酌情进行调整。若照射后局部出现细碎鳞屑，紫外线剂量不宜再增加；若出现大片脱皮，则应停止治疗，症状消退后从初始剂量重新照射。

（吉木斯）

第四节 光子嫩肤技术

光子嫩肤技术是一种以非相干强脉冲光对非创伤性皮肤病进行治疗和美容的技术。

一、作用机制

光子嫩肤技术的光源为高功率氙灯，通过滤光器获得连续波长（560~1 200nm）的光。在连续波长的光中含有585nm、694nm、755nm、1 064nm波段的强脉冲光，能穿透表皮进入真皮，被组织中的黑素和血红蛋白选择性吸收，在不破坏其他组织的前提下，使扩张的血管及色素性损害凝固和碎裂，从而起到治疗作用。而且产生的热作用和光化学作用，可使深部的胶原纤维和弹力纤维重新排列，促进Ⅰ型和Ⅱ型胶原蛋白增生，起到促进皮肤胶原增生和重新排列的作用，使皱纹减轻或消失、毛孔缩小，达到美容的目的。

二、治疗方法

治疗前局部常规消毒，一般不需要麻醉。治疗时根据疾病性质和治疗目的，选择适宜的脉冲方式、脉宽和能量密度，脱毛治疗时需剃除毛发并在皮肤表面涂Gel冷却剂。治疗后创面外涂抗生素软膏或烧伤软膏。

三、适应证

主要适用于表皮型黄褐斑、雀斑、日光性角化病、继发性色素沉着、毛细血管扩张、毛细血管扩张性酒渣鼻、皮肤异色病、皮肤光老化、皮肤自然老化、多毛症等。亦可作为激光除皱术和化学剥脱术的辅助治疗。

四、注意事项

光子嫩肤技术一般无明显不良反应，治疗时注意能量的选择，避免能量过高产生水肿和水疱。若治疗后外用表皮细胞生长因子，效果可得以增强。

（赵　欣）

第五节　电解疗法

电解疗法是利用直流电对机体内电解质产生电解作用而起到治疗疾病目的的一种方法。

一、作用机制

电解治疗时阴极为作用极，当直流电作用于人体后，阴极下电解出氢氧化钠破坏病变组织，起到治疗作用。

二、治疗方法

电解治疗时将非作用极（阳极）固定于肢体或患者用手握住，治疗区常规消毒后将电解针插入皮损中，缓慢调节电流，逐渐增大（0.5～1mA），至针孔有气泡冒出为止，然后逐渐调低电流，拔出电解针，再从另外一个方向将电解针插入皮损内进行治疗，反复多次，直至皮损完全被破坏。

三、适应证

适用于毛细血管扩张、蜘蛛痣、局限性多毛症、睑黄瘤、跖疣、寻常疣等。

四、注意事项

电解疗法是一种较为传统的治疗方法，具有操作简便、疗效确切、无创面、不易继发感染等特点，但治疗深度不易掌握，部分治疗后可复发。

（赵　欣）

第六节　直流电及电离子透入疗法

直流电及电离子透入疗法是利用直流电电场将有电荷的药物导入皮肤内用于治疗疾病的方法。

一、作用机制

直流电作用于机体可引起电离子的运动，改变细胞膜的通透性，引起肥大细胞脱颗粒释放组胺等活性肽类物质扩张血管，造成蛋白质分子和水分子发生电泳和电渗，影响局部组织的生理功能。通过直流电的电场和电泳作用，将带有电荷的药物和非电离性药物直接带入皮肤内，或直流电直接改变角质层的结构增加药物的渗透性。

此外，皮肤角质层的α－螺旋状角蛋白多肽分子在直流电电场的作用下，呈平行排列并偶极子化，由极间的相互排斥作用形成组织间隙，使药物进入皮肤也是其治疗机制之一。

二、治疗方法及适应证

1. 手足多汗症　可单纯用直流电治疗（阴极、阳极均可），亦可用抗胆碱能药物行电离子透入，一般需多次治疗方可使多汗症状得以缓解。

2. 局限性硬皮病　经阴极导入碘离子、透明质酸酶等，可使硬化的局部皮肤炎症消散和软化。

3. 慢性溃疡　溃疡处导入锌离子，同时利用直流电促进血液循环、增强细胞膜通透性的作用，促进溃疡面肉芽组织的形成。

4. 局部麻醉　患处在应用其他方法治疗时，将利多卡因等麻醉剂透入局部组织进行麻醉，可减轻患者痛苦。

5. 其他　如 Kaposi 肉瘤处导入硫酸长春碱、增生性瘢痕导入秋水仙碱、复发性单纯疱疹导入碘苷等，均有较好疗效。

三、注意事项

直流电及电离子透入疗法一般无明显不良反应，但治疗时电流不宜过强，并掌握好治疗时间，避免发生局部强电流刺激。

（赵　欣）

第五章

皮肤病的外科治疗

第一节　皮肤磨削术

一、概述

皮肤磨削术是医学美容换肤技术在临床上最为常用的一种方法，磨削术是对表皮和真皮浅层进行可控制的机械性磨削。磨削后的创面愈合时，皮肤表面的组织结构发生改变，真皮的胶原纤维和弹性纤维重新排布，残存的皮肤附属器（毛囊、皮脂腺、汗腺）上皮增生迅速形成新的表皮，原有的皮肤变得光滑、细腻，创面几乎不留有瘢痕。

二、适应证

1. 瘢痕、皮肤粗糙、皱纹等　如下所述。

（1）疾病、手术、外伤留下的线状、浅表性、凹凸不平的瘢痕。

（2）痤疮凹陷性瘢痕。

（3）水痘、天花的后遗瘢痕。

（4）面部粗大的毛孔或细小的皱纹。

2. 色素性皮肤病　如下所述。

（1）雀斑、雀斑样痣：磨削可以取得满意的效果，但有复发可能。术后避光非常重要，可减少复发。

（2）白癜风：对稳定期、局限性皮损结合药物，采用单纯皮肤磨削（面积小于 $2cm^2$）或磨削结合自身表皮移植（面积较大）治疗，治愈率可达 90% 以上。

（3）咖啡斑：大多数可取得良好效果，也有个别有复发现象。

（4）太田痣：磨削可使其褐色变淡，对于色素分布较深的不可能完全满意，磨削结合皮肤冷冻可提高疗效。

（5）文身：人工文身或是外伤性色素异常沉着，只要色素分布在皮肤内比较浅表，采用磨削术均可有良好的效果。

3. 其他皮肤病：脂溢性角化、毛发上皮瘤、表皮痣、汗孔角化症、汗管瘤、皮肤淀粉样变、毛囊角化病等疾病。另外，酒渣鼻和毛细血管扩张，采用皮肤磨削或磨削结合多刃刀切割治疗也有很好的效果。

三、禁忌证

（1）血友病或出血异常者。

（2）传染性肝炎活动期患者。

（3）情绪不稳定，对美容要求过高者。

（4）瘢痕疙瘩体质，尤其是好发部位应避免施术。

（5）瘢痕较大较深者。

（6）增生性瘢痕。

（7）萎缩性瘢痕。

（8）皮肤损害疑有恶变或已确诊为皮肤恶性肿瘤的患者。

（9）皮肤局部有明显感染者。

（10）半年内有放射治疗史，或有放射性皮炎者。

（11）着色性干皮病。

四、磨削手术方法

1. 砂纸磨削　采用各种规格的碳化硅砂纸，经消毒灭菌后，裹以纱布呈卷，对皮肤进行磨削。其优点：操作技术简单，使用安全，与动力靶驱动磨削相比更易于控制，特别是磨到困难的眼周部位，甚至到睑板缘和口唇的结合部，磨削边缘易于处理并使其柔和。

2. 金属刷磨削术　使用电动设备－金属刷通过固定的手柄而快速旋转。金属刷除去组织的破坏性小于锯齿轮，但比砂石钻的破坏性强。用电动机金属刷磨皮，手术者毫不费力，这个设备产生的转力矩需要医生牢固地控制。操作时，提高设备末端使之与皮肤呈一个角度，很像电动表面抛光机。

3. 磨头磨皮术　高速旋转磨削机以砂石或钻石磨头替代金属刷磨头，可以是“梨形”或“子弹头形”，适合于不同状态的瘢痕损害，较细小的适用于深瘢痕的底部及皮肤皱褶处。使用磨头磨皮时，手术中手的压力要比使用金属刷稍大一些。目前该法在临床上较广泛使用，磨削速度快，可适合于大面积操作，使用较简便。

4. 微晶磨削术　微晶磨削机的作用原理是利用经过真空密闭的机内系统引导，一方面经正压出口喷出微晶砂（三氧化二铝多棱晶体），另一方面又经过负压吸口将微晶砂及组织细胞碎片吸走。两个开口均在同一磨头手柄的顶端，喷出的微晶砂撞击凹凸不平的瘢痕皮肤，达到磨削皮肤的作用。微晶砂的砂流量及负压均可调控，使用十分方便。一般无须麻醉，由于此法磨削的深度较浅，常需要更多次磨削，但术中无明显出血，不影响正常工作，故目前临床上也较广泛使用。微晶磨削术常与磨头磨皮结合使用，作为磨头磨皮后期的精细磨削。

5. 激光磨削术　激光磨削的治疗机制为：①气化消除不平整的表皮层或部分真皮，可去除凹陷或非真增生性瘢痕及位于真皮浅层以上的皮损；②真皮胶原再生、重塑：激光产生的热对真皮的作用，使Ⅰ型胶原纤维在55～62℃时能迅速收缩，长度可缩小60%。这可使创面在愈合过程中，新生胶原以缩短的胶原纤维为支架，形成新的提紧的组织结构，达到修复光老化皮肤和皱纹的目的。

五、磨削的深度

Burks将磨削的深度分为4级：①Ⅰ级磨除表皮和真皮乳头层，术中表现为弥漫性渗血；②Ⅱ级磨除表皮和真皮上1/3，术中表现为针尖样出血；③Ⅲ级磨除表皮和真皮中上1/2，表现为颗粒状的出血；④Ⅳ级磨除表皮及真皮2/3厚度，表现为有广泛的较大出血点。一般磨削只限于Ⅰ～Ⅱ级，Ⅲ～Ⅳ级仅适合于局限性点磨，否则有可能出现瘢痕。

六、术后处理

（1）术后创面以庆大霉素生理盐水冲洗，涂以表皮生长因子液或直接敷以消毒的凡士林油纱布，外层采用7～8层的无菌细纱布加压包扎。微晶磨削创面处理，仅涂以抗生素凝胶或软膏即可。

（2）术后1～3天由于创面的血清渗出，外层纱布可能被浸湿，可更换外层纱布，但内层凡士林纱布不需处理。

（3）术后可口服抗生素3～5天，预防感染。

（4）术后5天左右去除外层敷料，内层凡士林纱布一般于10～14天自行脱落。

（5）3～6个月后可行第二次磨削。

（6）术后创面愈合后，皮面平滑、潮红，2 周后逐渐出现褐色色素沉着，一般在 2～6 个月后可恢复正常色泽，为了预防面部出现色素沉着，术后可服用大剂量维生素 C，每日 1.5～2.0g；同时，外用氢醌霜，避免日晒，外出时可使用防晒霜。

七、磨削方法的选择及注意事项

面部磨削需根据损害的部位、形态大小、范围及要求，选用不同的磨削方法。目前主要选择磨头磨削和微晶磨削。砂纸磨削和金属刷磨削，只偶尔在某种特定的情况下选择，如眼睑、口唇缘等，必要时可采用砂纸磨削，既准确又避免了磨头磨皮对周边器官的损伤，对于磨头的选择是先选用磨削较强的钢齿轮将皮肤表皮磨削，削平高起的组织，再以砂齿轮细磨。以后根据前期治疗效果情况，可于半年后进行第二次磨削。对于只需要细磨的可采用微晶磨削。

磨削的具体方式有平磨、斜磨、点磨、圈磨。磨削时从边缘开始向内移动，往返磨削，力度均匀，磨削深度以达到真皮乳头层为止。若达到网状层深度，术后多留有瘢痕。在眼、口周围磨削时，轮轴应与眼裂、口裂垂直，同时必须轻磨，以避免误伤。

八、并发症

1. 疼痛　多数患者术后无疼痛或仅有轻微疼痛，可给予一般的止痛剂。

2. 水肿　磨削后，有时会发生轻度水肿现象，一般 3～6 周可消失。

3. 皮肤发红　这是磨削后最先出现的并发症，其存在时间的长短因人而异，通常可在1～3 个月内消失。

4. 粟丘疹　常在术后 2～6 周发生，可用消毒的注射针头将其刺破，挤出内容物即可。

5. 切割伤　术中若不慎，磨头将皮肤切割损伤，应立即缝合，一般不留瘢痕。

6. 瘢痕化　磨削较深、达真皮深层时，可能会产生瘢痕，术中应严格掌握磨削深度。

7. 感染　发生率较低，主要是创面污染过重及术后处理不当引起。

8. 色素沉着　发生率 90% 以上，因人而异，是暂时性的，一般在术后 3～6 个月即可慢慢消退。防晒和服用维生素 C 有减轻色素的作用。

在实施皮肤磨削术时，应避免留有瘢痕。术后患处发红及色素沉着是受术者较大的思想负担，为解决这一问题，可试验性地先磨削病变的一部分，观察3～6 个月后再做较大范围的磨削。

（吉木斯）

第二节　脱毛术

脱毛（depilation）是将体表不雅观的毛发暂时或永久去除。传统的方法有剃除、拔除、蜡脱、黏除和用化学试剂脱去等，这些都是暂时性的脱毛方法。阻止毛发再生的关键是破坏毛发的毛乳头和毛球。用激光等高科技设备脱毛的效果永久，治疗时的痛觉也明显减少；因为这些设备都是有选择性地破坏毛囊，而不影响或很少影响其周围的组织。

一、适应证

主要用于局限性多毛症、女性面部、须部、腋部、四肢等部位体毛过多而影响美观者，激光脱毛对那些毛发黑而粗者效果相对较好。由内分泌异常、药物等引起的全身性多毛症或毛发很细而颜色很淡的体毛不适合做激光脱毛。瘢痕体质和易出现色素沉着者，是激光脱毛的禁忌证。

二、脱毛方法

1. 剃除法　是最常用而方便的脱毛方法。优点：可以自己操作完成。缺点：只是暂时将皮肤表面外的毛发剃除，毛根仍完好无损，所以 1～2 周后毛发又可再生。

2. 机械拔除法 可用镊子拔除或用石蜡或胶布等黏除。拔毛的缺点是只拔除毛干和毛根，而毛囊和毛母质仍保留，数周后毛发再生，是暂时性脱毛。

3. 化学脱毛 用某些化学物质破坏毛干和毛囊之间的连接，使毛发脱落。优点：可自己完成。缺点：脱毛剂对皮肤可能有刺激或引起过敏。因毛囊和毛母质未破坏，毛发在数周后再生，也是暂时性脱毛。

4. 电解脱毛 将针刺入毛囊深处，通电后将其破坏。需根据毛发生长方向和深浅逐根治疗，对操作技术有一定要求，成功率和效率均较低，需多次治疗且疼痛明显。可引起毛囊炎或瘢痕。

5. 激光脱毛 原理是一定纳米波长的激光可穿过表皮并进入到真皮内，选择性地被毛发和毛囊中的黑色素颗粒吸收，产生光热效应，毛发内的热能可向周围传导，将毛囊及干细胞等彻底破坏，产生永久性脱毛。而毛囊周围正常组织因不含黑色素颗粒，不吸收这种激光，因而受影响很小，一般不会造成瘢痕。接触式冷却激光头紧贴皮肤，使局部表皮冷却至5℃，既有效地保护了正常皮肤不受热损伤，减轻疼痛，又可增加治疗能量，提高疗效。

（吉木斯）

第三节 毛发移植术

良好的头发是一个人健康、年轻和有活力的象征，秃发常给患者带来一定的形象损害以及较大的精神压力，所以其治疗愿望迫切。秃发可由多种原因引起，但毛发移植术的对象主要是雄激素性秃发（男性型秃发）、瘢痕性秃发和头皮缺损等。

毛发移植的常用方法有皮瓣修复、组织扩张器修复和游离的毛发移植术。前两种方法目前主要用于头皮缺损或瘢痕性秃发的修复，已很少用于男性型秃发的治疗。而游离毛发移植目前主要应用于男性型秃发的治疗以及其他相应情况。关于皮瓣修复和皮肤组织扩张器修复的原则与其他部位的组织修复基本相同，但特别要提出的是，组织控制器在头部的扩张效果是最佳的，也是头部瘢痕性秃发的常用手术方法。本节将着重介绍游离的毛发移植术。

一、适应证

各种类型的脱发和眉毛、睫毛（尤其是上睑睫毛）或胡须的缺损，均可进行毛发移植。对于男性型秃发的局部治疗，也是毛发移植的主要适应证。当然，对其他（如不完全性瘢痕性秃发或眉毛缺失等）患者也是很适合的。

二、禁忌证

（1）对原因不清、非永久性斑状秃发，多可通过药物治疗，无须进行毛发移植。

（2）对于感染性疾病，如真菌感染所致头癣的秃发，首先应治疗原发疾病，对那些治疗后所留下的永久性秃发，方可考虑毛发移植。

（3）受区有感染存在或局部血供不佳，不宜进行毛发移植。

三、供区的选择

一般多选择在后枕部和部分顶部，尤其以靠近发际处为佳，此处毛囊对雄激素不敏感，移植后成活率高，不再脱落。切取头皮片时应注意毛流方向，避免切取时损伤毛囊，切取后创面直接缝合，瘢痕在发际内多不明显。眉毛缺损面积不大者，可用同侧眉毛皮下蒂皮瓣，或取对侧眉全厚皮片修复。睫毛缺损适宜用眉毛或全厚皮片修复。

四、手术方法

1. 移植物的制备 切取的头皮皮片，如准备以皮条移植时，应仔细修剪皮片，去除过厚的脂肪和毛囊球之间的脂肪，注意勿损伤毛囊，处理完毕，置生理盐水纱布中以备用。如为簇状毛发移植，则将皮片切成小片，修剪形成以1～3根毛囊为一毛囊单位的小皮片，每一单位均含有皮脂腺、立毛肌、毛囊周围血管神经丛。修剪时为了方便操作及准确，可配戴手术放大镜，以避免操作损伤毛囊，这一过程通常较费时间。

2. 移植的方法　如下所述。

（1）游离移植法：将已修剪好带有毛囊的游离移植片置于受区创面上，并间断缝合，以不损伤毛囊为原则，并适当加压、敷料包扎固定，术后9天拆线。

对于秃发范围较广、不适合游离皮片移植时，可用环钻簇植法，其方法与种稻插秧相似，用环钻在秃发区间隔打孔，然后植以用环钻切取的同样大小的带毛囊的移植片，环钻取毛囊时应注意需顺毛发方向，以免损伤毛囊，术后供区拉拢缝合，受区用纱布轻轻加压包扎，1周以后去除敷料。

（2）带蒂移植法：带蒂移植法植毛是将头皮分一部分至秃发区。常用的方法有局部旋转、推进或易位，可用单蒂皮瓣也可用双蒂皮瓣，常用于女性头发移植，而不适于蓄短发且秃发面积较大的男性。对于眉毛缺失的修复，可用带颞浅血管蒂的岛状头皮移植，男性多用于颞浅动脉后支支配的头皮，而女性用颞浅动脉前支支配的所含毛发稀疏的头皮。

（3）吻合血管的游离移植法：可以用吻合血管的头皮游离移植法来修复头皮秃发，优点是可以减少手术次数，缩短治疗总时间。但由于此方法操作复杂，手术要求高，适应证甚少，而并发症较易发生，故很少为临床采用。

五、注意事项

1. 患者的选择　首先符合毛发移植术的适应证，且秃发达到一定程度而影响发型外观，并有治疗要求者。对手术疗效存在不切实际幻想的患者不应作为手术对象。

2. 移植区的确定　前额部位的毛发移植常需优先考虑，因为这比较影响患者的面部轮廓，移植后可迅速改善患者的形象。其他部位可根据需求有计划地进行移植。

3. 多次手术问题　毛发移植一般都需要多次（2～4次）手术，每次手术间隔时间约3个月，首次手术所获的毛发密度较稀，最后可经多次手术以达到患者的要求。

（吉木斯）

第四节　化学剥脱术

化学剥脱术（chemical peeling）是用腐蚀性药物涂于皮肤表面，使皮肤浅层发生角蛋白凝固变性，细胞坏死，皮肤剥脱，待表皮剥脱或表皮坏死结痂脱落，色素性损害或老化皮肤也随之消失，临床上主要用于去除某些浅表皮肤病变和面部衰老而产生的细小皱纹，该法也常被人们称为“化学换肤术”。

常用化学剥脱剂多为酸性物质，其腐蚀强度不完全相同，临床应用时应注意，目前主要应用的种类如下。

1. 浅表性剥脱剂　10%～25%三氯脂酸、果酸，其剥脱深度可达真皮乳头浅层。

2. 中度剥脱剂　主要有88%石碳酸，35%～50%三氯脂酸，剥脱深度达真皮网状层浅部。

3. 深度剥脱剂　主要有Baker的处方：88%石碳酸3ml，巴豆油2滴，蒸馏水2ml，皂液8滴。

一、适应证和禁忌证

1. 适应证　化学剥脱术在临床上主要用来治疗角化性疾病、色素异常症、浅表瘢痕及皮肤细小皱纹，如雀斑、雀斑样痣、黄褐斑、粉尘染色、疣状痣、睑黄瘤、汗管瘤、痤疮小瘢痕、颜面细小皱纹、皮肤日光性角化、鱼鳞病、炎症后色素沉着等。

2. 禁忌证　有严重心、肝、肾肾疾病者，精神异常，瘢痕体质，局部皮肤有感染者，光敏性皮肤者，从事光较多的职业者。本法仅对细小皱纹有效，较重的皮肤老化皱纹仍需美容整形和外科手术治疗。施术前要向患者详细说明，以免因期望过高而产生不满。近期进行过整容术或皮肤磨削术者均不适合施行本术。文献记载，大多数黄种人因术后色素沉着明显而不适宜用本法治疗。

二、操作方法

1. 剥脱剂选择　根据皮损的情况选择适合于不同深度的剥脱剂及药液浓度，有肾疾病及肾功能损害者应禁止使用石碳酸及苯酚制剂，因药效可经皮肤吸收对肾有严重影响。

2. 术前处理　为了将面部的脂类全部除去，在抹药前应先用肥皂清洗，再用乙醚擦洗皮肤，75%乙醇常规消毒术区。

3. 麻醉　一般手术无须麻醉，可于手术前30分钟使用一些镇痛、镇静药物或皮肤表面麻醉制剂，如利多卡因凝胶。

4. 手术方法　用棉签蘸上药液，均匀涂于皮损处或整个面部，注意防止药液流入眼、唇、鼻孔及毛发内，使皮肤变为霜白色为止，此时可伴有灼热感，可采用风扇吹向术区以降温。如果采用果酸治疗，可用4%碳酸氢钠缓冲液加以中和并反复喷洒，以减轻灼热及疼痛感，术中如药液过多可及时用消毒棉球吸除。术后1小时后局部形成褐色结痂，经10天左右，痂皮逐渐脱落，新生表皮形成，损害随之消失。治疗不彻底者可于1~2个月后再次治疗，一般可连续进行2~3次。

三、注意事项

1. 术时　施术者操作时一定要准确规范、涂抹均匀，并严格控制涂敷时间，防止药液潴留而产生腐蚀剥脱过深引起灼伤。如不慎将药液渗入眼中，应立即用生理盐水冲洗干净，并滴眼药水加以保护。

2. 术后　术后2周，创面痂皮自行脱落愈合后方可洗脸。4周后可进行普通化妆。

3. 色素沉着　色素沉着是术后最大的问题，6个月内应避免阳光直接照射，可适当外用防晒霜。

4. 粟丘疹形成　术后部分受术者可出现粟丘疹，可能是由于毛囊皮脂腺口闭塞造成的，可由医护人员以痤疮挤压器或针挑除后，外搽抗生素制剂即可。

5. 瘢痕形成　术后出现瘢痕常见于瘢痕素质者及术中、术后操作不当，其药液腐蚀的深度控制精确不够准确。

化学剥脱术是一种医疗行为，所以必须由医务人员操作。另外，其药液腐蚀的深度很难精确控制，术后色素沉着常常难以避免，因此有必要使受术者和施术者都认识到这种方法目前仍有许多不可控制性，存在一定风险，选择该法需特别谨慎。

（吉木斯）

第五节　皮肤软组织扩张器的应用

皮肤软组织扩张术常应用皮肤软组织扩张器（skin soft tissue expander），经手术埋置于正常皮肤软组织下，通过定期向扩张器囊内注入液体，使扩张囊不断扩张膨胀，从而使其表面的皮肤软组织也随之逐渐地被扩张伸展，产生“额外”的皮肤与皮下组织，用于修复皮肤软组织缺损，或器官再造，或形成一定的腔隙以适应自体组织及组织代用品的充填、置入。

由于皮肤软组织扩张术能提供与缺损区组织色泽、质地、厚度相似的充裕皮肤，既可修复组织缺损，又不产生新的供区瘢痕，且有正常的神经分布其中，因此这项技术得以迅速发展。张涤生教授于1985年将这一技术引进国内并用于临床。这是近年来在皮肤外科领域开展的一项新技术。

一、皮肤软组织扩张器的构造与类型

皮肤软组织扩张器由对机体无害的医用硅橡胶制成，分为可控制型和自行膨胀型两类。

（一）可控制型扩张器

可控制型扩张器（controlled soft tissue expander）临床常用，主要由扩张囊、连接导管和注射壶三部分组成。优点是可根据需要控制扩张量和扩张时间。

1. 扩张囊（bag 或 envelope） 是扩张器的主体部分，主要功能是接受充注液，完成对皮肤软组织的扩张。囊壁具有较好的伸缩性和密闭性，有较强的抗撕拉和抗爆破能力，可接受额定容量数倍以上的注液量的扩张。按形状和容量可分为多种规格。常见的有圆形、方形、肾形、长方形及特殊类型（指为特殊部位、特殊需要而设计的扩张器），容量 30～500ml 不等。

2. 注射壶（injection reservoir） 又称注射阀门，是接受穿刺并由此向扩张囊内注射扩张液的主要部件。有半球状、乳头状、圆盘状等。直径 1.0～2.0cm，厚 0.7～1.7cm。由穿刺阀门顶盖、底盘、防刺穿的不锈钢片或硬塑片，以及特殊的防渗漏装置等组成。壶内有特制的单向或双向活瓣。

3. 连接导管 即连接注射壶和扩张囊之间的硅胶管。直径 2.0～3.5，长度 5.0～15cm。管壁有一定厚度，不易被压瘪、扭曲或折叠。

（二）自行膨胀型扩张器

自行膨胀型扩张器（self－inflating soft tissue expander）采用具有半渗透膜性的密闭硅胶膜囊，内含有一定量的高渗盐水，利用囊壁内外的渗透压差，使扩张囊自行扩张。该型扩张器没有注射壶及导管装置，埋置后，由于体内组织液渗透压远低于囊内，通过扩张囊的半透膜作用，囊外的组织液慢慢地渗透到囊内，随着时间的延长，扩张囊逐渐充盈、膨胀，达到自行扩张的目的。优点是不需要定期向囊内注液，操作方便；缺点是扩张的速度及时间不易控制。另外，一旦扩张囊密闭性遭到破坏，囊内的高渗盐水渗漏到组织间，可导致周围组织的坏死，目前临床上很少使用。

二、使用方法

（一）术前一般准备

（1）了解患者的要求及目的，制定完善的治疗计划。

（2）完善必要的检查和医学摄影。

（3）备皮：对有残留创面或慢性炎症病灶者术前应给予敏感抗生素治疗。

（4）备血：对儿童及埋置 2 个以上扩张器者，因手术区域多，范围广，失血可能较多，应配血备用，按每个扩张区失血 100～150ml 估算准备。

（5）术前 1 日晚一般应用镇静、安眠药，对凝血机制较差者，术前应给予维生素 K、酚磺乙胺等药物。

（二）扩张器置入前准备

1. 扩张区域的选择与设计 原则上应选与修复缺损区相邻近的部位，使供区与受区皮肤色泽、质地相近似。严禁选择可能损伤重要组织器官或影响功能的区域。

2. 扩张器的选择 根据需要修复缺损区的位置、范围、面积以及周围组织提供扩张区的条件，选择适宜的扩张器。如头部多选用椭圆形、肾形扩张器，四肢多选用长方形扩张器等。

3. 扩张容量的计算 依据缺损区域的面积大小和可行扩张的情况决定，如头皮区可按每 1.0cm^2 缺损面积需 3.0～3.5ml 扩张容量计算。但在颈部、腹部等深层有软组织的区域，由于扩张器扩张时除向外扩张外，尚有部分向内扩张，按 1.0cm^2 缺损面积需 4.0～5.0ml 扩张容量计算。

在扩张组织转移之前，一般要求其面积应为缺损区的 2 倍以上，或大于扩张器基底与缺损面积之和；也可按 2 ∶ 1 基本面积规则：即在扩张前先按常规画出用于修复的组织瓣面积，扩张达到画出的组织瓣面积的 2 倍时进行转移手术。各种文献报道的数学公式精确计算法与临床实际应用差距很大，一般较少应用。

三、禁忌证

（1）全身或局部有化脓性感染、皮疹患者。

（2）有出血性疾病或有出血倾向、凝血机制障碍者。

（3）严重肝、肾功能不全，或其他内脏器官功能严重代偿不全者。

（4）恶性肿瘤，或良性肿瘤、溃疡疑有恶变者。精神异常，或儿童（尤其是3岁以下的婴幼儿）等不能配合治疗者。特殊感染（如梅毒、麻风、结核、深部真菌病等）尚未治愈者。

四、手术方法

除术中即时扩张修复外，皮肤软组织扩张术一般需分两期进行。一期手术为扩张器的置入，二期手术为扩张器的取出、扩张后皮瓣形成、病变部位的切除及缺损的修复，两期手术之间为扩张器的注射扩张期。

（一）埋置扩张器

以亚甲蓝标绘出扩张区域和剥离范围，剥离范围一般略大于扩张囊基底面积，并标出切口线及注射壶埋置部位。切口位置应相对隐蔽，且便于操作，多选在扩张区域与修复区域交界处，或在皮损边缘，或置于二期手术时即将形成皮瓣的游离缘，与第二期切口基本一致，绝不可在皮瓣的蒂部。扩张器埋置的深度可视供区条件及受区需要而定。一般头皮扩张时应置于帽状健膜深层；颈部可置于颈阔肌浅层或深层；耳郭再造时则仅埋置于皮下。注射壶多埋置在皮下较浅的部位，也可外置。

埋置腔隙的剥离是一期手术的关键。术者要了解局部的解剖层次、组织结构及主要血管神经的分布情况。剥离时一般采用潜行钝性分离，操作要轻柔，层次要清楚。分离过程中，术者可将左手放在拟剥离处皮肤表面，右手持剪刀进行分离，靠触摸感觉判断并指导分高层次的深浅，沿途止血要彻底。剥离腔隙要足够大，一般要超过标记扩张囊周边1cm左右，以便于置入的扩张器囊展平，否则将影响扩张效果，并可因扩张囊折叠形成锐角刺破皮肤，致扩张囊外露。扩张囊置入时不可用锐器夹持扩张器。

注射壶若埋置皮下，可在扩张囊周围适当的部位分离出一个较小的腔隙放置注射壶，不可过大，以免注射壶置入后易致滑出。注射壶与扩张囊之间必须有一定距离，以利于以后注液的操作，若距离太近，穿刺注液时容易误伤扩张囊。放置时注射壶穿刺面应朝向皮面，切勿放反，连接导管勿成角折叠或锐性扭转，以免影响注液。

术中可向扩张器内注入一定量（额定容量的10%～20%）的生理盐水，可起一定的扩张器展平、压迫止血作用。缝合前在腔隙深部放置负压引流管，以防腔隙积血，切口要分层缝合，以防扩张囊从切口突出，缝合时可将皮下、皮肤缝合线留置，一并打结，以避免刺伤扩张囊和导管。

（二）注液扩张

1. 常规扩张　术后5～7天开始注液扩张，1次/2～3d。每次注入量视扩张囊大小和扩张部位而定，皮肤张力较大或深部有重要器官（如颈部）部位，一次注入量不可过多。一般每次注入扩张器额定容量的10%～15%。平均所需扩张时间为6～8周，液体总量可达扩张器规格容积的2倍。优点是扩张效果确切，皮肤回缩率低；缺点是扩张时间长。

2. 其他　除了常规扩张还有术中即时扩张、间隔快速扩张、连续快速扩张、亚速扩张等。

扩张液多选用生理盐水。为预防感染、缓解扩张时产生的胀痛、减轻扩张囊壁周围的瘢痕包膜增生，可加入有效浓度的抗生素、地塞米松、利多卡因等药。

注液扩张前先扪及并确定注射壶位置，消毒后，持4.5针头注射器垂直准确刺入注射壶，到有抵触感的防穿刺钢片为止，缓慢推注扩张液。每次注入量不可过多，皮肤张力不能过大。扩张囊内压以不超过5.3kPa为宜。如出现注液后局部皮肤张力过大、苍白、无充血反应，停止注液5分钟左右仍不恢复者，则要通过注射壶抽出适量的液体以利减压，缓解上述症状。

（三）二期手术

当皮肤软组织扩张达到预期目的、常规“养皮”后（养皮指达到预期扩张目的后，停止扩张并维持2周时间，以改善皮瓣局部循环、皮瓣充分延展、减少皮瓣回缩，增加皮瓣组织量），即可以施行第二期手术：取出扩张器、利用扩张后皮肤形成的皮瓣对受区及供区同时进行修复。应遵循先形成皮瓣、后处理缺损区的原则，以避免扩张面积的不足。

常见的皮瓣有滑行推进皮瓣、旋转皮瓣、易位皮瓣。其他类型的皮瓣还有：以扩张后皮肤组织包含知名血管在内并沿其轴线设计形成的轴型皮瓣；以轴型皮瓣（又称皮管）携带形成的远位扩张皮瓣；以扩张后形成皮下蒂的岛状皮瓣等。

五、术后处理

（1）一期术后需放置负压引流并保持通畅，并观察记录引流量及引出液体情况。一般术后 1 ~3 天渗血明显减少或停止时去除。

（2）一期术后 7 ~10 天拆线后开始注液扩张。

（3）注意皮肤的保护，防止注射壶等处包扎过紧引起血液供应障碍或活动时磨破。注液后如发现局部皮肤过度紧张、苍白持续不退等缺血现象，或胀痛持续不减，应回抽液体减压，至皮肤表面血管充盈反应恢复为止，以免发生血液供应障碍。

（4）扩张过程中一旦发现皮肤坏死和扩张囊外露、破损等情况，应停止扩张，必要时取出扩张器，提前进行二期修复手术。

（5）二期手术后的处理与一般皮瓣转移后的处理相同，可酌情放置负压引流管或引流条。注意观察皮瓣血供情况，防止皮瓣蒂部受压等。

六、并发症及防治

皮肤软组织扩张术自引入皮肤外科领域以来，日益受到关注和推广应用，成为皮肤外科的又一强有力的治疗手段。但也存在着或多或少的并发症，其发生率约 10% ~40%，各部位不尽相同。并发症的发生与术者操作熟练程度、患者的素质及扩张器的质量等有关。

常见的并发症及防治措施如下。

（一）血肿

血肿是早期常见的并发症，大多发生在一期手术后 72 小时以内，以面颈部发生率较高，表现为术区肿胀、疼痛、皮肤发紧。

1. 原因　①解剖层次不清，术中损伤了较多的穿支血管而止血又不彻底；②切口过小，盲视下操作，出血点未被发现，未能彻底止血，或仅靠压迫止血；③引流不畅或未放置引流；④术后加压包扎不牢固；⑤全身有出血倾向。

2. 防治　关键措施是术中止血彻底和术后引流充分。

（二）感染

感染多指一期术后组织扩张过程中的感染。可为原发性，也可为继发于血肿、扩张器外露后。表现为扩张区红、肿、热、痛，全身发热，白细胞计数升高等。也见于二期手术皮瓣转移术后皮瓣血液供应障碍、坏死后继发感染。

1. 原因　①术前术区有毛囊炎、痤疮等感染病灶；②术中无菌操作不严格；③切口处愈合不良、感染并向内扩散；④扩张囊或注射壶处表面皮肤破溃、感染并向内扩散；⑤注射扩张液操作时消毒不严格。

2. 防治　术前彻底清洗术区，术中严格无菌操作，尽可能不采用注射壶外置的方法。若已发生感染而上述措施无效，应及时切开引流或取出扩张器，待感染治愈后再考虑下一步治疗。

（三）扩张器外露

扩张器外露是比较常见且最为严重的并发症，防治措施包括：①切口尽量选择在与病损保持一定距离的正常部位；②剥离层次不可深浅不一，不可强力牵拉皮瓣边缘，以免日后出现破溃或表皮破损，剥离腔隙要充分，以利于扩张囊埋置时能舒展平整；③缝合时先将皮瓣与切口下深部组织缝合，以保证扩张囊不发生移位，如未能阻止扩张囊移位到切口下，须延缓首次注液时间及减少注液量；④一旦出现外露，应取出扩张器，抽出囊内液体，扩大剥离腔隙后再次回置，重新缝合，多可望取得预期效果。若外露并发感染或由于感染而破溃，则应取出扩张器，于 3 个月后再考虑手术。

（四）扩张囊不扩张

扩张囊不扩张指扩张器置入后，注液时不扩张或出现渗漏无法继续进行扩张者。

1. 原因 ①扩张器注射壶密封性不好，或经注射针反复穿刺后，在囊内压增高时出现渗漏；导管与扩张囊或注射壶交接处胶粘不牢；扩张囊厚薄不一或接缝处薄弱易破。②操作过程中扩张器被刺伤。③扩张器导管呈直角折叠或交叉受压无法完成注液扩张操作。④扩张囊周围纤维包膜增生而限制扩张。

2. 防治 ①选用优质扩张器，做好术前、术中检查，发现可疑立即更换；扩张器尽量不重复使用。②操作要认真仔细，避免损坏扩张器。③发现扩张器已不能扩张或渗漏破坏时，应立即再次手术更换扩张器。④应用药物或增加扩张速度，以减少纤维包膜的形成。

（五）皮瓣坏死

皮瓣坏死常见于二期手术皮瓣转移后，也可发生在扩张过程中的扩张部位。

1. 原因 ①一期手术分离腔隙时，层次掌握不当或操作中损伤了皮瓣的主要血管；②扩张器埋置过浅或扩张器在腔隙内折叠扭转；③皮瓣转移时，设计长宽比例过大，转移后有较大的张力，或皮瓣蒂部扭转；④皮瓣远端携带未扩张组织过多。

2. 防治 ①一期形成埋置腔隙时，分离层次要准确，腔隙要足够大，尽量选用不带棱角的扩张器；②遵循皮瓣设计的一般原则和皮瓣切取中的无创伤操作原则；③皮瓣远端携带的未扩张皮瓣仅能在1.0cm的比例范围内，一般应在0.5cm以内。

（六）排斥反应

皮肤软组织扩张术极少发生排斥反应。手术后局部持续红、肿、发热，但无疼痛。负压引流管有大量的浆液性液体流出时，应停止扩张，将扩张器取出。

（七）注射壶找不到

常发生在扩张囊与注射壶距离过近，扩张后皮肤隆起导致注射壶位置、方向变化所致。若扩张目的未达到，可在X线透视下继续注射扩张；反之，可施行局部手术，将注射壶外置。

还有局部疼痛、局部水肿、神经暂时性麻痹、骨吸收、暂时性秃发、皮肤萎缩纹等各种不同的并发症。治疗时应针对各自不同的发生原因，采取必要的措施。原则上能维持扩张的应继续扩张，尽量减小对手术效果的影响。

（吉木斯）

第六节 匙刮术

匙刮术（spoon scraping）是利用大小不同的刮匙破坏和刮除皮肤病变组织的一种治疗方法。此法简便易行，适用于浅表组织的治疗，愈后一般不留瘢痕。临床上也可以与其他手术方式相结合应用，如切开加搔刮、搔刮加电灼等。

一、适应证

适应证包括：各种疣、化脓性肉芽肿、外伤性囊肿、皮脂性囊肿、脂溢性角化、甲下血管球瘤、角化棘皮瘤、肛瘘及慢性炎症窦道、腋臭等。

二、禁忌证

恶性黑色素瘤及病变已有恶性变倾向的皮肤损害。面部皮损深度超过真皮网状层一般不宜采用匙刮术，否则将会形成瘢痕。

三、术后处理

小的创面可以直接涂以抗生素软膏，暴露，保持干燥即可，大的创面用凡士林油纱及敷料包扎，深度开放性的创面应充分引流。刮除后创面愈合前不可弄湿，以防止继发感染。大的创面术后隔日更换敷料至干燥，保留内层凡士林油纱，直到伤口愈合油纱自行脱落。

（张雁来）

第七节 腋臭手术

一、外科手术

1. 适应证 如下所述。

（1）18 周岁以上已发育成熟男女。

（2）无活动性肺结核，无腋下淋巴结肿大。

（3）无湿疹或局部化脓性感染。

（4）血常规、出凝血时间在正常范围。

2. 手术方法 如下所述。

（1）局部皮肤切除术：在局部麻醉下，将腋毛分布区皮肤切除，切缘直接缝合。此方法疗效确切，但缝合时皮肤张力大，瘢痕明显，部分患者瘢痕有挛缩现象，影响美观及功能。此方法是最初的手术方式，不符合美容要求，目前不常用。

（2）局部皮肤切除、修剪、"Z"形皮瓣缝合术：局部麻醉下，将腋毛分布区中央皮肤部分切除，同时修剪去周边未切除腋毛分布区的皮下组织及毛囊，作 1～2 对辅助切口，"Z"形缝合。此方法疗效确切，缝合时皮肤张力较小，但瘢痕仍较明显。腋毛分布区面积较大的少数患者瘢痕有挛缩现象，影响美观及功能。

（3）小切口匙刮术：在腋毛分布区后缘作约 3.0cm 长的"W"形切口，或于腋中线作顺皮纹切口。在皮下浅层用柳叶刀分离皮肤，范围为腋毛分布区外缘 0.5cm，用刮匙刮除附着于皮瓣的脂肪、汗腺及毛囊等组织，术毕皮瓣呈淡紫红色。术后缝合切口，置橡皮条引流，加压包扎，24～48 小时拔除皮片，继续加压包扎，7～9 天拆线。此法技术要求高，既要去除皮瓣的脂肪、汗腺及毛囊等组织，又不能过度破坏皮瓣，效果尚好，术后瘢痕也较小，但由于破坏皮瓣的营养血管，部分患者术后有皮瓣血供不良、坏死等并发症，目前已被小切口修剪术替代。

（4）小切口修剪术：在腋毛分布区后缘作约 3.0cm 长的"W"形切口，或于腋中线作顺皮纹切口；在皮下浅层用柳叶刀分离皮肤，范围为腋毛分布区外缘 0.5cm，手指翻开皮瓣；修剪去附着于皮瓣的脂肪、汗腺及毛囊等组织，不易修剪处可用刮匙刮除。术后缝合切口，置橡皮条引流，加压包扎，24～48 小时拔除皮片，继续加压包扎，10～12 天拆线。此法技术要求高，操作复杂，但由于是在直视条件下手术，效果肯定，术后瘢痕也较小，目前较常用。

（5）抽吸术：将肿胀液（配方见吸脂术）注入腋毛分布区至皮肤呈白色，待疼痛消失后在皮肤边缘用穿刺针穿 1～3 个小孔，将细的吸管插入皮下脂肪浅层，通过负压均匀地将腋毛分布区及外缘 0.5cm 内脆化的脂肪、汗腺等组织吸出体外，术后加压包扎。此方法简单并易于操作，瘢痕小，但应注意抽吸过浅易伤及皮肤，过深则伤及深部组织。另外，抽吸应均匀、彻底，以免脂肪、汗腺等残留。缺点是不易抽吸彻底。

3. 注意事项及术后处理 如下所述。

（1）手术分离范围要超出腋毛区范围外缘 0.5cm 以上，修剪、刮除皮瓣内面脂肪层时要彻底。

（2）腋窝三角区内有腋动脉、腋静脉、臂丛神经等重要组织，故手术不宜过深，以免造成损伤。

（3）术后腋窝部敷料用肩关节"8"字绷带加压包扎、制动，以利于固定和伤口的愈合。

（4）注意防止伤口污染及感染，可给予抗生素 3～5 天。

（5）术后 10～14 天拆线。

二、激光治疗

以毛囊口为标志，将激光束对准毛囊口，利用激光的热能使组织蛋白凝固，破坏毛囊、大汗腺及其导管等组织。优点是操作简单、不良反应小，缺点是治疗不彻底，毛囊口常留有点状瘢痕。

三、高频电针

在局部麻醉下，以毛囊口为标志，将细的针状电极沿毛干方向由毛囊口插入约3.0mm，通电1～3秒（视电流大小而定），利用高频电在组织中产生的热能使组织蛋白凝固，破坏毛囊、大汗腺及其导管等组织。优、缺点同激光治疗。

激光、高频电针方法作为手术后残留部分的补充治疗较妥。

（张雁来）

第八节　足病修治术

足病修治术主要是指采用手术剪、刀、铲、刮匙及锉等器械对足部病变进行修治的疗法。修脚疗法在我国民间流传久远，是广大群众所熟悉和欢迎的治疗足部皮肤病的一种方法。

主要适应证包括鸡眼、胼胝、跖疣、甲癣、嵌甲症、手足深度皲裂、掌跖角化病和神经性溃疡。

主要治疗方法包括匙刮、削除、拔甲、磨削、电灼或激光、化学剥脱等。

（张雁来）

第九节　皮肤移植

一、皮肤移植的分类

皮肤移植是指把人体或动物的皮肤从其原来生长的部位移植到另一个部位或机体。被移植的皮肤叫作移植体，供给组织的机体称为供体，接受移植的机体称为受体，常见的皮肤移植分类主要有以下几种。

按遗传学分类可分为自体移植、双生移植、同种移植和异体移植。

按移植方法分类可分为游离移植、带蒂移植和吻合移植。

二、皮肤的游离移植

皮肤的游离移植就是通常讲的植皮，是皮肤外科治疗中的一种主要的治疗手段，如各种外伤、烧伤、肿瘤切除等遗留的各种创面，需皮肤的游离移植，才能恢复体表的完整。皮片的游离移植通常分刃厚皮片、中厚皮片（又分薄中厚、一般中厚、厚中厚）、全厚皮片和含真皮下血管网的皮片移植。

（一）手术方法

皮肤移植有取皮与植皮两个过程。皮片切取的常用方法有徒手取皮和器械取皮两种。

1. 取皮　如下所述。

（1）徒手取皮：一般是指所取面积不大的皮片，主要有表皮皮片、中厚、全厚及含真皮下血管网皮片的切取。

（2）器械取皮：常用的器械有滚轴式取皮刀、鼓式取皮机和电动取皮机，此三种器械取皮的厚度可调节，切取表层皮片或中厚皮片。

2. 植皮　临床常用的方法为缝线包扎法，又叫打包法、缝扎法等。如中厚、全厚或含真皮下血管网皮片的移植用于溃疡、外伤或肿瘤切除后的创面时，首先彻底止血后把整张皮片按受区形状大小贴紧创面，在皮片四周缝合固定几针；然后，间断缝合皮肤，预留长线。缝合完毕后，用庆大霉素生理盐水冲洗皮片下腔隙，清除残留的积血、积液，压迫挤出冲洗液，皮片上敷一层油纱后，其上放置大小不等的条纱或碎纱布。周围长线给予对应加压包扎，周边先用凡士林纱布缠绕一圈，然后再加压包扎。若受压部位位于颈、四肢、关节，则需给予石膏固定，以防活动引起皮片移位，影响成活。

3. 术后处理　如下所述。

（1）抗生素和镇静止痛剂的应用以及补充营养等，与一般手术相同。

（2）植皮区应抬高，保持回流通畅，以防止水肿。

（3）无菌创面植皮后，如无局部疼痛、渗出及异味，一般于10~14天首次更换敷料，观察皮片生长情况。成活者色红润。如有血肿、水疱等，应拆除缝线予以引流。

植皮后如有体温升高、白细胞计数增多、伤口剧痛、局部腐臭、淋巴结肿大等感染症状时，应立即松解绷带进行检查。确有感染时应立即引流，常规换药，严密观察皮片生长情况。

（4）供皮区术后1~2天，如有渗出应及时更换外层敷料，至创面干燥后再去除外层敷料，暴露油纱覆盖的创面。一般在2周创面自行愈合。

（二）手术的主要类型及适应证

1. 刃厚皮片移植术适应证　如下所述。

（1）肉芽创面，如下肢溃疡、大隐静脉及天疱疮形成的肉芽创面等。

（2）非功能及面部的大面积皮肤缺损，如大面积烧伤后的植皮等。

（3）用于修复口腔、鼻腔、阴道部位创面，作为黏膜的替代物。

2. 中厚皮片移植术适应证　如下所述。

（1）面、颈、手、足、关节部位，瘢痕挛缩的畸形修复。

（2）头部大面积的撕脱伤。

（3）体表巨大肿瘤切除后软组织缺损的修复。

（4）新鲜肉芽创面的覆盖。

（5）三度烧伤后早期的切痂植皮术。

3. 全厚皮片移植术适应证　如下所述。

（1）足底、面部、手掌、颈部皮肤缺损的修复。

（2）关节功能部位挛缩瘢痕松解后创面修复。

（3）阴道再造。

（4）利用带毛囊的全厚头皮修复眉缺损。

4. 含真皮下血管网皮片植皮术适应证　如下所述。

（1）额、颈、手、足部位皮肤缺损的修复，如颜面部的色素痣、基底细胞瘤，鳞状细胞癌、毛细血管瘤等。

（2）关节功能部位皮肤缺损的修复，如四肢部位的增生性瘢痕或瘢痕挛缩畸形，瘢痕切除后创面的修复。

（3）截肢残端创面的修复。

（4）外观凹陷的缺损创面，可以起到组织填充的作用。

（5）瘢痕疙瘩及增生性瘢痕切除后创面修复。

（6）器官再造或洞穴的衬里，如眼窝再造、尿道再造、外耳道再造、阴道再造等。

三、皮肤的带蒂移植

皮肤的带蒂移植又称皮瓣移植，是指由具有血液供应的皮肤及其附着的皮下组织所构成，在皮瓣形成的过程中，有一块组织与机体是相连的，这个相连的部分叫作蒂。皮瓣的血液供应初期是靠蒂部提供，后期皮瓣与受区重新建立血液循环之后，蒂部血液供应就逐渐减弱了。

皮瓣的种类繁多，传统的分类按皮瓣的形态分为扁平皮瓣和管形皮瓣，按血液供应分为随意形皮瓣和轴形皮瓣，按皮瓣转移部位的远近分为局部皮瓣、邻位皮瓣及远位皮瓣。目前皮瓣的分类多采用综合性分类。

适应证为一般较深的畸形无法用皮片修复者，或损伤深达肌腱、神经、骨骼和大血管者，需用带蒂皮瓣移植修复。

临床常用的皮瓣修复术包括旋转皮瓣、滑行皮瓣（单蒂滑行皮瓣、双蒂滑行皮瓣）、皮下组织蒂滑行皮瓣、“Z”形皮瓣、“V－Y”成形与“Y－V”成形术。

（张雁来）

第六章

皮肤医学美容

第一节　皮肤医学美容学的定义

卫生部和中华医学会组织编写的《临床技术操作规范——美容医学》中对其的定义是：皮肤医学美容学是一门以医学美学为指导，以皮肤科学为基础，采用审美、心理与内科、外科或理化治疗技术等医学手段，来维护、修复和再塑人体皮肤的健美，调整人体皮肤的功能，增强人的生命活力和美感，提高人的生活质量和生命质量为目的的新兴医学分支学科，是美学、美容学与皮肤科学三者结合的产物。

（张　瑞）

第二节　皮肤医学美容学与相关学科的关系

一、与医学美学的关系

医学美学是由医学与美学交叉结合而形成的一门新型学科。它是将美学原理运用到医学领域中，研究医学活动中所体现出来的医学美、医学审美、医学美感等一切美学现象和一般规律的科学。皮肤医学美容学是医学美学的一个重要应用分支学科，是以皮肤科学为基础，美学为指导，皮肤科学、美学、美容学有机结合的产物。是在医学美学原理的指导下，对人体皮肤的美学、人体皮肤的审美观、人体皮肤的审美心理、人体皮肤审美思维方法的研究，并着重实施人体皮肤健美的医学审美创造活动。其目的是达到调整皮肤的功能和结构，维护、改善、修复、再塑人体美，提高人类的生活质量。皮肤医学美容学的基础理论研究成果和临床实施经验，将进一步丰富和完善医学美学。

二、与美容医学的关系

皮肤医学美容学是美容医学中的临床应用部分，是在美容医学理论指导下，以艺术为基础，以审美为目的，采取手术与非手术的医学手段，从皮肤科学中逐渐衍生发展并形成了自己特定的研究范畴，如美容内科学、美容外科学、美容皮肤科学、美容牙科学、美容中医学、美容护理学、医学美容实用技术学等。皮肤医学美容学体系的发展，进一步丰富和发展了美容医学。

三、与皮肤科学的关系

皮肤科学是临床医学领域中的一门重要学科，随着科学技术的进步，在这门学科中渐渐孕育出不少新的分支学科，皮肤医学美容学就是其中一个代表。皮肤科学的基本理论、基本技术方法，是皮肤医学美容学的基础。皮肤医学美容学源于皮肤科学，但二者的侧重点不同，皮肤科学侧重研究皮肤及与皮肤有关疾病的病因、病理变化及其发生、发展的规律，并以皮肤内科诊治技术为主；而皮肤医学美容学主要研究损容性皮肤病对人的心理、容貌和形体美的影响，应用医学手段或美学手段祛除疾病，调整皮肤的功能与结构，提高心理素质，达到维护、改善、修复和塑造人体皮肤乃至人体整体之健美，以提高人的生命力美感、提高生命质量与生存质量为其主要实施目标。皮肤医学美容正向着益寿延年、年轻貌美或更高目标的审美观发展。皮肤医学美容学与皮肤科学相比，其医学模式、健康概念、诊疗手段等也更加丰富、灵活、前沿。然而，皮肤医学美容学与皮肤科学两个学科又有着共同的学科基础——医学基础，共同的学科对象——人和人体皮肤。研究人体和皮肤的健康与美，也是两个学科的共同目标。皮肤医学美容学还吸收了皮肤外科学、护理美容学、人体皮肤美学、心理学、物理学、药物学与化学等学科发展中丰富的养料，使其赋予了新的内涵。皮肤医学美容学是现代皮肤科学中不可缺少的重要篇章。

四、与其他分支学科的关系

皮肤医学美容学与美容医学领域中的美容内科学、美容外科学、美容牙科学、美容中医学、医学美容实用技术学和美容护理学等，都有着共同的学科目标的共性关系。此外，皮肤医学美容学在保持自身体系的完整发展与持续发展的同时，又积极地从其他分支学科借鉴和融合学科理论和技术，与其他分支学科之间交叉并行、相互联系、相得益彰、共同发展。

（张　瑞）

第三节　美容引发的损容性皮肤病

损容性皮肤病是指以影响人的容貌、有碍皮肤美观为主要特征的一类皮肤疾病。发病部位以面部为主，也兼及手臂、头颈、肩胸等暴露部位。常见损容性皮肤病包括美容皮肤内科疾病，如色素障碍性疾病、雀斑、黄褐斑、白癜风、颞颧部点状色素斑等。皮肤附属器疾病如脂溢性皮炎、寻常性痤疮、酒渣鼻、脱发等。病毒感染性疾病如扁平疣、单纯疱疹、带状疱疹、触染性软疣。变应性皮肤病如接触性皮炎、化妆品皮炎、日光性皮炎、多形性日光疹等。还包括美容皮肤外科疾病，如痣类疾病痣细胞痣、太田痣，血管瘤如鲜红斑痣、毛细血管瘤、海绵状血管瘤等。皮肤附属器肿瘤与疾病如汗管瘤、粟丘疹、腋臭、多毛症等。在这些疾病中，因美容不当而引起的疾病常见有化妆品皮肤病、换肤术后综合征、人工染色后遗症和糖皮质激素依赖性皮肤病等，下文将逐一阐述。

一、化妆品皮肤病

（一）病因

化妆品种类繁多，无论是普通化妆品包括护肤类、护发类、清洁类、眼化妆类、唇化妆类及甲化妆类产品，还是特殊用途化妆品包括育发、染发、烫发、脱发、美乳、健美、除臭、祛斑及防晒等，均可能引起不同程度的皮炎。化妆品引起的反应其产生机制有原发性刺激、变态反应（Ⅳ型）、光敏感反应及光毒性反应。其中原发性刺激较常见，可由化学剥脱剂中的苯酚、三氯乙酸，褪色剂中的氢醌，脱毛膏中的硫化物及染发剂冷烫液中的硫甘醇酸、巯基乙酸、氨水等刺激引起。引起变态反应性皮炎的致敏原有香料中的佛手柑油、依兰油，防腐剂中的对位苯、氯氟苯脲，颜料中的偶氮类、甲苯胺红及对苯二胺等。此外，使用不合格或被微生物污染的化妆护肤品也是引起变态反应性皮炎较多见的原因。频繁更换品种、多种化妆护肤品重叠使用，或长期浓妆艳抹、不注意皮肤清洁等也是引发化妆品皮肤病的重要因素。

（二）类型

化妆品皮肤病一般称之为化妆品皮炎，是指使用化妆护肤品美容、美发、美甲而引起的皮肤、黏膜、毛发或指甲不良反应疾病的统称，是一组有不同临床表现、不同诊断和处理原则的临床综合征。发病前有明确的化妆品接触史，并且皮肤损害的原发部位是使用该化妆品的部位，同时还必须排除非化妆品因素引起的相似皮肤病。常见的化妆品皮肤病包括：

1. 化妆品接触性皮炎　指接触化妆品而引起刺激性接触性皮炎和变应性接触性皮炎。这是化妆品皮肤病最多见的类型，多发生在面、颈部。一般来说，使用频率较高的普通护肤品常常引起变应性接触性皮炎，而特殊用途化妆品如除臭、祛斑、脱毛类等则常在接触部位引起刺激性接触性皮炎。

2. 化妆品光感性皮炎　指用化妆品后又经过光照而引起的皮肤炎症性改变。它是化妆品中的光感物质引起皮肤黏膜的光毒性反应或光变态反应。化妆品中的光感物质可见于防腐剂、染料、香料以及唇膏中的荧光物质等成分中，防晒化妆品中的遮光剂如对氨苯甲酸及其脂类化合物也有可能引起光感性皮炎。

3. 化妆品皮肤色素异常　指应用化妆品引起的皮肤色素沉着或色素脱失，以色素沉着较为常见，多发生于面、颈部，可单独发生，也可以和皮肤炎症同时存在，或者发生在接触性皮炎、光感性皮炎之后。

4. 化妆品痤疮　指由化妆品引起的面部痤疮样皮疹。多由于化妆品对毛囊口的机械堵塞引起，如不恰当地使用粉底霜、遮瑕膏、磨砂膏等产品引起的黑头粉刺、炎性丘疹、脓疱等。

5. 化妆品毛发损害　指应用化妆品后引起的毛发损害。化妆品损害毛发的机制多为物理及化学性损伤，可以是化妆品的直接损害，也可能是化妆品中某些成分对毛发本身和毛囊的正常结构和功能的破坏。临床上可表现为发质的改变和断裂、分叉和脱色、质地变脆、失去光泽等，也可以发生程度不等的脱发。

6. 化妆品甲损害　指应用指甲化妆品所致的甲本身及甲周围组织的病变。指甲化妆品大致分为三类：修护用品，如表皮去除剂、磨光剂等，涂彩用品，如各种颜色的指甲油，还有卸除用品，如洗甲水。这些化妆品成分中多数有一定的毒性，对指甲和皮肤有刺激性，并有致敏性。甲的损害表现为甲板变软、软化剥离、脆裂、失去光泽，有时也可伴有甲周皮炎症状，如皮肤红肿甚至化脓、破溃，自觉疼痛。

（三）临床表现

本病多见于女性，以 18 ~45 岁年龄发病者为多。好发于颜面部，尤其是眼睑、颧颊和唇部。染发和冷烫液引起的皮炎则以头顶、额部、颞及枕部发际处多见。皮损形态多种多样，可呈急、亚急性和慢性皮炎外观，毛发、指甲形态和质地亦有不同程度改变，现将常见的几种类型分述如下。

1. 皮炎型　此型最多见，包括原发性刺激、变态反应及光敏感反应性皮炎，占化妆品皮肤病的 60% ~70%，基本损害为红斑、丘疹、丘疱疹，重症患者局部红肿，有较大水疱或糜烂和渗液，伴明显瘙痒或灼热、疼痛。停止使用化妆护肤品并做适当处理，1 周左右可逐渐消退，重者约 2 周才能恢复。如发生糖皮质激素依赖性皮炎，患处可见持续性潮红、皮肤变薄、发亮，并有毛细血管扩张，病情常反复，不易控制，日久患处可出现萎缩纹或星状瘢痕，伴有瘙痒、灼热或触痛感。

2. 色素沉着型　此型发生率较高，占化妆品皮肤病的 15% ~20%，可因急性或慢性皮炎治疗不当，病程迁延过久演变而来。皮肤色素沉着按类型分有黄褐斑、妊娠斑、蝴蝶斑、老年斑、咖啡斑和雀斑，是一种常见的多发性皮肤疾病。引起皮肤色素沉着的原因主要有人体内分泌失调，新陈代谢功能减弱，皮肤干燥、衰老，日晒、紫外线辐射、睡眠不足、身体劳累等等。随着年龄的增长，初期局部皮肤仅有轻度潮红、微痒，以后逐渐出现淡褐色、褐色斑片。以额、颞部多见，眼周、耳后亦可累及，常对称弥漫分布，境界不清楚。病慢性程，可持续多年，严重影响人们的面部美观，带来了衰老的心理压力，从而影响生活质量。目前，市场上的祛斑美白产品较多，但祛斑效果甚微，有的以添加“有机汞”来增加疗效，“汞”对人体有毒，是化妆品的禁用物质，如果长期使用含汞产品会导致皮肤慢性中毒。

3. 痤疮、毛囊炎型　此型占 5% ~10%，好发于青春期的男性和女性，男性略多于女性，但女性发病早于男性。有 80% ~90% 的青少年患过痤疮，青春期后往往能自然减退或痊愈，个别患者也可延长到 30 岁以上。虽然痤疮是有自愈倾向的疾病，但是痤疮本身以及痤疮治疗不及时引起的瘢痕可以严重影响患者的生活质量，造成患者的精神压力和经济负担，需引起关注。痤疮好发于面颊、额部、颏部和鼻唇沟，其次是胸部、背部和肩部，散在分布，较重者可密集成片，发病与化妆品使用不当或配方中研磨过细的粉末堵塞毛孔或刺激毛囊有关。痤疮皮损一般无自觉症状，炎症明显时可伴有疼痛，常见类型有粉刺（白头粉刺和黑头粉刺）、丘疹、脓疱和囊肿结节。

4. 换肤术后综合征　这是近几年较多见的一种化妆品皮肤病，同一患者常同时存在多种损害，而且绝大多数是在违背正常生理规律，进行多次“换肤术”后发生的。当前市售或自配的祛斑增白剂或换肤霜中含有浓度过高、刺激性大、腐蚀性强的化学物质，如氢醌、苯酚、巴豆或三氯乙酸等，可使皮肤组织蛋白凝固变性，并导致表皮和真皮浅层发生不同程度坏死、剥落。频繁地换肤，破坏了正常皮肤的代谢规律，使肌肤得不到有效的修复，致使皮肤屏障功能下降，易受微生物侵入和紫外线损伤。患者面部皮肤变薄、潮红、肿胀，并有明显毛细血管扩张，呈典型“红脸人”，稍后可出现囊丘疹、丘疱疹，对冷热温度变化适应能力差，自觉灼热刺痛，继而肤色灰暗，色素加深，部分患者还可出现浅在性瘢痕。病慢性程，不易恢复。

5. 皮肤老化型　此型主要发生在颜面部，表现为皮肤干燥、粗糙，皮纹变宽，皱纹增多，肤色亦常加深。多见于长期而较频繁使用油彩的职业性文艺工作者。

6. 唇炎型　此型表现为唇部红肿、糜烂、痒感明显，若反复不愈，可转变为慢性唇炎，局部干燥、脱屑，主要由唇膏刺激或过敏引起。

7. 毛发受损型　此型表现为发质枯黄、粗糙、变脆、分叉或脱落，亦有眉毛和睫毛脱落者。多与头发洗染剂、定型剂、眉笔及睫毛膏过度使用有关。

8. 甲受损型　此型因长期使用挥发性指甲涂料（含二甲苯及色素）可使甲板失去正常光泽，变粗糙，质地脆，并可刺激甲沟和甲廓皮肤产生炎性反应。

（四）临床诊断

主要根据发病前有使用化妆护肤品的历史、女性为主、皮损形态和好发部位等特点进行诊断，必要时可在皮炎消退 2 ~3 周后做斑贴试验或光斑试验，以明确诊断。因大多数化妆品为非强刺激性，故可用密闭的斑贴试验。即将可疑致敏的化妆品原物或经稀释后的化妆品置于 4 层 $1cm^2$ 纱面布，敷贴于前臂或背部，其上用一略大的蜡纸覆盖，亦可用铝质小室覆盖，使达到封闭及保持化妆品与皮肤接触作用。用橡皮膏固定（或外加敷料包扎）。24 ~48 小时后取下贴敷化妆品，等候 30 ~60 分钟观察结果。局部出现红丘疹、水疱为阳性，并伴有瘙痒。如不到 24h 即发生剧烈反应时，可中止试验。阳性结果：以（+）为红斑；（+ +）为红斑、水肿；（+ + +）为红肿、丘疹、水疱；（+ + + +）为红肿、丘疹、水疱、糜烂来表示。

护肤类化妆品可用原物作斑贴试验，但香波、肥皂、剃须膏等清洁类化妆品需稀释到 2%，染发剂、香水稀释至 2% ~5% 做斑贴试验，作为稀释剂可选用蒸馏水、凡士林、橄榄油、70% 乙醇、丙酮等。如果斑贴试验阳性，即可确诊为该种化妆品引起的皮炎。若条件许可，最好再做成分斑试，确定引起过敏的化学物质，以使患者避免再用含有同类化学物质的其他产品。目前常用的成分斑试有欧洲标准筛选抗原系列（简称欧抗）。我国已有专供化妆品皮炎斑试的标准抗原系列，其中抗原包括有芳香类混合物、对苯二胺、硫酸镍、秘鲁香油、甲醛、羊毛醇、香松、对羟基苯甲酸混合物等。

（五）化妆品皮炎的预防与治疗

（1）停用已明确或可疑具有刺激性和过敏反应的化妆护肤品，或洗染头发等用品，注意避免对皮损区的不良刺激。

（2）待皮肤损害消退，情况完全稳定后，应尽可能查清致敏原因，防止再次使用致敏性化妆护肤用品，皮肤斑贴试验有一定价值。

（3）根据皮损类型做好相应处理

1）皮炎：轻症患者仅有瘙痒、红斑、丘疹而无糜烂渗液时，可适当服用抗组胺药物、维生素 C，外涂炉甘石洗剂或糖皮质激素霜剂（颜面部不能使用强效制剂）。有红肿、水疱或糜烂渗液的重症病例，可先用生理盐水、3% 硼酸溶液或 1/2 000 醋酸铅溶液湿敷，待渗液减少或停止时改用锌氧糊剂，或加入少量抗生素软膏涂敷，并加用中等剂量糖皮质激素（泼尼松 30 ~40mg/d 或曲安西龙 24 ~32mg/d），有继发细菌感染时适当选用抗生素治疗。光感性皮炎患者应避免日晒，外出时可擦防晒剂。

2）色素沉着斑：需坚持较长时间治疗，可内服或静脉注射维生素 C，每日 1 ~2g，并配合服用维生素 E，或氨甲环酸片 0. 25g，口服，每日 2 ~3 次，连服 1 ~2 个月有较好祛斑效果。外涂祛斑增白剂，如 3% ~10% 过氧化氢溶液，复方氢醌霜，10% ~20% 壬二酸霜或 1% ~2% 曲酸霜等。中成药六味地黄丸、复方丹参片、逍遥丸等亦有一定疗效。注意避免日晒，配合外用防晒剂。

3）痤疮样损害：炎症较显著或伴发毛囊炎时内服甲硝唑、四环素或罗红霉素，外涂复方硫黄洗剂、肤炎宁液或莫匹罗星软膏等，并少食刺激性的食物。

4）换肤术后综合征：处理应特别注意避免对皮肤进行任何不良刺激，并注意防日晒，预防继发感染，局部以修复、养护为主要原则，具体实施视皮损情况分步进行。

5）其他：毛发、指甲的治疗，应视损伤情况分别进行。由染发剂或冷烫液引发的急性皮炎，常有头皮肿痛、糜烂、渗液，可用消炎、止痒、收敛剂洗敷患处，服用抗组胺药物和糖皮质激素，必要时静脉滴注地塞米松或氢化可的松。受损伤的毛发和甲板较难恢复，可选用有保护滋润和营养功效的制剂，促进代谢，让其自然修复。

二、换肤术后综合征

“换肤术”从字面上讲应该是从人体皮下组织层对皮肤进行更换，就像皮肤移植一样。而目前所谓的“换肤术”并非真正意义上的换肤，仅是表皮和真皮浅层组织的更新。它是指通过化学或机械的方法去除旧的表皮和真皮的浅层，而由新生的表皮所代替，并不留任何痕迹的过程。根据作用原理不同，分为化学的换肤方法和机械物理的换肤方法，而“中药换肤术”、“纯植物换肤术”都是化学换肤方法中的一类。化学换肤术在医学上称之为化学剥脱术。化学剥脱术就是将剥脱剂（药物）涂在需要更换的皮肤上，使皮肤发生角质层分离和角蛋白凝固，表皮和真皮乳头不同程度坏死、剥脱，随之被新长出的表皮代替，令之焕然一新。目前国际上最流行的“果酸（AHA）换肤术”是人们对果酸中的主要成分乙醇酸功效深入研究的结果。低浓度的乙醇酸（5%～15%）通过干扰离子键的形成，可减少角化细胞的黏附性，令角化层加速脱落。高浓度的乙醇酸（50%～70%）可引起表皮的完全松解，同时加速表皮死亡细胞和受损细胞的脱换率，促进新生细胞生长，从而使表皮和真皮上层的许多缺损得以修复。低浓度的果酸制品可作为化妆护肤品在市场上销售。如果使用高浓度的果酸进行换肤，则需要正规的操作方法。它将破坏整个表皮和真皮浅层，而不是一般的化妆和美容。

机械物理的换肤方法包括激光和皮肤摩擦两种方法。它是通过激光气化或机械摩擦来去除表皮和真皮浅层，促进皮肤的更新。无论是激光气化或机械摩擦都需要严格掌握去除皮肤的深度。过浅效果不佳，过深则可能遗留瘢痕。无论用化学的方法或机械物理的方法进行换肤，都可能出现皮肤色素沉着、粟粒疹等并发症。如果掌握不好“换肤”的深度或术后的护理不当，均易引起和出现一系列皮肤症状，谓之换肤术后综合征。

（一）病因

换肤术使用具有腐蚀作用的化学药品或中草药，如三氯乙酸、苯酚及巴豆等涂擦于皮肤，使组织蛋白凝固变性，皮肤出现霜白区，继而变为淡褐色，发生红肿、结痂，直至痂皮脱落，其后出现嫩红的新生表皮。若剥脱过深或过于频繁，术后可出现红斑、色素沉着、粟丘疹、毛孔扩大、毛细血管扩张以及瘢痕等。

（二）临床表现

根据皮肤损伤的深浅程度和持续时间长短不同，可有如下表现。

1. 色素沉着　可见于任何换肤术后，可能与化学腐蚀剂刺激黑素细胞分泌黑素、皮肤结构改变、炎症反应时皮肤中的部分巯基被除去使酪氨酸酶活性增加等有关，亦与术后日晒或炎性反应有关。

2. 皮肤潮红毛细血管扩张　这是换肤术后最常见的临床表现，俗称“红脸”。可能与新生的表皮变薄、物理因素刺激及术后长期使用糖皮质激素有关。

3. 皮肤变薄萎缩及发亮　与表皮或真皮浅层发生不同程度的坏死脱落、皮肤结构发生改变、术后擦用糖皮质激素药物或含此类药物的化妆品以及反复多次进行换肤术等因素有关。

4. 皮肤抵抗力低下　由于新生的表皮细胞生长周期受到干扰，对冷热刺激、紫外线照射、各种微生物的侵蚀的防御能力降低，容易产生过敏性皮炎、感染及出现早衰，如毛细血管扩张、细小皱纹横生、皮肤干燥等。

5. 痤疮样改变 可有丘疹、脓疱、结节、囊肿等表现，与皮脂分泌率增高、皮肤萎缩皮脂排泄通道受阻、皮肤抵抗力低下有关。

6. 粟丘疹 少数病例可出现，与皮脂排泄管道结构改变、毛囊皮脂腺角化等有关。

7. 瘢痕 可因患者遗传因素、术后感染或腐蚀过深等有关，上唇、口周或面颊活动频繁区易融生瘢痕。

（三）预防和治疗

（1）加强术中、术后护理，防止继发感染，以减少术后综合征的发生。

（2）嘱患者停用或逐渐减少使用糖皮质激素药物及含此类药的化妆、护肤品，注意防晒、避免冷热刺激，以及禁服光敏物质、避孕药物。

（3）美容治疗：以修复、养护为主要原则。

1）有感染者应先抗感染治疗，可用抗感染按摩霜、软膏及药膜，若脓肿形成，在严格无菌条件下行脓肿穿刺挤压引流术、囊腔冲洗术等。

2）对皮肤潮红、毛细血管扩张、皮肤萎缩、皮肤变薄、皮肤发亮的美容患者，可使用表皮生长因子。

3）有色素沉着者，可进行祛斑治疗，同时服用维生素 C、维生素 E 和氨甲环酸。

4）患粟丘疹者，待粟丘疹成熟后穿刺挤压出囊内容物，涂抹抗生素软膏即可。

5）对遗留瘢痕者，视情况可用压力绷带、软化瘢痕剂按摩或涂擦，浅层 X 线照射、激光、冷冻、磨削术等方法亦可酌情选用。

换肤术可在一定程度上改善日光损伤的皮肤老化和自然老化皮肤，也可暂时改善或减轻雀斑及黄褐斑等，而使皮肤年轻化。但因适应证掌握不严或操作不当，术后护理欠佳而出现“黑皮肤”“红脸”以及皮肤“黑变”、长“痘痘”、爱“过敏”等，前者系皮肤变薄、皮肤萎缩、毛细血管扩张所致，而并非“白里透红、婴儿般的柔嫩”，是皮肤的一种病态；后者则因皮肤的抵抗力降低及术后用药的“反跳”作用。换肤术后综合征不仅影响了患者的容貌美，同时也增加了美容治疗的困难及患者的烦恼。

三、人工染色后遗症

人工染色是指运用文刺器械将有色颜料刺入人体眉、眼、唇、臂、背等部位的皮肤组织内，或因外伤使粉尘、色素颗粒等异物嵌入皮肤或肌肉组织而形成的永久性皮肤纹理的着色。前者称文身术，是在体表上述各部位按照所设计的图案将有色染料制剂刺入，使之在皮肤内形成永久性的着色图案，以达到装饰性、标志性和伪装性的目的；后者则是意外损伤导致的损容性色素沉着。

人工染色后遗症是指美容患者因文身术的失败、错误及不当或因外伤而导致的皮肤过敏、感染、淤血所致脱色、洇色、颜色不均匀、文饰图案不佳甚至瘢痕形成等一系列症状。患者常因文饰色料、消毒剂过敏，文饰术后感染，文饰眉型、唇型、眼线及图案失真，或发生眉型脱色、眼线洇色、文唇色彩异常而苦恼万分，进而产生心理障碍。因此，当上述症状的出现或因审美观的改变、职业及身份的需要或损容性色素沉着时，会提出去除人工染色。

1. 去除人工染色的方法 去除人工染色，可采用文眉机褪色、高频电褪色、激光褪色 3 种方法。①文眉机褪色法：运用文眉机在人工染色局部皮肤反复来回致密滑动刺入，人为造成机械性损伤，并在皮损处涂以脱色剂和消炎剂，使皮肤表面结痂、脱落而使染色变淡变浅。②高频电褪色法：利用高频电的电火花在皮肤组织吸收后使蛋白质变性、凝固、坏死、脱落的原理，用针状治疗头轻触染色区表皮，直至染色变浅变淡。③激光褪色法：因其可以选择性地破坏真皮黑素小体及黑素细胞，并将其碎裂成微粒，而清除了色素颗粒的细胞框架及正常细胞几乎很少受损或很快得到修复，所以激光是目前去除人工染色的最好方法。

2. 去除人工染色的注意事项 ①术后应保持创面清洁、干燥及不使用化妆品，勿用手强行揭痂，应让其自然脱落。②创面大时应口服抗生素及外涂消炎剂预防感染，术后及脱痂前应避免食用刺激性食物。③术后应避免日晒，预防紫外线灼伤或炎症后色素沉着。④去除眼线时要特别注意保护眼睛或预防角膜的损伤。⑤人工染色若一次未去除干净，间隔2～3个月可再行治疗。

四、糖皮质激素依赖性皮炎

糖皮质激素依赖性皮炎是指因长期外用糖皮质激素所致的皮炎，其特征是对激素的依赖。糖皮质激素依赖性皮炎亦称之为口周皮炎、酒糟样皮炎，其是不当外用糖皮质激素所致的副反应。糖皮质激素依赖性皮炎是由于美容患者较长时间持续或间断外用糖皮质激素外用制剂或化妆护肤品后，使原发性皮肤病变明显改善或有较好的美容效果，一旦停用，原发皮损随即恶化或在用药部位出现急性、亚急性皮炎。在用药或涂擦化妆品部位，特别是面部皮肤可发生显著红斑、丘疹、皲裂、脱屑等损害。如再使用糖皮质激素制剂，上述症状和体征可很快改善，若再停药皮炎再发并可逐渐加重。为避免停药复发的痛苦，患者不得不反复使用糖皮质激素制剂，因而产生依赖性。继之可出现皮肤变薄、萎缩、毛细血管扩张、色素沉着、痤疮样改变等症状。本病极为常见。

（一）病因与致病机制

1. 产生病因　本病的发生与多种因素有关，如糖皮质激素的强度、使用的部位、持续的时间、机体敏感的程度等。病因常见于以下几种。

（1）未能掌握好适应证：患者不了解激素的应用范围和不良反应，不能准确掌握外用激素的适应证，将激素用于不应该采用激素治疗的疾病如痤疮、酒渣鼻、体癣等，也有为了美容祛斑、增白嫩肤而长期错误地使用含激素的化妆品。

（2）选择激素品种不当：不能正确选择外用激素的品种，引起本病发生的以糖皮质激素强效制剂为主，其次为中效制剂，特别是含氟的制剂。面部皮肤比较薄嫩、血管丰富，激素的穿透力比在其他部位大得多，应该选择中效或弱效激素治疗，而不应选用强效激素。资料显示本病患者所使用的外用激素均为含氟的强效激素制剂。

（3）用药剂量大/时间过长：一般应用时间较长，大多数在连用3周以上。有报告患者用药剂量平均60g，平均用药时间6个月，其他报告用药后出现症状时间最短6周，最长6个月。平均持续使用2个月。有的患者为了治疗原发疾病，如脂溢性皮炎、湿疹、银屑病、红斑狼疮等而长期使用激素。激素的效能越强，使用时间越长，越易发生该病。亦有少数人用这类药品代替护肤品，而连续、反复外用糖皮质激素数周或数月，为避免停药后皮炎再发或美容效果差的痛苦长期使用此类药物及化妆品，久之便导致对激素产生依赖性。皮肤瘙痒（特别是外阴瘙痒），长期外用这类药物亦可诱发本病。其发病机制尚未完全明了，可能与长期外用糖皮质激素导致皮肤萎缩有关。

2. 致病机制　如下所述。

（1）表皮与真皮变薄：局部长期外用激素，激素通过干扰表皮的分化，诱导皮肤结构和功能发生变化，角质形成细胞增殖受抑制。导致透明角质层颗粒形成减少，最终使角质层变薄。真皮变薄是由于糖蛋白和蛋白聚糖的黏弹性变化使胶原的原纤维间黏附力减弱，胶原合成减少。

（2）色素减退/沉着：由于角质层的层数减少，迁移到角质形成细胞的黑素减少，引起色素减退。色素沉着可能与糖皮质激素激活黑素细胞再生色素有关。

（3）血管显露：由于血管壁的胶原纤维间黏附力减弱可导致血管变宽，真皮胶原的消失而导致表面的血管显露。

（4）酒渣样/痤疮样皮炎：在激素诱导的酒渣鼻样皮损中，毛囊蠕形螨的密度显著增高，蠕形螨封闭毛囊皮脂腺出口，充当带菌者，引起炎症反应或变态反应，强效激素还可使皮脂腺增生，导致特有的酒渣鼻样皮疹。激素能使毛囊上皮退化变性，导致出口被堵塞，出现痤疮样皮疹或使原有的痤疮加重。

（5）毛囊炎感染：因激素的免疫抑制作用，可使局部感染毛囊发生感染和原发毛囊炎加重。

（6）激素依赖：激素具有强大的抗炎特性，可抑制很多皮肤病症状，如抑制丘疹的发展和减轻瘙痒，血管收缩，红斑消失，然而激素不能消除疾病的病因，停用后常可引起原有疾病加重，可见到炎性水肿、发红、烧灼感、不适感和急性的脓疱疹等反跳现象。该现象常常发生在停用激素后2～10天，并持续几天或3周左右。因反跳现象导致患者继续外用激素，而造成激素依赖。

（二）临床表现

糖皮质激素初用时效果良好，很快会控制皮损症状，一旦停药后1～2日内便可复发；皮损呈多形性，可见潮红，皮肤变薄、发亮，有时出现丘疹、脓疱、脱屑、皲裂，常伴有毛细血管扩张、色素沉着或色素脱失、痤疮样改变；有的甚至还出现口周皮炎、紫癜、多毛症，并能诱发和加重感染等，重者可有肿胀。自觉干燥不适或有灼热感、瘙痒、疼痛和触痛。长期使用后，可使皮肤萎缩、变薄、发亮、发红，原发病可有“反跳”现象，使原发皮肤病加重。随着症状不断加重，用药剂量、浓度、频率不断增加，某些部位甚至可发生不可逆转的皮肤损害，如萎缩纹、星状瘢痕等。更有甚者把此类药作为护肤霜使用，依赖糖皮质激素药物或化妆品反复涂用而形成依赖性。此外，长期大面积的外用也可发生全身系统性副反应，常见的有类固醇增多症、肌肉萎缩、骨质疏松，诱发或加重消化道溃疡、各种感染，尚可诱发精神症状、青光眼、白内障等病症。

（三）诊断与鉴别诊断

根据有糖皮质激素长期外用史，停药后复发，皮肤发红、发亮、变薄、萎缩，毛细血管扩张、色素沉着或脱失、痤疮样变，皮肤干燥、脱屑、皲裂等较易诊断。需与接触性皮炎、毛细血管扩张症、换肤术后综合征等鉴别。接触性皮炎为用药后所发生的皮炎，糖皮质激素依赖性皮炎则是停药后发生的皮炎；毛细血管扩张症与先天、遗传、长期受冷热刺激或日晒、放射线等因素有关，多为小血管持续性扩张，而糖皮质激素依赖性皮炎则为长期用药后发生的毛细血管扩张；换肤术后综合征的皮肤潮红、变薄，是使用化学剥脱剂所致。总之糖皮质激素依赖性皮炎有依赖性，而后者是用药后发生皮炎，无依赖性，不难鉴别。

（四）治疗要点与原则

糖皮质激素依赖性皮炎一旦发生，治疗较为棘手，所以预防尤为重要。在面部、阴囊或外阴部使用糖皮质激素时应谨慎，尽量使用弱效制剂并避免长期使用。糖皮质激素不可作为化妆护肤品。国外有报道长期外用1%氢化可的松霜引起酒渣鼻，因此对酒渣鼻和口周皮炎患者最好不要长期使用任何糖皮质激素作为辅助治疗。

治疗时应耐心向患者解释病情，说明停药最初几周可能有痛苦，但坚持下来会逐渐改善。尽可能尽快停用糖皮质激素制剂或含此类药的化妆品。若暂时不能停用者，宜在原用药基础上减低剂量、浓度及频率，直至最后停用。此外，还需注意对原发病进行系统治疗。

（1）美容治疗：以修复治疗为主，可根据皮损状态按预防感染、养护皮肤、纠正色素改变等原则进行。

（2）中医药治疗：按急、慢性皮炎和有关症状，选用能清热利湿、凉血化斑、疏风止痒的方剂治疗。急性期可用蒲公英、地丁、黄柏、黄芩、野菊花等煎水熏洗或湿敷。恢复期可用黄连、黄柏、匿石、冰片研末，麻油或凡士林调膏外涂。

（张　瑞）

第四节　皮肤的老化及养护

一、皮肤老化

衰老是生物界最基本的自然规律之一。它是一个渐进的过程，导致机体所有器官的功能减退和储备能力的下降。衰老发生在细胞水平，同时反映了基因的衰退程序和环境所造成的损害。皮肤老化作为整体衰老的一个部分具有特殊的意义。

人类的皮肤老化分自然老化和光老化。自然老化是内在因素所致，属于内源性的程序性衰退过程，由时间的流逝形成；而通过与外在环境因素接触或者因生活方式的原因产生的损害积累，就造成了外源性老化。后者主要是由于阳光中的紫外线辐射引起，所以又称为光老化。

（一）自然老化

皮肤在自然老化中出现上述的临床变化有其病理生理学基础。水是角质层中重要的塑形物质之一，角质层中水分含量一般为10%～20%，水的相对恒定主要依赖于天然保湿因子，包括氨基酸、乳酸盐、尿素、尿酸、肌酸和磷酸盐等。随着年龄的增长，皮肤角质层中天然保湿因子含量减少，致使皮肤水合能力下降，仅为正常皮肤的75%。同时，皮肤的汗腺和皮脂腺数目减少、功能下降，导致皮肤表面的水脂乳化物含量减少。水脂乳化物为汗腺所分泌的汗液及皮脂腺所分泌的皮脂在皮肤表面形成的一层乳化物，具有保护角质层柔润、防止皮肤干裂的作用；另外，自然老化的皮肤多有皱纹，使皮肤表面积增加，水分丢失增多；因此，自然老化皮肤经常处于干燥状态。由于表皮细胞增殖能力减弱，表皮更新减慢，使表皮变薄。在真皮层，成纤维细胞逐渐失去活性，使胶原的合成减少，同时胶原溶解性降低。70岁以后，弹性蛋白合成明显减少，加之弹性纤维分解退化，使弹性纤维数量减少，因此，自然老化的皮肤可出现皱纹，但这种皱纹大多是细浅的，通过伸展容易消失。由于老年人进食量减少以及脂肪重新分配，常使皮下脂肪细胞容量减少，导致真皮网状层下部及筋膜的纤维性小梁失去支撑，造成皮肤松弛。在老年人，毛囊数目明显减少，造成秃发，尤其以头皮秃发为著。由于毛囊母质黑色素细胞总数随年老而进行性减少，剩余黑色素细胞的黑色素原活性也降低，导致毛发灰白。

总之，基因的表达在皮肤的自然老化中起着决定性的作用；同时，一些内源性的因素（包括营养、内分泌和免疫等）也通过对整个机体的作用而对皮肤衰老产生影响。

（二）光老化

1. 紫外线伤害　紫外线直接损伤DNA，DNA在260nm附近有极大吸收峰，因此DNA能吸收UVA紫外线而起光化学反应。UVA对皮肤的损伤更大，UVA的辐射量是UVB的10倍，且可以穿透表皮到达真皮。皮肤光老化的发生机制一般认为有以下5点。

（1）光老化发生机制中的信号转导通路：在长时间受到紫外线损伤的皮肤中，胶原的合成受到明显抑制。基质金属蛋白酶（MMPs）介导的胶原破坏。紫外线辐射在皮肤组织中生成了大量活性氧簇自由基（ROS），后者能激活大量细胞因子，如表皮生长因子（EGF）、白介素－1（IL－1）、胰岛素、角质形成细胞生长因子和肿瘤坏死因子－α（TNF－α）的膜受体，膜受体的激活又可以进一步导致压力相关有丝分裂原激活蛋白激酶P38和C－jun氨基末端激酶（JNK）等细胞信号转导通路的激活。

（2）线粒体损伤在光老化发生机制中的作用：线粒体DNA的自发突变频率约是细胞核DNA的50倍。在许多退行性疾病患者和老年人的细胞内，有一段约4 977bp、编码部分呼吸链蛋白的线粒体DNA始终缺失，这种DNA缺失称为“共同缺失”。在紫外线损伤的皮肤细胞内，“共同缺失”的发生率约是正常细胞的10倍。

（3）蛋白质氧化在光老化发生机制中的作用：在受紫外线损伤的皮肤上层真皮蛋白质中，有较多ROS造成的损伤。紫外线还可以使真皮胶原和弹力纤维发生交联。氧化性蛋白损伤可能导致蛋白活性丧失或增强、失去结构蛋白功能并易于或难于降解。

（4）端粒在光老化发生机制中的作用：端粒主要控制与老化有关的基因表达和细胞增殖能力。在活体组织中，细胞端粒的长度与个体的生理年龄相反，老年人的端粒长度比年轻人的短。当端粒短到一定程度时，细胞就进入了增殖衰老期。这样，端粒就成为一个生物钟，提示细胞是年轻还是衰老。

（5）水通道蛋白：当皮肤经常暴露于紫外线时，其保水能力和角质层的水合作用将会大大降低，皮肤易变得干燥、出现皱纹。研究已证实，皮肤的水转运是通过水通道蛋白实现的，其中最重要的是水通道蛋白3（AQP3），紫外线可以诱导AQP3的表达下调，从而加剧皮肤干燥、脱水和光老化。

2. 寒冷、酷热和过度干燥空气的影响　影响皮肤正常呼吸，使皮肤过多散失水分，皮肤老化；空调或集中采暖会使皮肤脱水，产生脱皮，起皮屑现象。

3. 接触污染物和有毒清洁剂　使灰尘过度附在皮肤表面，刺激皮肤、堵塞毛孔，易引起皮肤过敏及皮脂分泌降低。

4. 化妆品使用不当　市场上的化妆品品种繁多，普通消费者通常得不到科学的指导，不少爱美人士因选用化妆品不当反而引起不良效果，如果不慎使用了劣质化妆品，更会给肌肤带来极大的伤害。

二、皮肤养护

在皮肤养护的过程中，最重要的就是防晒和保湿。

（一）防晒

1. 穿戴　穿戴衣物、帽子、太阳镜属物理性光防护措施。衣物具有很好的光防护作用。与 UVA 相比，UVB 更容易被特定的纤维织物散射。纤维织物对紫外线防护系数（UV protection factor，UPF）与防晒霜的防晒系数相似。纤维织物的结构是影响 UPF 的重要因素，纤维结构紧密的织物 UPF 值高于纤维结构疏松的织物，厚的纤维织物阻隔 UV 大于薄的织物。深色纤维织物 UPF 值高于浅色纤维织物。平针编织的长袜因颜色、厚度、所处部位及伸缩性的不同，其 UPF 值亦不同。

帽子可为头、颈部皮肤提供光防护。太阳镜对 UV 的防护功效取决于其镜片大小和形状、加入镜片中的 UV 吸收原料，以及镜片表面对 UV 的反射强度。

2. 涂防晒剂　防晒剂根据其防晒机制的不同，分为物理性防晒剂及化学性防晒剂。物理性防晒剂能在皮肤表面形成一层防护膜，通过隔离和反射紫外线发挥作用，一般不被皮肤吸收，只停留在皮肤表面或仅进入角质层。因此不仅有防光的作用，而且能调整肤色，一般不易引起刺激或变态反应。最常用的有二氧化钛、氧化锌等矿物质，一般制成粉剂。化学性防晒剂能通过吸收紫外线，将光能转化为化学能起防晒作用，常用的化学防晒剂中的对氨基苯甲酸类、水杨酸类、樟脑衍生物等，是 UVB 的吸收剂；而苯胺类、邻苯甲酸类则是 UVA 的吸收剂。

由于 UVA 及 UVB 都易致皮肤损伤，因此，针对防晒剂分别对 UVA 及 UVB 的防护能力，分别提出了日光保护指数（sun protection factor，SPF）及 PA 的防晒理念。SPF 是评价防晒剂防止 UVB 晒伤皮肤的一个重要指标；PA 则是评价防晒剂延长 UVA 晒黑皮肤的时间，可分为“+”“++”“+++”三级。

理想的防晒剂应该既能预防 UVA 也能预防 UVB，在生活中应该根据日晒的强度、不同年龄皮肤特点选择不同防晒指数的防晒剂。例如：小于 6 个月的婴儿不宜使用防晒剂，而其他年龄的儿童为避免增加皮肤的负担和刺激性，最好选择物理防晒剂；在海拔高、日照强的地区及夏季，应该选择 SPF 大于 30（主要阻断中波紫外线）及 PA+++（主要阻断长波紫外线）的防晒剂。同时，还应注意每日规律使用防晒剂的光防护效果要优于间断使用；应每隔 2~3 小时重新涂抹 1 次防晒剂，从而更好地保持防晒效果；由于防晒效果与防晒剂用量呈正比，因此，还需注意防晒剂的用量，涂搽太薄，则起不到防晒的作用。

（二）保湿

保湿剂是一类模拟人体皮肤中由油、水、天然保湿因子（NMF）组成的天然保湿系统，主要作用是延缓水分丢失、增加真皮－表皮水分渗透性。保湿并不是简单地将水分吸收到皮肤中去，而是通过两条途径起到保湿作用——减少水分蒸发以及从空气里和真皮中吸收水分。因此，保湿剂配方中必须包含封闭剂、吸湿剂和润肤剂。

1. 封闭剂　在皮肤表面形成封闭薄膜，用以减少皮肤经皮水分流失（TEWL），如凡士林、羊毛脂、矿物油等。

2. 吸湿剂　可从真皮及外界环境中吸收水分，保存于角质层中，如比较经典的甘油，与天然保湿因子成分相同或类似的物质神经酰胺、乳酸、吡咯烷酮酸钠、尿素，或与真皮基质成分相同的透明质酸和胶原蛋白等。

3. 润肤剂　可以填充于脱落表皮细胞的间隙，补充脂质成分，稳定皮脂膜及角质层的“砖墙结构”，如神经酰胺、二异丙基二油酸、异丙基棕榈酸盐、蓖麻油等。

任何类型的皮肤都需要保湿，但应根据皮肤的不同类型，选择不同的保湿剂。对于中性皮肤的人来说，应该根据气候来选用保湿产品，如春夏季可用水包油型的乳剂、露类护肤品，秋冬季则可用油包水型保湿和滋润度较好的霜类护肤品。干性皮肤选用油包水型的膏霜类护肤品，最好含有良好保湿剂（如神经酰胺、透明质酸、胶原蛋白等），可深度滋润皮肤。油性皮肤应选择收敛型的化妆水和控油保湿的水包油型乳剂、凝胶、啫喱状护肤品。敏感性皮肤几乎等同于干性皮肤，只是在选择护肤品时注意尽量选用安全性较高的医学护肤品。混合性皮肤只需按部位归类后分开选用护肤品。

（张 瑞）

第五节 毛发的生理特性及养护

毛发是人类重要的特征之一，健康靓丽的头发是人们健康、美丽的外在表征。

一、毛发的特性

毛发主要成分是含硫的角蛋白，其化学结构是由许多氨基酸组成的螺旋状长链结构，大多数为胱氨酸。相互邻近的不同氨基酸链之间的连接由结合很强的二硫键和结合弱的氢键构成，这种有规律的化学结构决定了毛发的特殊性能，使毛发具有一定的摩擦作用、拉伸和弹性形变、静电性质、含水等。

1. 摩擦作用　头发湿度摩擦作用比干摩擦作用高，并随着相对湿度增加而增大。且摩擦作用有一定的方向性，即由发根至发尖方向的摩擦作用较由发尖至发根的方向小，易于梳理。

2. 拉伸和弹性形变　毛皮质的角蛋白由很多成束的氨基酸链构成，且每条链呈螺旋形，这种组成结构使毛发角蛋白具有很大的强度，且具屈曲性。当头发被适度拉直、拉长、扭转（如进行干燥或湿润）后能恢复到原来的状态和长度而不被损伤。但头发的弹性是有限度的，当反复地受到化学因素的过度处理，如烫发、染发及过度的牵拉等，都会使毛皮质的角蛋白和毛小皮的结构遭到破坏，失去弹性，使头发脆弱断裂。

3. 静电性质　带静电的头发容易吸附飘浮在空气中的污染颗粒，如灰尘、沙砾和微生物，头发易脏，头皮角质细胞脱落增多，头屑增加。同时，会加剧梳子和发丝及发丝间的摩擦，头发的表皮层受到直接的损伤，导致毛鳞片上翘，损伤发质。

4. 含水性　正常健康的头发发干里含有少量水分，用以滋润头发，使头发不干不燥。其中的水分很少从毛皮质逸出，这是由于毛皮质外有致密排列的毛小皮覆盖，起到防水层的作用。但当受到如化学烫发，热吹风、摩擦等因素的作用时，可致毛小皮翘起、脱落、甚至完全剥蚀，其保护作用丧失，毛发水分易丢失；洗发，染发时易使水分或染发剂进入毛皮质，使发质肿胀；反复的肿胀、干燥，最终也可导致发干脆弱易断。

二、头发的类型

头发分为中性、油性、干性。

（1）中性头发头发既不干燥亦不油腻，有光泽、弹性，头发定型不困难。

（2）油性头发头发油腻，易粘在一起，洗发后头发很快又变得油腻，易脏，定型困难。

（3）干性头发头发干燥而卷曲，无光泽，易缠结不易梳理，末端常分叉。

三、头发的护理

头发一旦受损，很难完全恢复。头发护理的首要目的在于预防头发损伤，减少头发损伤的方法一方面要避免损伤头发的有害因素，另一方面，也是最好的方法，即使用优质、合适的洗发、护发产品进行护理，减少头发表面的摩擦力，降低头发上的静电作用，从而保持毛小皮及毛皮质的完整性。

（一）避免头发受损伤

避免头发受物理因素、化学因素、热损伤、日光照射等损伤，需注意如下事项：①梳头时用梳齿密度大的梳子，减少摩擦力及对头发的拉伸力；②不要逆向梳理头发；③不应频繁、过度地梳理头发；

④避免使用劣质的洗发护发用品；⑤少用电吹风，尽量让头发自然吹干；⑥避免经常电烫、染发、拉直，这样会损害头发的生长；⑦尽量避免日光长时间照射头发。

（二）选择合适的护理产品

头发的护理包括洗发、护发、定型。

1. 洗发　洗发是头发护理的第一步，油性发质应注意保持较高的洗发频率，而干性发质可适度减少洗发的次数。优质的洗发产品应具有以下特点：有良好的发泡性能，即使在头发有污物存在情况下也能产生致密和丰富的泡沫；有适度清洁洗涤能力，可洗去头发上的沉积物，但不会过度脱脂而造成头发干涩；湿梳阻力小；头发干后梳理性好；无不适的气味。

2. 护发　护发素是最有效的头发护理用品。其护发的基本原理是将护发成分附着在头发表面，润滑头发表层，减少摩擦力，从而减少因梳理等引起头发损伤的发生概率。护发素还可形成保护膜，防止头发过分失水和吸水，能使水分含量得到稳定。优质护发产品应具有以下特点：使头发表面光滑、滋润、易梳理；使头发柔软，具有弹性；明显降低头发的静电性；具有较强的保护头皮表面的作用。

3. 定型　在洗发、护发的基础上创造优美的发型也是美发过程中的一个重要环节。头发定型剂是依靠有效的固形物附着在头发上，形成一层坚硬的薄膜，以保持要求的发型，达到美发目的。头发定型剂主要有摩丝和发胶两大类。

（张　瑞）

第六节　理化美容术

一、激光美容术

（一）适应证

（1）鲜红斑痣、婴幼儿血管瘤、毛细血管扩张。

（2）太田氏痣、咖啡牛奶斑、雀斑。

（3）面部浅细皱纹的去除。

（4）选择性脱毛。

（二）并发症

如若感染可能由于创面未保护好，沾水或出汗所致，此时应按伤口感染换药。防止瘢痕形成。遇此情况，按增生性瘢痕治疗。如有多毛症的人脱毛不彻底，毛发又生。此时可进行再次脱毛。此外鲜红斑痕及太田氏痣一般都要进行3～5次的治疗方能治愈。

二、冷冻美容术

利用制冷剂（如－196℃液氮）作用于病变组织，引起病变组织细胞内外冰晶形成，细胞脱水，细胞内电解质浓缩，细胞膜脂蛋白复合物变性，最终细胞坏死被机体排斥。

（一）适应证

1. 皮肤良性肿瘤　瘢痕疙瘩、疣状痣、皮脂腺痣、毛发上皮瘤、汗孔角化病、脂溢性角化症等。

2. 病毒性皮肤病　寻常疣、扁平疣。

3. 色素性疾病　雀斑、雀斑样痣、色素痣、痣细胞痣。

4. 炎症增生性疾病　如结节性痒疹、疥疮结节、肥厚性扁平苔藓、增殖性盘状红斑、慢性肥厚性湿疹、化脓性肉芽肿等。

5. 皮肤恶性肿瘤　黏膜白斑、Bowen病、增生性红斑、日光角化病。

（二）禁忌证

寒冷性荨麻疹、雷诺病、冷球蛋白血症、冷纤维素血症等及冷耐受差者禁用。

三、高频电美容术

高频电疗法设备简单、操作简便、治疗成本低廉，尤其经过技术改革后生产的一些多功能电离子治疗仪、微波治疗仪等更适应当今美容医学的需求，尽管近年来受激光技术发展的影响减少了此项技术的应用，但因其独特的经济实用性和良好的美容效果，在基层广大医疗单位中仍有相当的应用价值和前景。

（一）高频电的作用机制

医学上通常把10万Hz以上的电流定为高频电流，根据其振荡频率、电压高低、电流的强度分为：长波、中波、短波、超短波、分米波、微波6种。高频电对人体所起的作用可归纳为热效应和非热效应。热效应随着高频电的参数指标和治疗方式的不同可起到组织修复和组织破坏两种作用。非热效应主要是起到组织修复作用。热效应所产生的组织破坏作用在高频电美容术中，应用广泛，主要用以去除皮肤损害或疵斑，以达到美容目的。

（二）高频电治疗的种类

根据治疗作用的方式不同，高频电治疗可分为以下几种方法

1. 电灼法或电火花　高频电的电压较高（2 000 ~ 3 000V），电流较小，一般用单极治疗，常用针状电极，主要适用于较小而浅的损害。治疗时患者与地绝缘，治疗区常规消毒，可不作麻醉或术前涂以麻醉制剂恩纳软膏，将电极接近皮损组织，距离1 ~ 3mm间隙开启电流，即在电极与皮损组织间产生电火花，将病变组织破坏，达到治疗目的。术后局部涂以抗生素软膏，避免浸水，通常10天左右痊愈。

2. 电干燥治疗　电干燥治疗是将电极接触或插入皮损，利用高频电流在病变组织中产生的高热，使之脱水干枯，甚至炭化，术中也可出现电火花。在治疗较深的皮损时，可将焦痂刮除后再行治疗，直至将病变组织完全去除为止。该法主要适用于较深度的损害，术中常需局部麻醉，术后处理同电灼法。

3. 电凝固治疗　利用高频电流在组织内产生的热能，使组织蛋白凝固而无炭化发生。所用电压低、电流较大。两个电极治疗时可根据损害大小，在治疗区可用单极或双极。用单极治疗时，将作用电极（高频电刀）接触或插入病变组织中，非作用电极隔衣物固定于躯干或四肢，单极治疗仅使作用电极周围组织发生凝固，故其仅做电刀切割较小、表浅损害。用双极治疗时，将两个电极置于皮损的相对外缘，由于电流仅在极间流动，凝固范围限于两极间，对组织破坏的局限性较单极治疗好，适用于较大的损害及血管性损害。

（1）适应证：各种疣类损害、脂溢性角化、毛细血管瘤、蜘蛛痣、雀斑、皮赘、角化棘皮瘤、汗管瘤、毛发上皮瘤、各种良性赘生物的去除，也可用于治疗皮肤癌前损害及小范围的基底细胞癌和鳞癌，治愈率可达90%以上。但在治疗恶性肿瘤时，一定要有足够的范围和深度，一般要超过皮损边缘0.5 ~ 1cm以上，深度达皮下深筋膜层，以免复发。

（2）注意事项：靠近眼周损害的治疗，应尽可能不用电灼或电干燥法，以免电火花伤及眼球及角膜组织；应严格按无菌操作技术完成治疗与护理；瘢痕体质的患者禁用此法。

（张　瑞）

第七节　塑形美容术

一、吸脂减肥术

脂肪抽吸术（liposuction）简称吸脂术，是20世纪70年代发展起来的一种美容外科新技术，其基本原理是通过负压吸引将皮下过多的脂肪组织以颗粒状或液态形式吸除，从而达到体形美的目的。

（一）吸脂术的生物化学理论依据

人出生时脂肪细胞数目固定，并在此基础上增加，至成年后其细胞数量保持恒定不变，成年人的肥

胖只是脂肪细胞体积增大而未增加数目。药物及非手术治疗肥胖，只能使膨大的脂肪细胞体积缩小，并不减少数目。影响局部脂肪代谢障碍的因素包括遗传、内分泌、饮食习惯等，即使严格控制饮食，进行健美锻炼，由局部脂肪代谢障碍引发的局限性脂肪堆积也难以消失。吸脂术从根本上解决了这个问题，术后长久有效，可以改善人的形体并增加形体曲线的魅力。

（二）适应证

无严重心、肝、肾疾病及高血压的体表、面部等肥胖者均可接受，一般以局部脂肪堆积或以局部脂肪堆积为主的轻、中度肥胖为最佳适应证，周身弥漫性单纯性肥胖有弯腰、下蹲、步行等障碍者，也可经手术得到改善，并部分改变其外形。至于受术者年龄，考虑到皮肤的松弛、回缩和弹性情况，一般年龄在 18 ~ 50 岁为最佳。抽吸的部位多以腹部、腰部、臀部、大腿内外侧等处为多。

（三）方法

根据抽吸工具的不同脂肪抽吸，分为电动式抽吸、超声波式抽吸、医用电子式抽吸、注射器式抽吸。

1. 电动吸脂术　其基本原理是利用负压电动吸引器吸除皮下过多的脂肪组织，从而达到体形美的目的。

2. 超声波吸脂术　其原理是利用超声波作用于脂肪组织发生理化及生物学效应选择性地破坏乳化脂肪组织，而对血管、神经、淋巴管组织无损伤，失血少，最后通过负压吸引将乳化脂肪组织抽出，超声吸脂术又分为体内、体外两种方法。

3. 医用电子吸脂术　其原理是应用高频电场在人体内皮下脂肪层产生热效应，使脂肪加热，直至脂肪细胞破裂，不损伤肌肉、血管、神经、淋巴管；同时，电子脉冲刺激对治疗区皮肤有显著的紧缩作用。

4. 注射器吸脂术　使用一次性塑料注射器，规格 20 ~ 60ml，配以吸脂专用针及针芯固定器或蚊式钳，与传统电动式负压抽吸原理相同，但其有许多优点：①设备简单；②操作简便，易于控制；③损伤小，尤其适用于小范围脂肪抽吸；④抽出的脂肪颗粒便于移植利用。

（四）并发症及其预防

总的来说，脂肪抽吸术是比较安全的。一早期文献报道的严重并发症包括脂肪栓塞、深静脉血栓形成甚至死亡等，随着临床新技术的应用及设备的改进，上述并发症已大为减少。术后较为常见的并发症有：①皮肤瘀斑，可在 2 ~ 3 周内基本消退；②感觉减退，于 3 个月内可恢复正常；③血肿和假性囊肿，适当的加压包扎和术后引流可预防其发生；④皮下硬块，可于术后 4 周左右消失，理疗有助于皮下硬块的消退；⑤外观不规则，吸脂过程中操作不均匀所致，严重的凹凸不平可通过再次抽吸纠正。

（五）手术前后的处理

除常规手术前查体外，还应在术前对所吸部位进行测量、记录、照相，术后应用抗生素预防感染，抽吸量较多时（2 000ml 以上）可适当补液，局部给予加压包扎，必要时可穿弹性衣裤 2 ~ 3 个月。

二、胶原注射术

采用注射性胶原整复人体软组织的缺损或畸形以达到美容的目的。医用美容胶原由高度纯化的人体胶原蛋白制成，胶原注射进入皮肤后，可刺激自身的成纤维细胞增殖而重建胶原纤维，合成使用者自身的胶原蛋白。

1. 特点　这类技术具有美容效果立竿见影、操作简单、损伤小、手术时间短、术后不留痕迹、恢复快等优点，但也存在部分填充材料易吸收、胶原抗体形成、产生免疫反应、过敏反应、取出困难、部分材料需重复多次填充才能达到良好的美容效果等问题。

2. 适应证　用于面部和颈部皱纹、皮下缺损、痤疮凹陷性瘢痕等治疗。

3. 禁忌证　过敏性体质、患免疫性疾病、瘢痕体质者禁用胶原注射治疗。

三、肉毒素注射美容术

肉毒素全称肉毒杆菌素，是肉毒梭菌生长繁殖过程中产生的一种细菌外毒素，它存在于细菌的胞质中，在细菌死亡后释放出来。神经内科、眼科用来治疗眼睑痉挛或面肌痉挛等肌肉神经功能亢进。肉毒素有7种抗原型，即A、B、C、D、E、F、G型，其中A型毒性最强。

A型肉毒素作用于胆碱能神经末梢，以某种方式拮抗钙离子，干扰乙酰胆碱从运动神经末梢的释放，使肌纤维不能收缩。面部皱纹产生的原因之一是由于面部皮下表情肌收缩所致，如眼角的“鱼尾纹”。将肉毒素注射于这些部位，减轻功能过强或反复活动的面部肌肉运动，使面部表情肌不能收缩，消除由表情肌收缩造成的皱纹，达到皮肤平滑的效果。

1. 特点　肉毒素注射美容术作为一种治疗面部皱纹的方法，具有安全、快速、侵袭性小的特点。
2. 适应证　面部早期皱纹（如额头纹、眉间纹、鱼尾纹、鼻横纹和鼻背纹）的治疗。
3. 禁忌证　孕妇，有心、肝、肾严重疾患者，肌无力症患者，过敏体质者。

（张　瑞）

第八节　纹饰术

一、文眉术

眉在颜面五官中起着重要的协调作用，粗细适中、浓淡相宜、线条优美的双眉使整个面部轮廓显得明晰而和谐，使容貌增添风采。文眉术是在原眉缺损的基础上，先绘出理想的眉形，再用文眉器械将适当颜色植染于皮肤表层，使之长期不褪色而形成全新眉毛的一项美容技术。

（一）适应证

（1）眉毛残缺不全：如断眉、半截眉者。
（2）眉毛稀疏、散乱者。
（3）眉毛颜色较淡者。
（4）双侧眉形不对称者。
（5）眉形不理想或对原眉形不满意者。
（6）外伤引起的眉毛缺损或眉中有瘢痕者。
（7）某些皮肤病引起的眉毛变白、眉毛脱落者。

（二）禁忌证

（1）眉部皮肤有炎症、皮疹或新近有外伤者。
（2）患有传染病（如肝炎、性病）者。
（3）过敏性体质、瘢痕性体质者。
（4）患有糖尿病，严重心、脑疾病及血液病患者。
（5）精神状态异常或精神病患者。
（6）患者对文眉犹豫、亲属不同意也应列为暂时性禁忌证。

二、文眼线术

眼线是睫毛根部显出的形态，看上去好似上下睑缘部各有一条自然的眼线影。眼线对眼睛的作用就像画框对画面的作用一样，衬托得双眸熠熠生辉。文眼线术实际上为文睫毛线，即沿着睑缘和睫毛根文刺，以此扩大眼裂，改变眼形，使睫毛显得浓密，使眼睛明亮有神。

（一）适应证

（1）睫毛稀少、睑缘苍白、眼睛暗淡无神者。

(2) 眼形不佳者或为美化眼型者。

(3) 重睑术过宽、长期不能恢复者（通过文眼线，可产生缩小重睑宽度的效果）。

(4) 倒睫术或眼袋术后（遮盖瘢痕）。

(5) 求美者的个人爱好及职业要求。

(二) 禁忌证

(1) 患有眼疾，尤其是患有睑缘炎或患有其他炎症者。

(2) 眼睑有内、外翻，眼球外凸明显，上睑皮肤松弛明显或下垂，眼袋明显者。

(3) 患有皮肤病、传染病（肝炎、艾滋病）者。

(4) 瘢痕体质、过敏体质。

(5) 精神状态异常或精神病患者。

(6) 期望值过高或抱有不切实际要求者。

(7) 亲属坚决反对，患者本人犹豫不决、心理准备不充分者。

(8) 对单睑或眼袋松弛者，应在重睑术或眼袋整形术后，再行文眼线。

三、文唇（唇线、全唇）术

口唇是构成容貌的重要部位之一，由于它与面部表情肌密切相连，使口唇不仅具有言语、吐纳、亲吻和辅助吞咽等功能，而且富于表情流露，因而成为情感表达的焦点。文唇的原理同文眉、文眼线一样，是在设计好的唇型上进行纹饰，以使唇型变得更鲜明、自然、饱满、富于立体感。

(一) 适应证

(1) 唇线不明显、不规则、不整齐者，要求加重唇线，以突出立体感及美感。

(2) 唇型不美欲通过文唇纠正唇的厚薄、大小、哭型唇或唇峰不明显者。

(3) 唇外伤后瘢痕致唇线不清或错位。

(4) 先天性唇裂修补术后唇缘对位不齐或留有瘢痕者。

(二) 禁忌证

(1) 唇部有感染，如细菌、病毒感染者。

(2) 唇部有皮肤病，如湿疹、唇炎等；或全身有皮肤病，且处于活动期。

(3) 过敏体质、瘢痕体质。

(4) 精神状态不正常或精神病患者。

(5) 患有高血压、心脏病等不能承受手术者。

(6) 孕妇或经期者。

(7) 凝血功能异常者。

(8) 患者期望值过高或犹豫不决，亲属不同意者。

四、纹饰术的术后护理及并发症处理

(一) 创面护理和术后注意事项

术后 24 小时内不沾热水，创面可行间断冷敷。

术后 3 ~7 天创面表面结痂，此期内可用抗生素药膏涂抹创面，让结痂自然脱落，脱痂之前不能用热水及肥皂清洗创面。

术后注意局部清洁卫生，防止感染。

(二) 纹饰失败的补救及文色清除方法

1. 药水退色法　对欲除色区以空针密文，然后用退色液擦拭创面反复数次，至创面泛白，1 周左右创面脱痂，如脱色不满意可在 1 个月后重复进行。

2. 激光除色法　可采用具有 Q 开关技术的 YAG 激光除色，也可用 CO_2 激光、扫斑机等除色，但须掌握深度，分次除色。

3. 再纹饰遮盖修补法　采用自然肤色的色料对文色区再纹饰遮盖，也可用红色再文以纠正眉色发蓝。

（三）常见纹饰失败及并发症的处理

1. 纹饰失败的处理方法　包括：①空针密文褪色法；②洗眉水褪色法；③电灼褪色法；④激光褪色法；⑤再纹饰法。

2. 并发症的处理　如下所述。

（1）局部感染、交叉感染的预防：严格无菌操作，坚持一人一针一色料制度，保护创面，合理使用抗生素。

（2）文色变蓝的预防和处理：合理配兑文色颜料、严格掌握文刺深度是防止文色变蓝的重要措施。

（张　瑞）

第九节　蒸气美容疗法

蒸气美容疗法是一种较先进的美容健康法，已经成了美容皮肤科学临床实施过程中一个重要的组成部分。蒸气美容疗法源于我国古代医学的药物熏蒸疗法，并随着科技与医学美容事业的发展而逐渐形成具有多种功能的美容疗法。它是在特制的各种类型的蒸气美容器内加入蒸馏水和不同用途的药物，利用电热装置加热后产生的蒸气，通过离子化后经金属管道喷雾而出，对面部或病变皮肤进行喷雾熏蒸，以补充皮肤的水分和给药，达到护肤、治疗和美容的目的。

一、蒸气美容疗法的原理

1. 蒸气的热效应　蒸气美容器在加热后能产生喷雾状气体，具有热力作用。能使毛囊、毛细血管扩张，细胞膜的通透性增加，促进血液循环的加快、血流量的增加。同时，也能使组织温度升高，氧离子曲线右移，有利于氧合血红蛋白释氧，以提高血氧含量而增强皮肤的代谢功能。

2. 蒸气的冲击力　电热装置加热后经金属管道喷射而出的蒸气，具有一定的冲击力。它对皮肤能产生轻微的震动，有利于皮肤对水分子、氧离子及药物分子的吸收。同时对皮肤也有一定的按摩作用。

3. 蒸气的低渗作用　生理状态下的皮肤细胞同体内各种细胞的渗透压一样，其细胞内外均为等渗状态，一般维持在 280 ~ 310mmol/L。而蒸气美容器所使用的蒸馏水和产生的蒸气，其渗透压为零。根据渗透压原理，蒸气与皮肤细胞之间存在的渗透压差，必然会导致蒸气分子向皮肤细胞内渗入而补充皮肤细胞中的水分含量，从而保持皮肤的滋润光滑与弹性。

二、蒸气美容疗法的作用

改善皮肤的微循环，增强皮肤、神经、血管的营养供应，使皮肤保持红润、光泽和柔嫩。

1. 补充皮肤的水分　使皮肤保持湿润的状态，并具有一定的弹性。同时由于角质层水合程度提高，可使皮肤吸收药物的作用增强。

2. 增加氧离子的吸收与释放　由于离子化后的蒸气富含氧离子，在喷射时产生的冲击力有利于增强皮肤对氧离子的吸收。而在其热效应的作用下，能加强皮肤的有氧代谢，增加氧合血红蛋白在组织中的释氧，使皮肤的供氧改善，可减轻皮肤的水肿、渗出、淤血、瘙痒等，能促进皮损的愈合及上皮细胞的再生、提高免疫力，防止感染的发生。

3. 软化皮肤　蒸气喷雾熏蒸面部皮肤，可使毛囊及角化细胞软化，有利于在清洁、按摩时清除毛囊深层的污垢和角化细胞，并能较彻底地清除皮肤的污物及化妆品，从而使皮肤清爽、光滑和细腻。

4. 促进药物的吸收　由于毛囊、毛细血管扩张，血管壁、细胞膜的通透性增强，提高了药物分子的穿透能力，同时皮肤较长时间保持湿润的状态，也创造了有利于药物吸收的机会，以达到提高美容治疗的效果。

5. 杀菌消毒　蒸气美容器装有紫外线灯，启动后可产生臭氧，具有一定的杀菌、抑制皮脂及汗腺分泌等作用，使角质分离，有利于皮脂排泄，促进单核-巨噬系统及白细胞的吞噬能力，而达到消毒杀菌及消炎的作用。

6. 冲洗作用　由于雾状气体喷雾到皮肤或局部组织后凝结成水滴而起到冲洗作用，有利于清除附着于皮肤表面的尘埃、污垢与微生物，降低皮肤表面、毛囊及漏斗部黏稠的皮脂，改善组织的缺氧状态，对痤疮的预防和治疗有着重要的作用。

三、蒸气美容疗法的操作方法

（1）在容器内盛上适量的蒸馏水，目的在于减少容器的水垢及蒸气所含的杂质，以减少美容器发生故障或影响美容效果。

（2）接通美容器电源，打开开关。待蒸气喷出后检查有无漏气、通气不畅、喷水或喷雾管道堵塞等现象。若遇上述情况应及时处理，不可将就使用。

（3）喷雾熏蒸的距离，应根据喷雾气体的强弱、大小及美容受术者对热蒸气的敏感程度来调整喷头与面部皮肤的距离，一般以0.3~0.5m为宜。

（4）喷雾熏蒸的时间，一般每次喷雾熏蒸的时间为10~15分钟；过敏性皮肤、创伤性皮肤则为3~5分钟。冬季时间可稍长一些，而夏季时间则应短一些。护肤每周可进行2~3次；治疗药物熏蒸则可每日1次。

四、蒸气美容疗法的注意事项

（1）喷雾熏蒸时，容器内应保持一定水量。待容器内水位下降接近金属发热器时，应及时加入蒸馏水，避免因水量不足而烧坏仪器。所加水量不能超过水位警戒线，以免喷水而烫伤皮肤。

（2）定期清除蒸气美容器的沉积物及水垢，以免通道堵塞，造成喷气不匀、喷水或影响容器加热效果。

（3）喷雾熏蒸时，应嘱咐美容受术者全身放松，微闭双眼，以免因蒸气进入睑结膜、球结膜细胞引起水肿，从而导致术后出现短暂的“视物不清”或“眼花缭乱”。

（4）在进行喷雾熏蒸过程中，应随时密切观察喷雾情况，以免发生意外。术毕后要切断电源及清洁仪器。

（5）若使用紫外线照射时，应注意非皮损区的防护工作，以免灼伤皮肤。

（张　瑞）

第十节　面膜美容疗法

面膜美容疗法也有人称为皮肤护理术，是纠正和改善皮肤问题的一种常见的美容方法，其理论依据主要是根据皮肤生理学和皮肤吸收动力学的原理。由各种溶性材料、赋型剂、药物、营养物质和护肤品等制作而成，用于涂敷面部而形成一层薄膜，故称之为面膜或药膜。

一、面膜的分类

面膜的种类很多，按其化学性质、成分和性状分以下3类。

1. 按化学性质分类　可分为美容倒膜和美容面膜，美容倒膜又称硬膜。硬膜的主要成分有医用熟石膏、矿物粉等。硬膜具有升高皮温、促进血液循环的作用，对痤疮、色素斑、皮肤老化和防皱有着积极的治疗作用。硬膜的特点是涂敷于皮肤后自行凝固成坚硬的膜体。

美容面膜又称软膜。其主要基质为淀粉，内含多种营养性药物，功效为营养、增白、防皱、延缓皮肤的衰老。软膜的特点是涂敷在皮肤上时，皮肤自身分泌物被膜体阻隔在膜内，给表皮补充足够的水分，使皮肤明显舒展，细碎皱纹消失。

2. 按成分分类　可分为中草药面膜、矿物质面膜、植物面膜、生物面膜、化学面膜。

3. 按性状分类　可分为涂膜型面膜和中药纱布袋压膜。涂膜型面膜由成膜材料，如聚乙烯醇、聚乙烯吡咯烷酮和明胶等加入某些营养物质或治疗药物等制作而成的胶状或糊状面膜，具有保湿、收紧皮肤、黏附力强等作用。可有清洁皮肤彻底、舒展皮纹、改善皮肤弹性等功能。

中药纱布袋压膜是运用不同功效的中草药经过研制后装入纱布袋内加以蒸煮，使其达到一定温度后敷压于面部。此压膜法对痤疮、黄褐斑、皮肤粗糙或老化有较好的治疗效果。此外，还有膏状面膜、蜡膜、电热膜等面膜。

二、面膜的使用方法

1. 倒膜使用方法　先进行面部皮肤清洁和消毒，然后处理皮损，无创伤美容患者离子蒸气熏面10～15分钟，有创伤美容患者3～5分钟，同时用不同护肤霜或治疗按摩霜进行按摩。调倒膜粉，倒膜粉250g加30℃温水100ml调和成匀浆。先用棉片遮盖眼部、口部，然后由额部倾倒倒膜浆，再及面颊和下颌直至整个面部。随后用压舌板将倒膜浆刮匀，浆厚约5mm，此时硬膜温度升至40°C左右，持续10～15分钟后温度逐渐下降并变硬，20分钟后可完整地从额头往下取去倒膜。护肤每周1次，治疗每周2～3次。

2. 软膜及涂膜型面膜使用方法　此类面膜一般均为配制成品，只需用小毛刷沾涂膜剂涂敷于面，即可迅速成为薄膜状，封闭面部与外界联系而升高温度，并保持皮肤的湿润。由于面膜滞留皮肤时间较长，以及根据“末梢器官敏感性”学说原理，促进药物经皮肤吸收及发挥药物的性能。面膜干燥时的收缩，能使皮肤产生张力，达到舒展皮纹、减缓衰老的目的。20～30分钟可除去薄膜，借助面膜对分泌物和污垢的吸附作用而与面膜一并去掉，使皮肤感到爽快、洁净，一般用清水即可清洗。护肤每周2次，治疗可酌情每日1次。

3. 使用面膜时注意　①注意面膜的温度，以免烫伤皮肤。②涂敷面膜时勿进入眼、鼻、口内。③注意保持面膜的温度，可外盖毛巾保热。④除去面膜时，操作宜轻柔熟练，以免损伤皮肤。

（张　瑞）

第十一节　按摩美容疗法

按摩美容是指在人的躯体的一定部位，施以不同手法的按摩，使其经脉宣通，气血和调，补虚泻实，扶正祛邪，从而延缓皮肤衰老，促进容颜姣好的一种方法。

按摩美容属于中医外治法的一种，具有治疗及保健的双重功效。我国古籍中对按摩美容有较多的记载：《唐六典》说：“推摩可除八疾，风、寒、暑、湿、饥、饱、劳、逸”，《灵枢·九针论篇》中说：“筋脉不通，病生于不仁，治之以按摩”，《灵枢·平人绝谷篇》说：“血脉和利，精神乃居”，这些都为中医按摩美容发展的理论依据。

美容按摩的重点在头面部，中医认为头面部为诸阳之会，手三阳经止于头面部，足三阳经是从头面部开始。所以头面部是手三阳、足三阳经的交接地点。实践证明，对头面皮肤或某些穴位进行有规律地、长期地按摩，可以治头发过早变白及病理性脱发，能够调和气血、焕发精神、延缓衰老、防皱、增强皮肤的弹性与润泽，起到健美作用。

一、按摩美容的作用

1. 平衡阴阳，调整脏腑气血　按摩通过不同的手法刺激特殊的部位和穴位，在局部疏通经络，行气血、濡筋骨，并通过气血经络影响到内脏及其他部位，以达到调整阴阳、脏腑、气血的作用。由于人体内脏外应于人体体表的一定部位，皮肤的状态与内脏功能有较密切的关系，如有内脏疾病，会反映在皮肤上，因此按摩皮肤（经络）可以调整内脏功能，从而也使皮肤的状态得到改善。

2. 疏通经络，活血化瘀　中医认为，人体的经络、气血“不通则痛”、“壅塞则肿”，按摩对淋巴系统同样可起到促进循环的作用，从而有效地减轻组织水肿，消除肿胀和皮肤松弛现象，令皮肤组织充满弹性。同时淋巴液中丰富的抗体和淋巴细胞可更好地发挥免疫及吞噬作用，能令皮肤上的疮疖、发炎等部位加速愈合。另外，还可以加快肌肉的血液循环，增加肌肉的营养供应，消除疲劳，增强肌肉的柔韧，或解除肌肉的痉挛，促使萎缩的肌肉逐渐恢复。对于面肌痉挛抽动、面肌瘫痪、四肢肌肉萎缩以及其他原因造成的脸型异常而影响美观的肌肉病变也有较好的疗效。

3. 促进皮脂腺汗腺的分泌，加速皮肤细胞的新陈代谢　直接接触皮肤的摩擦类手法可以清除衰亡的上皮细胞，使加速分裂的细胞较快地去替补老化脱落的角质层细胞，增加皮肤的弹性和光泽，同时可改善皮肤呼吸，有利于皮脂腺、汗腺的分泌，保持皮脂膜的完整性及其正常的缓冲能力。对于燥型的皮肤则可使其滋润，增强皮肤的保护功能，对油脂性的皮肤则使积存在毛孔内的污垢和废物能够及时清除，减少阻塞和感染的机会，使皮肤处于正常的生理环境中。

4. 其他作用　①按摩能增加局部组织的耗氧量，加速二氧化碳、氮等废物的排泄，减少油脂在皮肤的积累，使脂肪层保持正常厚度，故具有一定的减肥作用。②对皱纹软化和消除有很大功效。③按摩对皮下神经能起到良性刺激，有减轻神经紧张度，缓解肌肉疼痛或紧张，以缓解疲劳和精神困乏的作用。

二、面部皮肤的解剖学特点

（1）面部皮肤血供丰富、光滑细腻、滋润柔嫩，其神经主要来自于三叉神经的感觉纤维和交感神经颈上节的血管运动纤维。故受情绪、精神因素等影响，肤色随之红润或晦暗。面部中央毛孔粗大，系皮脂腺直接开口于此所致，是痤疮的好发部位。

（2）面部皮肤及皮下组织松软，易于伸展移动，故按摩时应轻柔。

（3）面部肌肉主要为表情肌、咀嚼肌。表情肌属皮肌，位置较浅，一般起于骨和筋膜，止于皮肤，大部分属随意肌。当其运动时，直接牵拉皮肤，使面部呈现各种表情，表情肌受情绪所支配，对外来刺激反应快，不通过思考就能产生各种表情。咀嚼肌主要有咬肌、颞肌、舌骨肌、翼内肌、翼外肌等肌群，其肌纤维方向与皮纹纵横交错，故按摩时沿螺旋或向外向上按摩。

（4）面部的皮纹可有张力线和皱纹两种。张力线即自然的皮肤条纹，皱纹线则是表情肌牵拉皮肤出现的条纹。张力线与皮肤条纹一致，而皱纹线与皮纹则相垂直，按摩时应注意其方向。

三、面部按摩应遵循的原则

（1）掌握面部肌肉、神经和血管的走向和大致区域。按摩方向应由下而上，从内向外螺旋式（循皮纹方向）进行。

（2）按摩力度要均匀、柔和、深透、持久、循序渐进，若能使受按者有舒服的感觉甚至入睡，那么按摩力度运用就十分成功。

（3）面部按摩时间一般为15～20分钟。如果时间太短则无效，相反如果时间太长，则刺激量太大而到了物极必反的地步，使面部易起皱纹。

（4）面部有开放性创伤、长疮、长疖、长疔、长疽以及有痤疮者不宜按摩。若加之按摩则加重创伤或促使炎症扩散，特别在危险三角区，尤忌按摩。

四、面部按摩的操作方法

沿肌纤维行走方向、血管神经分布或循经络穴位，螺旋向外向上按摩，以松弛神经肌肉，促进血液循环。动作稳健、均匀、轻柔，不能推动牵拉皮肤。

1. 额部　额肌起于头顶部帽状腱膜，肌纤维向前下方呈放射状分布，止于眉部皮肤，收缩时可提眉，使额部产生横纹。因此，按摩应由眉至发际纵向按摩。例如：双手四指并拢，交替由眉至发际抹数遍。中指、无名指指腹沿印堂→发际→太阳穴的线路按抹，分别点按印堂、神庭、头临泣、头维、太阳等穴。此法可预防或减少额纹的产生，并可疏通气血，健脑提神。

2. 眼部　眼轮匝肌为环状纤维，可做环形按摩。例如：双手中指、无名指并拢顺着眉头至眉毛方向沿眼眶做环形按摩，依次点按攒竹、鱼腰、丝竹空、瞳子、太阳、承泣、睛明等穴，太阳穴可单独揉按。此法可以预防或减轻“黑眼圈”“眼袋”及鱼尾纹的产生。

3. 面颊部　由于表情肌与咀嚼肌、血管、神经分布纵横交错，原则上是由内向外、由下向上螺旋形按摩。

4. 耳部　在耳郭人体呈一倒立的胎儿状，相应的脏腑、器官及组织在相应的部位有与之相对应的穴位，而耳前区则有丰富的颞浅动脉丛、三叉神经、面神经呈放射状分布至面颊。做耳部及耳前区重点按摩可起到事半功倍的效果，原则上可揉捏耳垂、提拉耳郭、上下揉搓耳前区。

5. 鼻口部　鼻肌为几块扁平的小肌肉，收缩时可扩大或缩小鼻孔，并产生鼻背的细小皱纹。按摩时可用双手中指、无名指并拢由下往上伸展鼻梁数遍，用中指上下推抹鼻翼两侧、揉鼻尖，点按迎香穴。口轮匝肌为环状纤维，以中指、无名指的指腹沿口周做环形按摩，点按地仓、人中、承浆。可预防或减少鼻纹和口角纹。

6. 下颌颈部　通过按摩可预防下颌松弛产生双下巴以及颈部皮肤松弛产生皱纹。故按摩下颌可用双手拇指、示指分别轻捏下颌至耳根，或五指并拢双掌交替由对侧耳根抹到同侧耳根，点按翳风穴。按摩颈部可用全掌着力，由颈部抹至下颌数遍。

（张　瑞）

第二篇

疾病篇

第七章

职业性皮肤病

职业性皮肤病（occupational dermatoses）指在职业性活动中，化学、物理和生物因素所致的各种皮肤病变，其中大多数源于原发性刺激物。在理论上，全部职业性皮肤病均可以预防。

我国工业职业性皮肤病约占整个职业病的50%。美国1988年资料显示，皮肤病约占所有职业病病例的24%。

因职业性皮肤病的种类繁杂，许多与非职业性皮肤病重复，故本章在对职业性皮肤病作了概述之后，仅讨论了几种特殊类型的疾病。

第一节　概　述

一、病因与发病机制

已知一些潜在的因素可调节个体对皮肤病的易感性（素质）或耐受性（保护），根据临床和实验观察，这些危险因素在本质上可分为遗传、环境和间接因素（表7-1）。职业性皮肤病的易感和耐受可能主要由工作环境决定。

表7-1　职业性皮肤病的危险因素

遗传因素
表面脂质，表皮厚度，色素沉着，多毛，小汗腺性出汗，瘢痕形成，血管反应，免疫反应，生化（代谢）改变
环境因素
季节变化，不良环境接触，化学、物理、生物因素
间接因素
年龄及工作经验，个人卫生，性别，其他皮肤病，用药

1. 遗传因素　如下所述。

（1）表面脂质：皮脂产量与痤疮的关系较为明确，严重痤疮患者一般有皮脂产量增多。有报道80%接触不溶性切割油（cutting oil）者发生炎性毛囊疹，提示表面脂质成分不可能是职业性皮肤病的重要致病因素。

干燥皮肤接触刺激物质后易于发生明显反应，与工作环境的关系亦较为明确；不良的气候条件即可产生皮脂缺乏变化。

（2）表皮厚度：接触性变应原所致的皮炎常不累及掌部，而表皮较薄处（如睚周皮肤）对变应原的反应增加，提示表皮屏障功能起重要作用。

（3）皮肤色素沉着：皮肤色素沉着程度是决定紫外线诱发皮肤损伤的因素之一，黝黑、褐色或黑色皮肤发生紫外线损伤的危险性低于白皙或赤褐色皮肤者。

（4）多毛：在接触油、油脂、巧克力、糖和污物时，多毛者比相对少毛者易于发生毛囊炎。

（5）小汗腺性出汗：多汗可使间擦部位发生浸渍而容易受到化学物质、真菌和细菌的影响。穿劳保鞋或戴橡皮手套的多汗者易于发生湿疹样变化，随后并发微生物感染。

（6）其他：特定个体在各种机械、物理和化学创伤后易于形成瘢痕疙瘩，容易发生血管痉挛者在低温暴露时可出现 Raynaud 病、冻疮和大理石样皮肤。特应性个体的工作相关性手部湿疹的发生率比非特应性者高 13.5 倍。

2. 环境因素　季节变化，如热、冷、潮湿环境，皆为影响因素。高温环境引起出汗过多，常导致粟粒疹。冬季容易出现皮肤干燥及皲裂，常引起手部皮疹。此外，化学、物理和生物因素的接触亦可引起皮肤病。

3. 间接因素　包括年龄、工作经验、个人卫生、性别、其他慢性皮肤病和用药。

一些慢性皮肤病或药物暴露可能增加了皮肤反应，这些疾病主要有干燥症、脂溢性皮炎、手足慢性湿疹、表浅癣菌感染、银屑病和异位性皮炎。虽然特应性素质并未显示接触致敏性增加。

二、分类

职业性皮肤病的分类是根据已知或可疑的病因进行的，Cohen 和 Samitz 于 1992 年提出的分类见表 7－2。

表 7－2　职业性皮肤病的病因分类

化学物质
刺激物和变应原：接触性皮炎，光接触性皮炎
致痤疮物：油性痤疮和毛囊炎，氯痤疮
色素细胞毒素和化学染料：皮肤、附属器染色，色素沉着，色素减退（白斑病）
致癌物：沥青角化病，鳞状细胞癌，皮肤 T 细胞淋巴瘤
机械因素
摩擦、压力、敲打、穿透：胼胝，皲裂，出血，苔藓化，水疱，异物，肉芽肿，文身
职业特征：机械性痤疮
振动：振动综合征
物理因素
热：热激红斑，粟粒疹
冷：冻疮，浸渍足，冻伤
电离及非电离辐射：紫外线损伤（晒斑，光化性弹性纤维病，光化性角化病，基底细胞癌或鳞状细胞癌），放射线损伤（放射性皮炎，非典型性角化病，鳞癌）
生物因子
传染病/感染：布氏杆菌病，炭疽，钩端螺旋体病，兔热病，挤奶员结节，羊痘，类丹毒，念珠菌病，皮肤癣菌病，谷痒症，禽螨皮炎，恙螨叮咬，匍行疹
植物和植物产品：毒葛皮炎，报春花属植物皮炎，豚草油皮炎，菊花皮炎，木材皮炎，蔬菜或水果皮炎

（祁长美）

第二节　工业性皮肤病

工业性皮肤病（industrial dermatoses）常见的临床类型如下。

1. 湿疹皮炎型　病因为原发刺激或致敏物质。手、前臂多见。皮损同湿疹、皮炎。动态观察：脱离工作即愈，恢复工作即复发。

2. 痤疮、毛囊炎型　又称油疹。与接触石蜡、石油、焦油、切削油等有关。好发于手背、指背、前臂等处。

3. 皮肤黏膜溃疡型　为接触刺激性或腐蚀性物质所致。

4. 皮肤色素异常型　为长期接触煤、石油、沥青、焦油、砷、氟化物或橡胶防老化剂等所致。皮损为色素沉着或色素减退。

5. 肿瘤型　为长期接触（10 年以上）焦油、砷、汞、放射线、沥青等所致。皮损为疣状赘生物或上皮癌。

6. 感染型　如类丹毒、真菌感染。

7. 昆虫叮咬型　如谷痒症等。

8. 其他类型　长期接触碱类物质或粉尘引起的皮肤干燥、角化、皲裂等。

9. 职业性体征　如长期手工操作引起的胼胝；长期浸水引起的皮肤浸渍、甲变薄；日晒引起的血管扩张等。

常见的几种工业性皮肤病如下。

一、振动综合征

振动综合征（vibration syndrome）亦称死手综合征（dead hand syndrome）、白指病（white finger disease），指握持工具振动诱发的手部和手指血管痉挛。

（一）病因与发病机制

患者一般为汽锤、链锯、手控磨床和击打机器的操作者，打字员、小提琴手和钢琴手亦可受累。40～200Hz 振动明显减少了手指血流，120Hz 振动（振幅为 0.5mm）使手指血流下降至基线的 70%，振幅增加进一步加强这种效应。寒冷和噪声在血管痉挛现象中的作用尚未进行对照研究。

较晚期病例的指动脉有中层肌肉肥厚和内膜下纤维变性，真皮内可出现明显的黏膜白斑沉积。本病与硬皮病无关，不是硬皮病的前体疾病。

（二）临床表现

本病的表现类似于 Raynaud 现象，一般为经常应用振动工具后数月发生。起病隐匿，初期症状为手麻木和麻刺感，逐渐发生冷敏感而出现发绀、苍白、疼痛、暂时性或持续性水肿，累及一根或多根手指，手指活动受限。初期症状常在数小时后完全消退；晚期病例则一般持续数年，常在冬季加重。

50% 以上患者出现精神感觉症状，如头痛、失眠、健忘和易怒；较多病例有“抑郁心境”（depressive mood）。50% 以上患者发生颈痛、肘痛、腰痛和肩强直，42% 有耳鸣，78% 有异常听力图。

（三）治疗

停止接触振动和应用支持治疗可改善精神感觉症状、肌肉骨骼症状和听力异常。中至晚期振动综合征常为不可逆性，治疗效果不佳，一般治疗措施包括戒烟、保暖（戴手套）和服用钙通道阻滞药（如硝苯地平）。

二、橡胶工业性皮肤病

主要是橡胶工业制作过程中的添加剂，如促进剂 M（2－硫醇基苯骈噻唑）、D（2－硫代苯骈噻唑）、TMTD（四甲基二硫代双甲硫羰酰胺），防老化剂 A（苯基－α－萘胺）、防老化剂 D（苯基－β－萘胺），深晒红等所引起的橡胶工业性皮肤病（rubber gumindustrial dermatoses）。合成橡胶中的高分子化合物也可致病。

（一）临床表现

1. 皮肤瘙痒型　局限性或全身性皮肤瘙痒。
2. 湿疹皮炎型　多发生于暴露部位。
3. 痤疮样型　多发生于面部及手背，皮损以角化性丘疹、黑头粉刺为主。
4. 色素改变　色素沉着或脱失。
5. 脱发　氯丁橡胶的单体氯丁二烯可致脱发。

（二）防治

严格遵守操作规程，注意个人防护。用低毒或无毒物质代替有毒物质，特别是防老化剂 D，应该更换。治疗主要是对症处理。

三、合成树脂和塑料所致皮肤病

酚、醛、树脂所产生的蒸气、粉尘和游离出的酚、醛；环氧树脂及聚氯乙烯等均可致原发刺激及过敏反应而致病。

临床表现主要为湿疹、皮炎型改变，也可致手掌干燥、皲裂、甲变薄，眼周红肿，结膜充血，上呼吸道刺激等症状。长期接触可形成慢性皮炎，吸收多者可导致肝癌。

防治主要是脱离工作环境，对症治疗。

四、沥青皮炎

沥青有天然沥青、煤焦油沥青、石油沥青和页岩沥青四种，其中以煤焦油沥青危害性最大，引起沥青皮炎（pitch dermatitis）。

（一）临床表现

1. 急性反应　皮肤沾染沥青后，经日光照射可发生光毒性皮炎，即于暴露部位发生皮肤潮红、肿胀、水疱、糜烂、渗出、瘙痒、灼热等急性皮炎的表现。

2. 慢性反应　如下所述。

（1）慢性皮炎：长期慢性刺激所致皮肤肥厚、苔藓化；或由急性皮炎演化而来。

（2）痤疮、毛囊炎：常在面部、四肢伸侧发生痤疮样皮损或毛囊炎。

（3）焦油黑变病：为烃化物毒性作用所致。见于面部、耳后和颈部。皮损初起为充血性红斑，渐呈网状青灰色、灰黑色、棕黑色斑。女性多见。有轻度灼烧及瘙痒感。

（4）皮肤赘生物：长期接触煤焦油、页岩油或高沸点石油等，可致暴露部位（面部、手、前臂）皮肤发生疣状增生或上皮癌。

（5）黏膜损害：长期受焦油烟雾袭击，可引起结膜炎、角膜炎、急性咽炎、喉炎、鼻炎、支气管炎等。

（二）防治

（1）皮脂溢出症患者，不宜从事本工作。

（2）工作前应采取防护措施，如涂保护剂等。

（3）改进搬运及操作方法，尽可能避免接触。

（4）患者应脱离工作环境，积极采取治疗措施，如内服抗组胺药、皮质激素等，外用炉甘石洗剂等。

五、氯痤疮

氯痤疮（chloracne）是一种可伴有全身中毒的职业性痤疮，系接触各种卤化芳香烃所致。自20世纪50年代以来，随着塑料的引进及氯化烃为合成树脂所取代，氯痤疮的发病率已大幅度减少。

（一）病因与发病机制

能引起氯痤疮的化学物质见表7－3，其中肝毒性和致痤疮性最大者为TCDD（2，3，7，8－tetrachlorodibenzo－pciioxiri）。这些物质的气体、粉尘、液体和固体均可通过皮肤、吸入和摄入进入人体而致病，潜伏期为1周至1个月。受累部位包括毛囊皮脂腺（氯痤疮）、内分泌系统（神经炎、焦虑）。

表7－3　引起氯痤疮的化学物质

多卤二苯：多氯二苯（polychlorinated biphenyl），多溴二苯
多卤二苯呋喃（polyhalogenated dibenzofurans）：多氯二苯呋喃，多溴二苯呋喃
3，4－二氯苯胺及其有关除莠剂污染：3，4，3′，4′四氯偶氮苯；3，4，3′，4′－四氯偶氮氧苯
其他：1，2，3，4－四氯苯（实验），dichlobenil（除莠剂），DDT

（二）临床表现

多个闭塞的黑头粉刺和淡黄色囊肿位于眼下方“颊新月”（malar crescent）和耳后，以后出现于胸、背、腹、大腿、阴茎和阴囊，鼻很少受累；随后可发生脓疱和脓肿，愈合后遗留类似于虫蚀状皮肤萎缩或寻常型痤疮的瘢痕。其他常见的皮肤黏膜病变包括结膜炎、多毛、甲褐色色素沉着、受累皮肤的色素沉着及脆性增加。病情一般逐渐加重，去除诱因后，皮损常在2~3年消退，但可能持续达5年之久。

可能伴发的系统性受累包括肝损害或萎缩、迟发性皮肤卟啉病（罕见）和神经肌肉症状（周围神经炎）。

（三）诊断

根据卤化芳香烃接触史、淡黄色囊肿和皮损的分布部位及发展情况可作出诊断，应与寻常型痤疮鉴别。

（四）治疗

治疗效果不佳。避免致病物质的进一步接触是治疗的关键，外用维A酸或口服异维A酸仅有部分改善，抗生素常无效。

六、油性痤疮

油性痤疮（oil acne）亦名环境痤疮（environ - mental acne）、油性毛囊炎（oil folliculitis）。

通过外界接触而引起本病的化学物质包括不溶性切割油、原油、煤焦油的重馏成分（沥青、木馏油）、植物油和动物脂肪。毛囊口阻塞主要为机械性，而毛囊周围炎症可能为油刺激、皮脂潴留和破裂或表面寄居菌的俘获所致。不溶性切割油相对无菌，油内的微生物并不引起本病。12例有痤疮史的青年男性，背部用不溶性切割油持续封包4周，活检显示仅有黑头粉刺反应，而无炎症反应，其效应类似于20%粗煤焦油。

许多毛囊性丘疹和脓疱位于手背、前臂、大腿、面部和颈后部。毛囊炎严重性取决于工作类型和特定的环境因素，油接触时间不是主要因素。

McDonald痤疮是油性痤疮的一种类型，发生于快餐店作煎炸工作的年轻人，系长期接触油和脂肪所致。

七、职业性肢端骨质溶解症

职业性肢端骨质溶解症（occupational acroosteolysis）由Suciu等于1963年首次报道，见于清扫反应堆（含氯乙烯单体）和其他职业（如水管、阀门、水泵等维修）的工人。由于发病率较低，约3%清扫反应堆者发病，提示可能有个体特应性。

临床表现包括Rayrmud现象、硬皮病、溶骨性损害（特别是手指）和可能发生的系统性病变，如肝大、脾大、血小板减少、肺阻塞性病变等。

八、职业性皮肤癌

职业性皮肤癌（occupational skin cancer）主要系工作场所中物理和（或）化学因素暴露所致。

（一）概述

1775年，Percivall Pott描述了英国烟囱清扫工的阴囊癌，此为职业性癌的首次报道。美国每年发现的非黑素瘤性皮肤癌新病例数约为40万例，占每年发生的癌症总数的30%~40%；恶性黑素瘤约为1.7万例。在这些癌症中，究竟有多少为工作场所诱发尚有争议，Schottenfield和Hass于1979年报道为多达70%~80%，其他作者的报道则远低于此数。

虽然Hueper和Conway于1964年提出的“没有致癌物就没有癌症”的观点是正确的，但必须认识到癌症发生受多种因素影响，如皮肤癌除职业性化学物质暴露外，还受到日光、皮肤类型、年龄、性别、免疫因素和遗传的影响。

在职业性环境中，皮肤癌的最常见原因为紫外线、多环芳香烃、砷、电离辐射和创伤，分述如下。

（二）紫外线

日光是职业性和非职业性皮肤癌的最常见原因，产生的肿瘤为非黑素瘤性皮肤癌，其中以基底细胞癌和鳞状细胞癌最常见，光化性角化病是癌前病变。日光的主要致癌作用光谱为UVB（290~320nm），

UiVA 似可加快 UVB 诱导癌的形成。上述类型的皮肤癌与紫外线之间的直接关系已较为肯定。早在 1896 年，Unna 就注意到农工、海员的角化病和皮肤癌与长期日光暴露有联系。室外工人的皮肤癌发病率明显高于室内工人者，特别是皮肤、毛发和眼色泽较淡者。

日光暴露与恶性黑素瘤之间的关系未完全明了。实验资料和临床研究显示，室外工人的头、面和颈部黑素瘤发病率较高，而室内工人的黑素瘤较常见于躯干和四肢，且室内工人的各型皮肤癌发生率一般均较低。恶性雀斑样痣占黑素瘤的 4.7%，发生于日光损害皮肤，在一段时间之后可具有侵袭性。此外，着色性干皮病患者对日光极为敏感，恶性黑素瘤的发病率明显增加，是常见的死亡原因。

（三）多环芳香烃

在 19 世纪末期，已注意到许多煤焦油产品和一些矿物油可导致皮肤癌，多环芳香烃是大多数报道的职业性皮肤肿瘤的原因。多环芳香烃有下述来源：①煤不完全燃烧和蒸馏产品，如焦油、木馏油、蒽油；②石油和天然气不完全燃烧和蒸馏产品，如焦、炭黑、燃料油、润滑油及脂、粗制液状石蜡、柴油、冷却油；③页岩油（shale oil）和褐煤的蒸馏产品，如油、蜡、焦油；④煤的氢化产物。

这些复杂混合物含有苯并芘（benzopyrene）或苯并蒽（benzanthracene）型的多环芳香烃，后两者可作为癌变的启动剂和促进剂。芳香烃本身或烃的活性型，特别是环氧化物（epoxide），可能引起癌变。哺乳动物皮肤与焦油接触可诱导芳烃羟化酶（aryl hydrocarbon hydroxylase，AHH）活化，后者将多环芳香烃转化为反应性代谢产物，如二醇环氧化物（diolepoxide），从而可促发肿瘤形成。

页岩油产品的致癌作用较强，而焦油沥青的致癌作用比石油沥青大。多环芳香烃与 UVB 之间有加性作用（additive action），可诱发与多环芳香烃接触的室外工人发生皮肤癌。

初期表现为光敏性反应，即暴露皮肤的弥散性红斑伴明显灼热感。反复发作后出现皮肤异色病样变化，特别是颈侧和颊部。此后发生角化性乳头瘤（焦油疣，tar wart），常位于异色病样皮肤上，但亦见于前臂和手。这些皮肤变化可能需要 1～20 年或以上才发生，其中大多数为 6～20 年。只有疣状角化病才能发展为鳞状细胞癌，但发生癌变者仅占少数。基底细胞癌和角化棘皮瘤亦见于这些部位，老年人皮肤较易发生这些变化。

（四）砷

虽然在 19 世纪早期即已认识到砷诱发的角化病和皮肤鳞状细胞癌，但砷致癌的动物模型仍未制作成功，此种情况的最普通解释是实验动物不能成活至诱发癌变所需的长期潜伏期。人类白细胞体外培养研究发现，三价砷引起的染色体异常比五价砷高 5 倍；使用含砷药物的个体和接触砷化合物的工人中，染色体异常的发生率增加。

慢性砷中毒的特征是砷剂角化病（arsenical keratoses），表现为多发性黄色点状角化丘疹，对称分布于掌、跖；在此之前可在暴露皮肤上出现弥漫性红斑、多汗和斑状黑变。在色素沉着皮肤内的色素减退类似于“灰尘路上的雨点”（rain dropson a dusty road）。角化性损伤很少发展为鳞状细胞癌。Bowen 病较为常见，表现为躯干和四肢上的圆形红色斑块，有轻度色素沉着和脱屑，发生侵袭性鳞状细胞癌罕见。

砷中毒的皮肤外表现包括周围神经病、冠状动脉病变、再生障碍性贫血、肝细胞功能障碍和肺、肝、淋巴和造血系统恶性肿瘤。

（五）创伤

Virchow 于 1863 年首次提出创伤为皮肤癌的病因，此种观点迄今尚有争议。1926 年，Ewing 为单纯创伤和恶性肿瘤的关系创立了一种标准，Stoll 和 Crissey 于 1979 年对其进行了修正（表 7－4）。

表 7－4　单纯创伤和恶性肿瘤的关系标准

1. 既往的皮肤必须正常
2. 发生的创伤必须适当和经过鉴定，最好由医务人员证实
3. 必须有非转移性癌的阳性诊断，肿瘤的组织结构必须与同一部位的组织一致
4. 癌症必须发生在损伤的准确部位
5. 创伤与癌症首次出现之间必须有适当的间隔时间
6. 创伤与癌症出现之间必须有连续性体征

Marjolin 于 1828 年首次描述了创伤性瘢痕上发生的肿瘤，瘢痕（特别是烧伤瘢痕）上发生的恶性肿瘤以鳞状细胞癌多见，潜伏期为数月至 35 年或以上。

（六）电离辐射

电离辐射作为职业性皮肤癌的病因在 21 世纪初期即已认识到，组织学类型包括鳞状细胞癌、基底细胞癌和少见的黑素瘤、皮脂腺及汗腺肿瘤。在所有的职业性皮肤癌中，辐射癌所占比率 <1%。X 线诱发的鳞状细胞癌的侵袭性大于光化性者，两者的转移率分别为 20% ~26% 及 3%。

（祁长美）

第三节 农业性皮肤病

农业性皮肤病（agricultural dermatoses）是在农业劳动生产过程中，接触农业有害因素引起的皮肤病，如稻田皮炎、麦芒皮炎、农药皮炎、钩虫皮炎、蛔虫皮炎、谷痒症等。本节仅介绍稻田皮炎。

水稻田皮炎（paddy - field dermatitis）是农民从事稻田耕作过程中发生的一种皮肤病。多见于春夏农忙季节，尤以夏收夏种为甚。临床上分为下述两型。

一、浸渍糜烂型皮炎

浸渍糜烂型皮炎（maceration dermatitis），俗称“烂手烂脚”，主要见于我国江南各省。

（一）病因与发病机制

与手足浸水时间长，弱碱性田水（pH =7.4 ~8）能去除表面皮脂，增加水分的渗透性有关。劳动时机械性摩擦为本病发生的决定性因素。

（二）临床表现

一般下水田连续劳动 2 ~5d 即可发病。开始为指（趾）缝皮肤肿胀，浸渍发白，自觉瘙痒。如继续下水田劳动，不断摩擦，可出现表皮剥脱、糜烂、渗液，自觉疼痛。手足背、前臂和小腿一般不发病。插秧时，插秧的手容易发生指甲损伤、甲沟炎。有时尚可在手掌、足底角质较厚部位，发生虫咬状的凹陷。

病程具有自限性，如暂停下水田数天即可自愈。

（三）预防

（1）改善劳动条件，减少浸泡田水的时间。

（2）加强个人防护：每次歇工后，洗净手脚，用明矾盐水（明矾 12.5g，食盐 3.0g，加水 100ml）浸泡一次，每次 15min，让其自行干燥，临睡前必须浸泡一次。此法简便、经济、有效。

（四）治疗

以干燥、收敛、止痒为治疗原则。①枯矾粉（冰片 1g，枯矾 25g，氧化锌 20g，滑石粉加至 100g），外扑患处。②3% ~5% 甲紫外搽。③继发感染，1 ∶ 5 000 高锰酸钾溶液浸泡或湿敷，必要时用抗菌药。

二、血吸虫尾蚴皮炎

血吸虫尾蚴皮炎（schistosomal cercavia dermatitis）由禽、畜类血吸虫的尾蚴入侵皮肤引起的局部皮肤炎症反应。在我国南方以毛毕血吸虫为主；北方以土耳其斯坦鸟毕血吸虫为主。其中间宿主为锥实螺科的螺类和土蜗类。

（一）临床表现

发病快，部位以小腿、前臂、手、足背部等处，接触含有尾蚴的水田后，数分钟即有痒感，20 ~30min 后，即在接触部位尤其是接近水面部位皮肤上起粟粒大的红斑、丘疹、丘疱疹、水疱、风团及瘀斑（尾蚴入侵的痕迹）等，伴有瘙痒，常可继发感染并发淋巴管炎及淋巴结炎。病程 1 ~2 周，可自行消退。

（二）防治

（1）消灭锥实螺及尾蚴可用氨水、碳酸氢氨、五氯酚钠、美曲膦酯、敌杀死等，也可人工捕杀。

（2）加强个人防护，根据情况可外搽20%～25%松香软膏，或戴手套或塑料膜纱布、绷带包裹，或涂其他皮肤防护剂等。

（3）治疗可内服抗组胺药，外用炉甘石洗剂或氟轻松霜等。

（祁长美）

第四节　其他行业皮肤病

一、演员油彩皮炎

演员油彩皮炎（players cosmetic dermatitis）是戏剧、歌舞、电影演员使用化妆油彩及其他化妆品引起的职业性皮肤病。上海市油彩皮炎防治协作组多年调查，因油彩化妆引起皮肤反应占58.1%，改用一种新型油彩化妆，其发病率由原来的31%及55%下降至21%及24%。可见油彩质量改进非常重要。

（一）病因与发病机制

致病性油彩包括：①有机颜料：如偶氮染料和硝基偶氮染料类；②无机颜料（铅、砷、汞等）；③基油（如白油、凡士林等），填充剂（氧化锌、白陶土等）；④香精；⑤其他：如底油、定妆粉、卸妆油、眉笔、粘胡胶及鼻油灰等。

发病机制有：①原发性刺激；②致敏颜料的作用；③光敏反应，由舞台光源（含紫外线）所致。

（二）临床表现

1. 皮炎型　多见于上妆后1h左右出现瘙痒，卸妆后则于眼周、前额、两颧及鼻部出现水肿性红斑、丘疹。

2. 粉刺型　前额、面颊及下颌等处出现毛囊性丘疹，与寻常痤疮相同。

3. 色素沉着型　多见于老年演员，眼周、鼻侧、额、颊出现边缘不清、大小不等的青褐、黑褐及灰褐色色素斑，间有网状色素减退或正常皮色斑纹，伴毛细血管扩张。

4. 瘙痒型　上妆或卸妆后出现刺痒、蚁行感或烧灼感，常于卸妆后数小时减轻或消失，无皮肤损害。

（三）诊断

从事职业，使用油彩及临床表现可以诊断。

（四）防治

（1）提高油彩质量，研制新型油彩。

（2）酌情于上妆前使用皮肤保护剂

1）配方：明胶3.5g，氧化锌5.0g，硼酸1.0g，硬脂酸镁1.0g，聚合甘油酸酯2.5g，聚合甘油硬脂酸酯1.0g，羟苯乙酯0.15g，白凡士林54.0g，水力日至100.0g。

2）配方：聚乙烯醇1.5g，单纯霜（亲水性）加水至100.0g。

（3）治疗：可参照接触性皮炎、痤疮、黑变病相关内容，内服六味地黄丸或逍遥散。

二、理发师化学烫发剂皮炎

理发师化学烫发剂皮炎（cold waving dermatitis in hairdresser）系指理发因接触化学烫发剂（冷烫液）所致的手部接触性皮炎。王侠生调查理发专业职工因化学烫发剂引起的手部皮炎相当常见，是最常见的职业性皮肤病。

（一）病因及发病机制

冷烫液中主要成分除巯基乙酸外，还有氨水、氢氧化钠等，这是皮肤刺激物，而非变态反应。临床和实验皆证明，本病主要是由冷烫液的原发性刺激作用所致。专家们进行的豚鼠实验，结果未见冷烫液对豚鼠皮肤具有致敏作用。

（二）临床表现

皮炎多发生在接触冷烫液的当天或 1～3d。以手指、手背及手掌多见，有红斑、丘疹、水疱或糜烂、溃疡、渗液，伴剧痒，可迁延呈慢性表现。此外，有甲沟及甲板变软、变薄、甲床分离。

临床可分为：①急性接触性皮炎；②慢性接触性皮炎；③甲沟炎和甲损伤。

（三）诊断

根据职业及接触史、特殊皮损表现及脱离接触后迅速痊愈等特点，可作出诊断。

（四）防治

加强个人防护、进行卷发作业时戴上乳胶手套。改进冷烫液的化学组分，是防护根本。本病按皮炎湿疹治疗原则处理。

（郝　勇）

第八章

药物性皮炎

第一节　药　疹

药物性皮炎（dermatitis medicamentosa）又称药疹（drug eruption），指药物通过任何途径进入体内引起皮肤黏膜的急性炎症，重者可伴有系统累及。常见的途径为口服和注射，但亦可通过吸入或局部用药经皮肤、黏膜吸收，如灌肠、漱口剂、滴鼻剂、眼药水、栓剂等其他途径。近年来，随着新药的不断推广应用，药疹的发病率有逐年增高的趋势。药疹的发病机制可简单分为非免疫性和免疫性两大类：前者指药理学可以预测得到的，常与剂量有关；后者则与药理作用无关，见于少数有过敏体质的个体，通过免疫机制发生。本文论述的是后一类药疹，又称之为特应性药物反应。药疹常依据皮疹形态分为麻疹样或猩红热样发疹型、多形红斑型、固定型、剥脱性皮炎型、中毒性表皮坏死松解型、荨麻疹型、血管炎型、光敏反应型、血清病样型等。其中以发疹型、固定型、荨麻疹型和多形红斑型为常见类型。

常见的致敏药物有以下几类：①抗生素类：占第一位，尤以青霉素类、头孢菌素类引起的最为多见，其他有林可霉素类、喹诺酮类、大环内酯类、氨基糖苷类、四环素类等；②解热镇痛药：如阿司匹林、索密痛、安乃近、吡罗昔康、保泰松等；③抗痛风药：主要是别嘌醇；④安眠镇静及抗癫痫药物：如苯巴比妥、苯妥英钠、卡马西平等；⑤中成药：引起的药疹病例数逐年上升，不容忽视；⑥其他药物：磺胺药，主要是复方新诺明。另外，血清制品及生物制剂、呋喃唑酮、抗结核药乙胺丁醇、异烟肼等也时有报道。

一、诊断要点

（一）临床特点

除固定型药疹有特定部位特征性表现外，多数药疹常模拟其他疾病的皮肤表现，皮疹类型多样，常见以下特点。

（1）有明确的用药史：停用致敏药物，皮疹可自愈，一般在1～3周左右恢复。

（2）有一定的潜伏期：首次用药在5～20天，重复用药，则在数分钟或数小时发病。抗痛风药别嘌醇及抗结核药引起的药疹潜伏期较长，首次用药可长达90天。

（3）大多有前驱症状：如发热、皮肤瘙痒、黏膜灼热、干燥或全身不适。

（4）重症常可伴多腔口黏膜损害，累及口腔、外生殖器、眼、呼吸道及消化道黏膜，且可影响心、肝、肾、关节及造血系统，往往起病急骤，病情凶险。

（5）对抗过敏治疗及皮质类固醇激素治疗有效。

（二）组织病理

除固定型、多形红斑型及中毒性表皮坏死松解型药疹外，其余药疹组织学改变缺乏特异性。

（三）实验室检查

血常规白细胞数可增多，常伴嗜酸性粒细胞增多，但也有白细胞减少者。若脏器受累者，可出现肝功能异常，血清转氨酶升高；肾功能异常，血尿、蛋白尿，血尿素氮、肌酐升高；心脏受累，则心电图表现异常。

二、治疗

治疗原则是立即停用致敏药物，促进致敏药物排泄，及时抗过敏治疗。

(一) 全身治疗

(1) 在病历上注明，禁用致敏药物或可疑致敏药物的名称，勿用结构相关药物，以免发生交叉过敏。

(2) 多饮水或输液以利致敏药物排出，每日可静脉输注1 000～2 000ml液体。

(3) 抗过敏治疗

1) 抗组胺药物：如扑尔敏、酮替芬、西替利嗪、氯雷他定、咪唑斯汀等，可任选1～2种。

2) 维生素C：每日1～3g加入液体中静滴。

3) 10%葡萄糖酸钙：10ml静脉注射，也可用硫代硫酸钠0.64g加注射用水10ml静脉注射，每日1次。

(4) 病情较重如发疹型或荨麻疹型，皮疹泛发伴中等度发热者，可给泼尼松20～40mg/d，或其他糖皮质激素的相当剂量，病情好转后逐渐减量，1～2周内可撤完。

(5) 病情危重者：如重症多形红斑型、中毒性表皮坏死松解型、剥脱性皮炎型药疹，有广泛皮肤或黏膜损害伴重要脏器受累，患者高热，全身中毒症状明显，应尽早足量短期使用糖皮质激素，氢化可的松200～500mg或地塞米松15～20mg加葡萄糖溶液中静滴。病情重笃者可视情况加大剂量，糖皮质激素足量的标志是2～3天内体温控制，无新发皮疹，原皮疹色泽转暗，渗出减少，病情稳定后则迅速撤减激素，一般每3～4天可撤减激素1/8～1/4量，3周左右撤完。剥脱性皮炎型撤减激素的速度宜适当放慢，以免病情反跳。糖皮质激素应用过程中要时刻注意糖皮质激素所致的各种不良反应，特别是消化道出血、电解质紊乱、激素性糖尿病以及念珠菌感染等，应及时加以预防、治疗。

(6) 静脉注射丙种球蛋白（IVIG）：治疗重症药疹，用法，0.4g/（kg·d），静滴，连续3～5天。

(7) 支持疗法：补给高热量、高蛋白、多种维生素，视病情需要可给予能量合剂，白蛋白，输新鲜血或血浆，有感染的可选择致敏性较小的抗生素加以控制，注意液体和电解质平衡。肝功能受累的应投予保肝治疗。

(二) 局部治疗

加强皮肤黏膜的护理。

(1) 皮疹无渗出的可给单纯扑粉或用复方炉甘石洗剂。

(2) 有大疱的可用无菌针筒抽干疱液，然后外搽1%聚维酮碘溶液。

(3) 渗液明显者应行干燥暴露疗法，重视消毒隔离，每天换消毒床单，糜烂面用3%硼酸液清洗后贴敷单层0.1%黄连素纱布或1%聚维酮碘纱布。

(4) 眼结膜损害每天数次用生理盐水冲洗，清除分泌物，定期交替滴醋酸氢化可的松眼药水及氯霉素眼药水，晚上涂3%硼酸眼膏或0.5%金霉素眼膏，以预防粘连。

(5) 口腔损害，可用2%碳酸氢钠含漱液或多贝氏液漱口，唇部用凡士林油纱贴敷，口腔溃疡可贴口腔溃疡薄膜。

(三) 中医药治疗

本病属中医“中药毒”范畴。系因禀赋不耐，药毒入侵化火，外发肌肤所致。治疗以清热凉血解毒为主，方用犀角地黄汤合黄连解毒汤加减，切不可动用发散透疹之品。

三、预防

(1) 用药应有的放矢，切勿滥用药物。用药前应仔细询问药物过敏史。

(2) 青霉素、链霉素、普鲁卡因等用药前应严格执行常规皮试制度。

（3）注意药疹的早期症状，一旦出现难以解释的发热及皮肤黏膜的症状如结膜充血，皮肤瘙痒，皮疹应想到药疹的可能，应尽早作出诊断，立即停药。

（4）已出现药疹的患者，医生应明确告知患者，且在病历的显要位置标明对某种药物过敏，避免重复使用同类和结构类似药物，以免再发药疹，加重病情。

（赵晓秋）

第二节　固定性药疹

固定性药疹（fixed drug eruption）是药疹中最常见的一型，复发率较高。致敏药物再次进入体内，则在同一部位反复以同样形态皮疹出现。引起固定型药疹的药物种类很多，以解热止痛药、磺胺类（主要是复方新诺明）、巴比妥类及四环素类药物引起的最为常见。中草药也可引起。此外，非药物性的一些化学物质如食用色素、食品防腐剂、药物胶囊或基质等。

一、诊断要点

（一）临床特点

以成年人多见。皮疹特点为限局性圆形或椭圆形水肿性红斑，色泽红或紫红，直径数毫米至数厘米不等，境界十分清楚，单发或多发，多发者往往分布不对称，重者中心可起水疱、大疱。急性期约1周左右，此后局部遗留暗褐色或棕褐色色素沉着，可持续数月甚至更长。好发于手足部以及皮肤黏膜交界部位，如口唇、外生殖器、肛门等处，以龟头包皮为最好发部位，也可见于任何部位。重复用药，则原来部位必发同样皮疹，即所谓固定性，其他处也可出现新的皮损，因而皮疹数目随发病次数逐渐增多。自觉症状轻微，部分患者仅有轻度痒感及灼痛感。外生殖器部位及黏膜损害易出现糜烂，伴疼痛感。一般无全身症状，少数泛发者有发热、头痛及全身不适。

（二）组织病理

特征性组织像为基底细胞液化变性和色素失禁。表皮内有较多坏死角质形成细胞，表皮细胞内和细胞间水肿，真皮上部有大量的黑色素和噬黑素细胞，真皮乳头水肿，毛细血管扩张，血管周围淋巴细胞、组织细胞及嗜中性粒细胞浸润。

（三）实验室检查

1. 激发试验　是确定致敏药物的有效方法。可疑致敏药物的激发剂量因人而异，一般为常用量的1/4～1/2。但应在皮疹痊愈后、征得患者同意、并在医务人员的严密观察下进行。固定性药疹患者于发疹前有明确服药史的，致敏药物一般不难确定，因此不必作激发试验。个别病例用药复杂，难以确定致敏药物，此时可用激发试验。

2. 斑贴试验　将可疑致敏药物以二甲基亚砜，或95%酒精，或凡士林等作基质配成10%～30%浓度，在皮损部位做斑贴试验，可激发阳性反应，阳性率可达60%～85.7%，而在非皮损部位，斑贴试验阴性。该试验也只在必要时作，而且应在皮疹痊愈后进行。

二、治疗

（一）全身治疗

（1）寻找致敏药物，禁止继续服用或使用。

（2）抗组胺药物、维生素C、钙制剂等抗过敏治疗。

（3）糖皮质激素：若皮疹数目多，可在红斑初起时，给予小剂量糖皮质激素如泼尼松30mg口服，可明显减轻固定型药疹的反应程度，以后视皮疹情况，逐日递减用量，一般在1周内撤尽。也可应用得宝松1ml一次性肌内注射，但若已经出现大疱糜烂，则使用皮质激素只能减轻些炎症，并不能缩短其病程。

（二）局部治疗

视皮疹情况给予湿敷，炉甘石洗剂或皮质激素霜外擦。外阴部，特别是男性龟头糜烂、渗出性损害，宜用3%硼酸液、生理盐水或0.05%黄连素液或0.1%依沙吖啶液等予以局部湿敷，一次30分钟，1天2~3次。保持患处清洁，卧床休息，减少活动，晚上暴露或以抗生素油膏涂搽，一般7~10天可愈合。

（三）物理治疗

1. 氦氖激光照射　口腔内皮损因有唾液，局部涂药难奏效，可采用氦氖激光局部照射。波长632.8nm，输出功率15mW，功率密度1.38mW/cm^2，光距50~70cm，每次10~15分钟，每天1次，据报道，见效快，效果佳，7天左右愈合，其他部位也可使用氦氖激光照射，采用25mW氦氖激光机，光斑1~10cm，距离1m，每次10分钟，每天1次，照射后用无菌纱布包扎。

2. CO_2激光照射　局部散焦照射（有温热舒适感为宜），每日1次，每次10~15分钟，一般治疗7~10天。

（四）中医药治疗

该型药疹好发于阴部、口唇、为肝胃二经所过之处。治宜清肝泻火、利湿解毒。方用龙胆泻肝汤加减，龙胆草10g、黄芩10g、栀子10g、生地20g、车前子10g、泽泻10g、赤芍1~2g、蚤休20g、木通10g、生甘草6g。每日1剂，早晚各煎服1次，药渣可再煎汤，放凉湿敷患处。

（赵晓秋）

第三节　中药引起的药疹

近年来，随着制药工业的发展，中药制剂的品种和剂型不断增多，除传统的汤剂外，目前常用的剂型有冲剂、针剂、粉针剂、丸剂、含片、散剂及外用制剂等，中药的应用范围日益扩大，中药致药疹的发病率呈逐年上升趋势，据近年来文献报道显示，中药已成为药疹的主要致病药物之一。吕庆丽等对我国近20年主要文献中中药ADR个案报道的病例进行分析，共2 732例中药引起的不良反应中，过敏反应为1 577例，占57.7%，其中过敏性休克215例，重症药疹59例。常见致敏药物有双黄连针剂、茵栀黄针剂、清开灵针剂、复方丹参针、清热解毒针剂、蝮蛇抗栓酶针、柴胡针、牛黄解毒片、藿香正气水、消渴喘片、强力宁针、正红花油、六神丸等。重症药疹的常见致敏药物有蝮蛇抗栓酶针、牛黄解毒片、正红花油、双黄连针剂、雷公藤片等。

一、诊断特点

（1）中药引起的药疹涉及药疹的各种临床类型，其临床表现与西药引起的相类似。从剂型分析，各种剂型均可引起，但以注射剂引起的比例最高，明显高于常见的口服给药制剂。1999—2001年文献报道的187例中药引起的过敏反应中，由注射剂所致的有109例，占58.9%。其原因可能是由于中药提取的有效成分中大多为蛋白质、多肽、多糖类等大分子物质，具有免疫原性及免疫反应性，口服制剂进入消化道易被消化酶破坏，分解为小分子物质，部分或全部失去抗原性。而注射剂直接进入体内，因而易诱发过敏反应。中药所致的药疹发生时间最短为用药后3分钟，最长为停药后7天，多数发生在用药过程中。但皮疹类型与致敏药物的剂型之间无显著差异。曾报道1例乳母服三七片，5天后，其出生45天的婴儿因进食母乳发生大疱性表皮松解型药疹。

（2）从致敏药物分析，据文献统计，至少涉及140种药物。有时，不同的致敏药物事实上是由同一成分引起，如居致敏药物前几位的双黄连针剂、茵栀黄针剂、清开灵针剂、清热解毒针剂中均有金银花成分，金银花中含有绿原酸和异绿原酸，具有抗菌抗病毒作用，同时又具有致敏原作用，易引起变态反应。由于中药多数为复合制剂，单味药中即含多种成分，另外，配制时常加入一些辅剂，相互之间也可引起交叉过敏。因而难以确定是何种成分或其代谢产物，抑或某种杂质引起致敏。中药的有效成分中不乏大分子蛋白质，如常见致敏药物清开灵针剂（含水牛角）、鹿茸精针剂、地龙针剂及羚羊角针剂中均含有异种蛋白质，均具有较强抗原性，容易致敏。

（3）从药疹类型来看，常见类型为发疹型、荨麻疹型、过敏性紫癜型，中药所致的严重的过敏反应以过敏性休克为主，可占过敏性休克的10%左右。重症药疹包括中毒性表皮松解症、重症多形红斑型药疹、剥脱性皮炎型药疹约占3% ~6%。

二、治疗

与西药引起的各型药疹相同。

三、预防

（1）临床医生首先要摒弃“中药不良反应小”的偏见；开中药前也应详细询问患者的药物过敏史以及是否为过敏素质。切忌再次使用可疑致敏药物。过敏体质的患者给药时要格外谨慎，避免使用易引起过敏反应的制剂。

（2）尽量选用口服制剂口服给药。

（3）注射剂使用前应注意注射液的色泽、澄清度，选择合适的溶剂，尽量避免与其他药物在同一瓶液体中配伍使用。治疗期间不应随意换用不同厂家或不同批号的同种药品。

（4）用药过程中如出现皮肤瘙痒、皮疹等过敏反应应立即停药。

（赵晓秋）

第四节　急性泛发性发疹性脓疱病

急性泛发性发疹性脓疱病（acute generalized exanthematous pustulosis，AGEP）是一种特殊类型的药疹。1980年，Beylot等用AGEP一词来描述具有下列特点的脓疱性皮疹，患者无银屑病病史，脓疱主要由药物诱发（少数可能由感染因素诱发），发病急骤，常伴高热，病程自限，病理特征为角质下非毛囊性脓疱，伴真皮血管周围炎及血管炎。病理机制尚不清楚。本病的潜伏期短，抗生素引起者用药数小时到2~3天发病。文献报道引起AGEP的药物种类较多，最常见的有β-内酰胺类及大环内酯类抗生素；其次为米诺环素、多西环素、万古霉素、亚胺培南、异烟肼等；其他有抗疟药氯喹、羟氯喹，抗真菌药特比萘芬、制霉菌素、伊曲康唑，HIV蛋白酶抑制剂，解热镇痛药，卡马西平、钙通道阻滞剂、质子泵抑制剂（兰索拉唑）等。

一、诊断要点

（一）临床特点

本病约90%是由药物所诱发，潜伏期较短，抗生素引起的从用药到皮疹出现平均约2.5天，短的为数小时，属记忆超敏反应，其他药物平均18天。

（1）起病突然，发疹往往从头面部及皱褶部位开始，数小时内扩散至全身，呈弥漫性水肿性鲜红色斑片，很快在红斑上密布粟粒大、非毛囊性白色小脓疱，数目从几十个至几百个不等。皱褶部位如颈项、腋下、双胁、肘窝、腘窝部尤为明显。半数患者可伴有局部水肿，小腿紫癜、水疱，或呈多形红斑样，或脓疱融合呈尼氏征（Nikolsky征）阳性，易误诊为中毒性表皮坏死松解症。

（2）黏膜较少受累，若有主要见于口腔和舌头，发生率约20%。

（3）自觉灼痛、瘙痒，痒的程度因个体差异而不同。

（4）常伴高热，体温>38℃，平均39.1℃。大多于脓疱出现当天发热，也有发疹前后1~2天内出现，可连续1周左右。

（5）脓疱持续5~10天，随后开始呈针帽状脱屑，病程自限，病期1~2周，预后良好。但在并发慢性病的老年人中可因皮肤血流量增加，皮肤浅表感染而死，死亡率<2%。

（二）组织病理

角层下海绵状脓疱，疱内含嗜中性粒细胞及少数嗜酸性粒细胞，真皮乳头水肿，毛细血管扩张，中性或嗜酸性粒细胞呈围管浸润，少数可见角质形成细胞坏死，白细胞碎裂性血管炎。

（三）实验室检查

血白细胞总数增加，嗜中性粒细胞增加 $>7.0\times10^9/L$，约 1/3 患者伴嗜酸性粒细胞轻、中度升高。1/3 患者呈肾前性氮质血症，肌酐清除率下降 <60ml/min，肝功能大多正常，少数转氨酶轻度上升，但不高于正常值 2 倍，常有低钙血症。脓疱细菌培养阴性，少数可培养出金黄色葡萄球菌及腐物寄生杆菌。

二、治疗

（1）停用致敏药物，促进药物排泄。停用致敏药物后，皮疹大多能自行消退，一般不需特殊治疗。

（2）瘙痒明显者可选用抗组胺药物。

（3）皮疹广泛者可用中等剂量糖皮质激素，泼尼松 30～50mg/d，可有效改善症状，缩短病程。1～2 周左右可撤完。伴高热者可选用退热药，但应先排除可疑致敏药物的前提下使用。

（赵晓秋）

第五节　中毒性表皮坏死松解症

中毒性表皮坏死松解症（toxic epidermal necrolysis，TEN）又称中毒性表皮松解型药疹或大疱性表皮松解萎缩型药疹。为病情最急，病势最凶的皮肤药物反应之一，特征为迅速而广泛的表皮剥脱伴全层表皮坏死。可发生于任何年龄。但若不及时抢救，死亡率可高达 10%～30%，艾滋病及所有 HIV 感染者、骨髓移植受体、SLE 患者，患病的危险性大大增加。本病的发病机制属Ⅳ型变态反应，患者往往存在对致敏药物的代谢异常，且受遗传因素影响。引起中毒性表皮坏死松解症的药物种类繁多，常见的致敏药物以往以磺胺类药物占首位，近年来则以抗生素类占首位，特别是青霉素、头孢菌素类药物；其次为解热镇痛类药物，镇静安眠或抗癫痫药物，如苯巴比妥、苯妥英钠，卡马西平；其他有酚酞、别嘌醇、磺胺类等，值得注意的是，中成药引起的 TEN 也时有报道。

一、诊断要点

（一）临床特点

（1）起病急骤，大多有明显的中毒症状，发热，烦躁不安，嗜睡，甚至昏迷。

（2）皮疹发生前可有结膜充血、口咽干燥、唇部灼热及皮肤灼热瘙痒等前驱症状。

（3）数小时或 1～2 天后，皮肤出现红斑，明显触痛，发展迅速，很快遍及全身，出现水疱、大疱及大片表皮剥脱如Ⅱ度烫伤，尼氏征阳性，一般头皮很少累及。

（4）一处或数处黏膜损害，可累及眼、鼻、口、唇、外阴、肛门，甚至呼吸道及胃肠道黏膜。表现为水疱、剥脱、糜烂。严重的眼角膜损害，可导致角膜溃疡、穿孔。

（5）脏器受累，可引起心、肝、肾损害。少数可累及肺及脑部。出现肺出血、脑出血。

（6）经及时抢救，病情逐渐好转，体温转为正常，病期一般 2～3 周，剥脱表皮及水疱干涸结痂脱落，留淡红色嫩皮。若处理不当，也可因急性肾功能衰竭、肺炎、败血症、脑出血、呼吸循环衰竭等死亡。

（二）组织病理

全层表皮大片坏死，表皮下大疱。真皮浅层水肿，血管周围少量淋巴细胞、组织细胞及嗜酸性粒细胞浸润。

（三）实验室检查

（1）血白细胞总数增加，嗜中性粒细胞增加，淋巴细胞减少，淋巴细胞数少于 $1.0\times10^9/L$，尤其是 $CD4^+$ T 淋巴细胞减少。也可白细胞总数减少，若少于 2.0×10^9 则预后较差。多数患者嗜酸性粒细胞分类降低到零，嗜酸性粒细胞计数少于 $0.05\times10^9/L$。

（2）尿常规：可出现蛋白尿，尿中白细胞和红细胞。少数患者可有血尿素氮及肌酐增加。

（3）肝功能检查：可出现转氨酶异常。蛋白电泳 γ 球蛋白增高。

（4）心肌损害：心电图表现为传导阻滞，频发房性期间收缩、室性期间收缩、房颤、T 波改变等。

二、治疗

一经诊断，立即停用致敏药物及可疑致敏药物以及结构类似药物。治疗原则是早期足量短程皮质类固醇激素应用，维持液体和电解质平衡，预防感染控制并发症，加强营养支持疗法。

（一）全身治疗

（1）尽早使用糖皮质激素，开始每天用氢化可的松 300～500mg，或地塞米松 20～30mg 及维生素 C 2～3g 加入 5%～10% 葡萄糖中静脉滴注。重症可视病情再加大糖皮质激素剂量。糖皮质激素足量的标志是 2～3 天病情得到控制，原皮疹色泽转暗，渗液减少，疱壁紧贴基底部，尼氏征转为阴性，无新发皮疹出现。一旦病情稳定好转，则迅速撤减激素，每 3～4 天撤减 1/8～1/4，一般可在 2～3 周撤完。欧美国家对糖皮质激素治疗 TEN 一直存在争论，持反对意见者认为糖皮质激素用后增加继发感染、胃肠道出血、水电解质紊乱的危险，且延迟创面痊愈，掩盖早期败血症症状，延长住院时间和增加病死率。

（2）静脉注射丙种球蛋白（IVIG）治疗 TEN 有良效，用法：0.4/（kg·d），连续 3～5 天，表皮坏死松解在 1～2 天被阻断，3 天内水疱消失，1 周内红斑消退，10 天内新生表皮可完全覆盖糜烂面。

（3）免疫抑制剂治疗：重症患者可采用皮质激素加环磷酰胺 100～300mg/d 静滴，据报告，奏效迅速，并使撤激素时间缩短。也有报道使用环孢素 4mg/（kg·d），治疗中毒性表皮坏死松解症取得良效。

（4）表皮剥离与真皮植盖：国外有主张将患者收入烧伤中心或重症监护室，对已松解呈皱褶的表皮进行人工剥离，用猪皮或尸体皮植盖以保护裸露的真皮，让皮损自然愈合，整个过程均需无菌性操作。用此方法似给患者穿一件生物衣，可减少感染、体液丢失和疼痛，并促进表皮再生，不仅死亡率明显降低，后遗症也明显减少。

（5）防止继发感染：因皮肤黏膜糜烂面广泛易引起细菌感染，可预防性使用不易致敏的广谱抗生素。同时，还要注意防治真菌感染，特别是条件致病菌感染。

（6）加强支持疗法：除高蛋白、高热量、富含维生素流质饮食外，视病情需要，适当补充能量合剂、复方氨基酸，各种维生素、保肝药。必要时输新鲜血浆或全血。注意水、电解质平衡，记录 24 小时液体出入量。最初 24 小时的液体需要量一般相当于同面积烧伤患者的 2/3～3/4。以后随口服补液增加，静脉补液量则逐渐减少。大量使用激素时要给予补钾，常用 10% 氯化钾溶液 10～20ml 加入葡萄糖溶液中静滴。也可根据血钾测定酌情补给。

（二）局部治疗

1. 重视消毒隔离　有条件可按大面积烧伤护理原则进行护理。保持病室温暖。病室温度可升至 30℃左右，以降低通过皮肤丢失的热量。外用药物以无刺激性，具有保护、收敛和消炎作用为原则，进行全身暴露干燥疗法，红肿无渗出的皮损可用粉剂，烤灯照射创面。用无菌针筒抽干疱液，针眼处外涂 1% 聚维酮碘溶液。糜烂面清洁后贴敷单层 0.1% 黄连素纱布或 1% 聚维酮碘纱布。有条件可使用皮肤植盖术，即对极度松解无活性的表皮进行清创，糜烂面在无菌操作下植盖生物性敷料，如猪皮或尸体皮，或植盖以羊膜或胶原为基础的合成敷料，以保护裸露真皮，预防感染，减少体液丢失，减轻疼痛，促进表皮再生。但植盖术易受条件限制，且费用昂贵。单层纱布覆盖法简便，疗效亦肯定。

2. 注意黏膜护理 口腔可用2%碳酸氢钠含漱液或多贝氏液漱口。在进食前后可以含等量0.1%依沙吖啶、3%过氧化氢及2%普鲁卡因的溶液漱口。口唇上敷以凡士林油纱布。眼结膜每天数次用生理盐水冲洗，清除分泌物，白天以抗生素眼药水及氢化可的松眼药水交替滴眼，每4小时1次，夜间入睡前涂足量眼药膏以防睑球结膜粘连。如眼结膜充血明显者，应及时请眼科医师会诊检查有否角膜溃疡，若有则应做相应的积极处理，以免愈后影响视力。

3. 保持呼吸道通畅 每4～6小时翻身1次，并鼓励患者多咳嗽，以排出已松解的呼吸道黏膜。

（三）高压氧治疗

每天进20.2kPa（2个大气压）的纯氧压力舱60～120分钟，约治疗10次，高压氧促使坏死组织脱落，抑制细菌生长，缩短上皮再生时间，改善愈合。

（四）中医药治疗

本型药疹病情严重，常并发内脏损害。中医辨证为热毒内陷，气阴两伤。治宜清热解毒、凉血活血、益气养阴。方用清瘟败毒饮合生脉饮化裁、水牛角片40g（先煎）或水牛角粉6～9g（分冲）、生地30g、黄连10g、黄芩10g、丹皮15g、赤芍15g、大青叶15g、银花20g、麦冬10g、石斛10g、生石膏30g（先煎）、生甘草10g。水煎服，每日1剂。西洋参3g，另炖服。

（赵晓秋）

第六节 血清病样药疹

血清病样药疹（serum sickness like drug eruption）系由循环免疫复合物产生的药物反应。常见致敏药物为青霉素类、头孢菌素类、呋喃唑酮，其次为米诺环素、磺胺类、抗血清制剂、生物制品、硫尿嘧啶、造影剂等。一般在用药后6～14天发病，也有长达3周者。若再次用药，则在1～3天发病。

一、诊断要点

（一）临床特点

1. 皮肤表现 主要为水肿性红斑、风团，伴血管性水肿，少见有麻疹样、猩红热样红斑或紫癜样皮损。皮疹色泽鲜红，分布广泛，瘙痒明显，有刺痛，消退较一般荨麻疹慢，愈后可遗留暂时性色素沉着。呋喃唑酮引起者常有手指末端针刺麻木感。少数患者可伴有黏膜损害，如喉头水肿，出现气急、胸闷、呼吸困难等。

2. 系统症状 可出现发热，体温达38.5～39.0℃，关节红肿、疼痛，特别是手足部关节，也见于肘关节、膝关节、肩关节、颞颌关节和髋关节，浅表淋巴结肿大，以颌下及腹股沟淋巴结肿大多见。头痛头晕、心悸、恶心、呕吐、腹部疼痛，还可出现肾小球肾炎、多发性神经炎、心肌炎、心内膜炎的表现，药物引起的血清病样反应一般较血清病为轻。病程1～2周。

（二）实验室检查

周围血白细胞增多，嗜中性粒细胞增多，嗜酸性粒细胞亦增加。肾脏受累者可出现蛋白尿、血尿、尿中白细胞增多。血沉加快，血清C3、C4下降，过敏毒素C3a水平上升。心脏受累，可出现心电图异常。直接免疫荧光显示，真皮小血管壁免疫反应物IgM、C3、IgG及IgA沉积。

二、治疗

（一）全身治疗

（1）停用致敏或可疑致敏药物，促进药物排泄，鼓励患者多饮水或给予静脉输液。

（2）一般抗过敏治疗，常用氯苯那敏、赛庚啶或羟嗪，维生素C 1～3g加入葡萄糖中静滴。10%葡萄糖酸钙10ml静脉注射或硫代硫酸钠0.64加注射用水10ml静脉注射。

(3) 关节疼痛明显者，可给非类固醇抗炎制剂，如阿司匹林 0.3g，每日 3 次，或布洛芬 0.3g，每日 2 次口服。

(4) 病情较重者可给糖皮质激素治疗，泼尼松口服每日 30～40mg，分次服，或地塞米松 5～10mg 静脉滴注。病情稳定后逐渐减量，1～2 周内撤完。出现喉头水肿，应立即皮下注射 0.1% 肾上腺素 0.1～0.5ml，必要时每隔 20～30 分钟重复一次。

（二）局部治疗

可给炉甘石洗剂或糖皮质激素乳膏。

（三）中医药治疗

本型药疹以广泛红色风团为主，中医辨证多属药毒夹风热之邪内侵。治宜清热解毒疏风，可用生石膏 30g（先煎）、知母 10g、大青叶 15g、银花 10g、连翘 10g、防风 10g、竹叶 10g、赤芍 10g、白茅根 30g、苦参 10g、生甘草 6g，水煎服，每日 1 剂。外用三黄洗剂。

（赵晓秋）

第九章

细菌性皮肤病

第一节　脓疱疮

一、概述

脓疱疮（impetigo）又称“黄水疮”，是经接触传染的化脓性球菌感染性皮肤病，很常见。主要见于儿童，好发于夏秋季。脓疱疮的致病菌主要是金黄色葡萄球菌、溶血性链球菌，也可以是白色葡萄球菌。脓疱疮主要分为两种。传染性脓疱疮（impetigo contagiosa），又称非大疱性脓疱疮（non bullous impetigo），通常由链球菌引起；大疱性脓疱疮（bullous impetigo）通常由金黄色葡萄球菌引起。

二、诊断思路

脓疱疮主要发生在暴露部位，如头面部、小儿臀部、四肢伸侧。有三种类型：大疱型脓疱疮、寻常型脓疱疮、新生儿脓疱疮。

（一）病史特点

1. 大疱型脓疱疮　①皮疹群集，好发于面部、四肢等暴露部位；②初为散在的水疱，常无红色基底，疱液清澈略呈黄色；1~2天后水疱迅速扩大到指头大小或更大，疱液变浑浊；③典型的脓疱疱壁松弛、很薄，浑浊的脓液沉积在疱底，呈半月形袋状的积脓现象；④脓疱常破溃、糜烂、干燥后结痂；⑤痂下积脓时，脓液可向四周溢出，形成新的脓疱，并常排列成为环状；⑥患者常自觉局部瘙痒，一般无全身症状。

2. 寻常型脓疱疮　①皮疹群集，好发于面部，尤其口角、口鼻周围，四肢等暴露部位；②在红斑基底上发生壁薄的水疱，并迅速转为脓疱，周围有红晕；③典型的皮损是脓疱溃破后脓液干燥结成黄色厚痂，向周围扩展并与周围皮损相互融合；④患者常因瘙痒、搔抓而造成细菌接种到其他部位；⑤重症患者可并发发热等全身症状，或发生淋巴结炎；⑥陈旧的结痂一般经一周左右自动脱落，不留瘢痕。

3. 新生儿脓疱疮　①多发生在出生后一周左右的新生儿；②起病急骤，面部、躯干、四肢突然发生大疱；③疱液初期澄清，后浑浊，大疱周围绕有红晕；④疱壁很薄而易破溃、糜烂；⑤本病发展迅速，1~2天甚或数小时即可波及全身大部分皮肤，黏膜亦可受累；⑥可有发热等全身症状，严重者病情凶险，可伴发败血症、肺炎、肾炎、脑膜炎等重要脏器感染，甚至死亡；⑦可以在新生儿室、哺乳室等处造成流行，传染性强。

（二）检查要点

1. 大疱型脓疱疮　脓疱呈半月形袋状的积脓现象。

2. 寻常型脓疱疮　黄色厚痂并与周围皮损相互融合。

3. 新生儿脓疱疮　起病急骤，发展迅速，水疱脓疱后全身大面积皮肤受累糜烂及全身症状。

（三）辅助检查

1. 常规检查　如下所述。

（1）疱液涂片革兰染色（Gram stain）：取患者疱液涂片后做革兰染色，可以观察到革兰阳性球菌，是简便易行的常规检查方法，有助于确诊。

（2）血常规检查：一般正常。对于有全身症状的脓疱疮，血常规检查有助于指导用药。对于有全身感染、血常规检查对是否全身给药、如何给药等有参考价值。

2. 特殊检查细菌培养加药物敏感试验　如下所述。

（1）疱液细菌培养：大疱型脓疱疮患者疱液中可以查到金黄色葡萄球菌或白色葡萄球菌，其中部分是产青霉素酶的金黄色葡萄球菌；寻常型脓疱疮患者疱液中可以查到链球菌或金黄色葡萄球菌；新生儿脓疱疮亦可查出前两种细菌，更重要的是注意从医护人员和家长身上分离培养同种细菌以确定传染源及切断传播途径。

（2）血培养：对于疑有败血症等全身受累的重症新生儿脓疱疮患者应同时做血培养及药物敏感试验，以尽快地、准确地控制病情。血培养的阳性结果如果与疱液细菌培养一致应能有助于诊断治疗。

3. 其他　赞克涂片（Tanck's smear）及吉姆萨染色（Giemsas stain）。

（四）鉴别诊断

1. 丘疹性荨麻疹　红斑、风团样丘疹为主，继发感染时在上述皮损基础上出现脓疱，往往伴有搔痕、结痂，剧痒。

2. 水痘　皮疹多形性，有红斑、丘疹、水疤、脓疱，呈向心性分布。往往伴发热，多数患者有接触史。

三、治疗措施

（一）局部外用治疗

多数患者经局部外用治疗即可痊愈。

1. 局部消毒清洁剂　1∶8 000 高锰酸钾溶液、1% ~3% 硼酸溶液、0.5% 聚维酮碘局部清洗有效，也可以用于对痂下积脓者的湿敷去痂。

2. 抗菌药物　包括莫匹罗星软膏、金霉素软膏、呋喃西林软膏、雷氟奴尔氧化锌油、雷氟奴尔炉甘石洗剂、5% 过氧化苯甲酰凝胶、1% 新霉素软膏、0.5% 新霉素溶液。一般去痂时用软膏，湿敷时用溶液，急性糜烂的皮损可用雷氟奴尔氧化锌油。

（二）系统治疗

一般情况下只要外用治疗即可奏效，但对于起病急、受累面积大、发展迅速的病例需要系统治疗。此时选用对细菌敏感的抗菌药物，如青霉素、头孢菌素、喹诺酮类、四环素类抗生素。应用时注意适用年龄和药物在皮肤的分布特点。

四、预后评价

该病一般预后良好，无后遗症。少数患者可有炎症后色素沉着和色素减退，浅表瘢痕。对于病情进展迅速者应警惕金葡菌烫伤样综合征的发生。遇新生儿脓疱疮应警惕并积极治疗，以免全身播散造成败血症。

对患儿所在的公共场所要积极清洗消毒，预防传染。

（赵　欣）

第二节　毛囊炎、疖、痈

一、概述

毛囊炎、疖、痈是三种常见的感染性皮肤病，都可以表现为红肿热痛及破溃排脓，主要的病原菌都是金黄色葡萄球菌。毛囊炎（folliculitis）又称急性浅表性毛囊炎（acute superficial folliculitis）、Bockhart脓疱疮（impetigo Bockhart），是单个毛囊的细菌感染。疖（foruncle）又称急性深部毛囊炎（acute deep folliculitis），是一种急性化脓性毛囊炎和毛囊周围的感染，由葡萄球菌侵入毛囊及皮脂腺引起。多发而反复发作者称疖病。痈（carbuncle）为多数相邻近的毛囊、毛囊周围组织及皮下组织（多个毛囊及其附属皮脂腺或汗腺感染）的急性化脓性炎症，是病菌侵入毛囊和皮脂腺后，向皮下深入并向四周蔓延所致。故其皮损面积较疖要大，全身症状显著（中医称痈为“对口疮”、“搭背”）。不讲究卫生习惯和皮肤创伤为主要诱因。营养不良、贫血、糖尿病、长期使用皮质类固醇激素以及免疫缺陷者，容易发生毛囊炎、疖、痈。

二、诊断思路

毛囊炎、疖、痈都是化脓性皮肤感染，但其病损严重程度和浸润范围都不一样。

（一）病史特点

1. 毛囊炎　①初期为与毛囊口一致的红色充实性丘疹。②以后迅速发展为脓疱，中央贯穿毛发。③继而干燥结痂，并脱落；历时约一周左右。局部可有疼痛、烧灼感，脓疱破溃后立即减轻。④有时红色结节渐渐自行吸收既不化脓也不溃破。

2. 疖　①初期为毛囊性炎症性丘疹。②渐增大，呈疼痛的半球形红色硬结节。③后结节中央化脓坏死，溃破，排出脓液和坏死组织。④破溃排脓后，由肉芽组织修复，纤维机化可留瘢痕。⑤有疼痛及压痛。⑥好发于头、面、颈、臀等部位，夏秋季多见，患者可有不适、发热、头痛等症状。

3. 痈　①常由几个疖相互融合或数个邻近的毛囊或皮脂腺化脓感染所致。②初起为弥漫浸润的紫红色或暗红色斑块，硬，紧张发亮。③化脓后出现多个脓头，脓液和坏死组织从多个溃孔中排出。④坏死组织可以全部脱落，形成深在性溃疡，愈后留瘢痕。⑤好发于颈部背部、臀部及大腿等皮下组织致密部位。⑥患处有搏动性疼痛，常有局部淋巴结肿大，一开始即有发热、头痛、食欲不振等全身症状。

（二）检查要点

1. 毛囊炎　与毛囊口一致的红色丘疹或脓疱。

2. 疖　半球形红色痛性结节，化脓、溃破、排出脓液后好转。

3. 痈　暗红色硬痛斑块上多个脓头或流脓的溃疡孔；伴全身症状。

（三）辅助检查

1. 常规检查　如下所述。

（1）血常规检查：一般正常，对于反复发作的疖病患者和有全身症状的痈患者，血常规检查对判断全身状况有帮助。痈患者白细胞总数和中性粒细胞可明显升高。

（2）脓液细菌培养加药物敏感试验：毛囊炎患者一般不需此检查。对于反复发作的疖病患者和有全身症状的痈患者，脓液细菌培养加药物敏感试验对指导用药有帮助，对判断是否耐青霉素酶金葡菌感染也有帮助。

（3）尿常规检查：对反复发作的疖病患者，检查尿常规和尿糖，有助于排除潜在的糖尿病、慢性肾病等导致全身抵抗力下降的疾病。

2. 特殊检查普通病理检查　如下所述。

（1）毛囊炎：位于毛囊口的角层下脓疱，毛囊上部周围有以中性粒细胞为主的炎性浸润。

（2）疖：毛囊周围密集的中性粒细胞浸润。毛囊的正常组织结构破坏，病变累及附属器，在病变深部、皮下组织可见脓栓、脓肿。病变处，由大量的脓细胞、中性粒细胞和坏死组织形成的脓汁内含有病原菌。

（3）痈：镜下可见弥漫的中性粒细胞为主的炎细胞浸润，多房性脓肿，后者被结缔组织隔开或在纤维组织增生的皮肤下方互相通连；皮肤表面有多个排脓的溃孔。

（四）鉴别诊断

1. 毛囊炎、疖、痈之间的鉴别诊断　如病史特点所述。

2. 蜂窝织炎　为范围广泛的皮肤和皮下组织化脓性炎症。化脓发生在皮下组织或深部疏松组织里（因其结构像蜂窝一样，故称为疏松结缔组织炎）。表现为局部大片红肿，境界不清，疼痛显著，伴恶寒、发热等全身症状。化脓后破溃，形成溃疡，或经吸收而消退。

3. 多发性汗腺脓肿　多见于婴幼儿及体弱产妇的头、额等处，多在夏季发病。皮损为多发性皮下脓肿。表面压痛、炎症较轻，无脓栓，遗留瘢痕。通常伴有很多痱子。一般人称为痱毒。也有人称为假性疖病（pseudo furunculosis）。

4. 化脓性汗腺炎　多见于青年，尤其女性，皮损为皮下硬结，皮下脓肿。表皮红、肿、热、痛、破溃结疤。好发于腋下、腹股沟、生殖器及肛周、脐周等。

三、治疗措施

（一）一般治疗

患者应注意休息，讲究皮肤卫生，不要用挤捏的方法去排脓，尤其对面部和上唇的病损。对于反复发作的疖病，要寻找、消除体内的潜在因素，检查有无贫血和糖尿病等情况。

（二）局部疗法

1. 毛囊炎　一般局部应用2%碘酊、75%乙醇、聚维酮碘即可。也可以应用抗菌乳膏，一般不主张外用软膏，以免封堵毛囊.

2. 疖与疖病　未成脓者或初成脓者，可每日外用鱼石脂软膏，以促进炎症消退。早期的疖子不能切开引流，成熟的疖已化脓变软者，可切开排脓。但面部和上唇的疖不要随意切开。局部短波紫外线照射或超短波等物理疗法有助于促进炎症消退。

3. 痈　用1：8 000高锰酸钾溶液或50%硫酸镁局部湿敷，然后外用10%鱼石脂软膏。已化脓波动者，应切开引流。也可应用局部短波紫外线照射，红外线照射或超短波理疗。早期给足量有效的抗生素治疗。

（三）全身疗法

（1）抗菌治疗：对疖与疖病患者、痈患者，要早期给予足量高效抗生素。首选青霉素480万～800万U/d静脉滴注，过敏者可用红霉素1～1.5g/d静脉滴注，或选用环丙沙星0.2g/次，每日2次静脉滴注。口服氧氟沙星0.2g/次，每日2次。一般疗程1～2周，在皮损消退后应维持一段时间。对严重或顽固病例，应根据细菌培养及药敏试验结果选用抗生素。

（2）对症处理与支持疗法：给予解热镇痛药以解除疼痛、退烧。治疗潜在的糖尿病等疾病。

四、预后评价

毛囊炎、疖、痈预后良好。讲究卫生，不去挤压（尤其对于头面部的病损），及时治疗，一般无全身后遗结果。

（赵　欣）

第三节　化脓性汗腺炎

一、概述

化脓性汗腺炎是一种顶泌汗腺慢性化脓性炎症，皮疹多出现于腋窝、腹股沟，乳晕，外生殖器及肛周等富含顶泌汗腺的部位。以疼痛性红色结节、化脓、窦道、瘘管形成特征。致病菌为金黄色葡萄球菌和链球菌。病程迁延，反复发作，常导致硬化和瘢痕形成。该病青春期起病，多见于中青年女性。化脓性汗腺炎的病因不明，有人认为是痤疮的一种严重形式，因其常有黑头存在，可累及皮肤深部的皮脂腺和毛囊。

二、诊断思路

（一）病史特点

（1）多在青春期后出现症状，常发生在身体肥胖多汗的人，女多于男，月经前多病情加重。

（2）发病部位多在顶泌汗腺分布区，如腋下、肛门、生殖器、臀部、股部、腹股沟、乳晕、脐部和外耳道，发生于肛门周围者称为肛周化脓性汗腺炎。在中医学中属蜂窝漏、串臀瘘的范畴。

（3）多数患者起病时表现为疼痛性坚实结节，愈合缓慢，一般为10～30天，留或不留引流口。

（4）结节可每年发作数次。

（5）发生在肛周的可形成肛瘘。

（6）自觉疼痛明显，有时伴发热等全身症状。常有发热、全身不适、淋巴结疼痛肿大及肛周出现肛瘘。晚期可出现消瘦、贫血，或并发内分泌和脂肪代谢紊乱等症状。

（二）检查要点

（1）在骶会阴、阴囊区单发或多发的、皮下或皮内大小不等、与汗腺毛囊一致的炎性条索状硬结、脓疱或疖肿。或于皮肤顶泌汗腺部位可见长期反复发作多发性结节，持续时间最少3个月，不一定排脓或有波动感。

（2）化脓后，可以有周围蜂窝织炎，以后发生溃疡，并造成皮下可触性瘘道或形成瘘管，红肿明显，自觉疼痛，溃后排出恶臭的糊状脓性分泌物。

（3）病变仅位于皮下，不深入内括约肌。

（4）随着第一个窦道形成，许多窦道相继形成，融合成片。皮下发生广泛坏死，皮肤溃烂，可扩展到肛门周围、阴囊、阴唇、骶尾部、臀部、腰部和股部，愈合后常导致硬化和瘢痕形成。

（5）瘘管和肛管常无明显联系，肛管直肠一般无病变，无肛瘘内口，但有条索状融合的倾向。

（6）有人认为耳后（非顶泌汗腺部位）有黑头粉刺存在，是本病早期诊断的标志。

（7）有人认为本病分为三个阶段

1）第一阶段：孤立的或多发的而分割的脓肿形成，不留瘢痕或窦道。

2）第二阶段：复发性脓肿，单个或多个分离的病损，伴窦道形成。

3）第三阶段：弥漫或广泛地受累，有多个相互延续的窦道和脓肿。

（三）辅助检查

1. 常规检查　脓液细菌培养加药物敏感试验对指导用药有帮助，对判断是否耐青霉素酶金葡菌感染也有帮助。

2. 特殊检查　普通病理检查：早期在顶泌汗腺及其导管周围中性粒细胞、淋巴样细胞、组织细胞浸润，腺体及真皮内有大量细菌，也可表现为毛囊周围炎；以后汗腺腺体，毛囊皮脂腺结构均被破坏，形成脓肿，肉芽组织中含浆细胞、异物巨细胞浸润，随着脓肿向皮下组织延伸，可见窦道形成，愈合区域可见广泛的纤维化。

（四）鉴别诊断

1. 疖　毛囊性浸润明显，呈圆锥形，破溃后顶部有脓栓，病程短，无一定好发部位。

2. 淋巴结炎　结节较大、坚实，炎性浸润较深，附近有感染病灶。

3. 复杂性肛瘘　管道较深，内有肉芽组织，常有内口，多有肛门直肠脓肿史。

4. 潜毛囊窦道　几乎总位于会阴缝的后部，且在许多病例中，脓性分泌物中可见毛发。

5. 畸胎瘤　瘘管很深，常通入明显的脓腔。

其他少见的应该鉴别的疾病有：皮肤结核、放线菌病、腹股沟肉芽肿，根据临床表现和病史不难区别。

三、治疗措施

（一）全身治疗

1. 抗感染治疗　急性期可酌情应用抗生素，一般可根据细菌培养和药敏试验，决定选用抗生素的种类。但可能因病灶常因反复发作而出现纤维化，抗生素不易透入，故临床效果未必像药敏试验一样理想。早期及时足量应用很重要。对早期急性炎症状性皮疹，可采用短程抗生素治疗，对于严重的和慢性难治的患者，可较长期地使用抗生素。早期应用应持续7～10天，长期应用者可达两个月。常选用的药物有β内酰胺类（青霉素、头孢菌素）、大环内酯类（红霉素）、四环素类（多西环素）、林可霉素、万古霉素等。口服方法为：dicloxacillin 125～500mg，4次/日，7～10天。红霉素0.5g，4次/日。四环素0.25～0.5g，4次/日。多西环素或米诺环素0.1g，2次/日。林可霉素0.6g，2次/日。

2. 维A酸治疗　一些患者用异维A酸2mg/（kg·d）口服有效，但常有复发。阿维A酯（每日0.7～1.5mg/kg口服）也可能有效，但停止治疗会很快复发，这些药物必须慎用。

3. 肾上腺皮质激素的应用　口服或局部皮损内注射泼尼松龙、地塞米松等皮质类固醇激素，短时间可能见效，最好与抗生素联合应用。可控制炎症，但不宜久用。顽固病例与抗生素并发应用泼尼松20mg/d，疗程一周，有助于控制病情。异维A酸40～60mg/d，口服4个月。

4. 抗雄性激素治疗　近年来研究应用雄性激素药物环丙氯地黄体酮（CPA）治疗化脓性汗腺炎取得了较好的效果，环丙氯地黄体酮（CPA），100mg/d。

（二）局部治疗

（1）局部应保持清洁卫生，可用0.1%雷夫奴尔溶液、0.5%新霉素溶液或马齿苋煎剂等，清洗患处，每天2～3次。

（2）早期损害可用热敷或用鱼石脂涂擦，以促进炎症吸收，减轻症状。

（3）林可霉素霜局部外用对早期病损有效。

（4）对已成熟的脓肿，应切开排脓，并外用抗菌药物。

（5）对急性病例可用物理疗法，如紫外线、红外线、超短波；对慢性病例可使用CO_2激光、浅层X线治疗，有助于去除肉芽组织、促进新生组织修复。

（6）手术治疗，已成熟的脓肿可行切开引流。根据病变情况，手术可一期或分期进行：①病灶小者，可敞开病灶基底部换药。②病灶广泛，深达正常筋膜者可广泛切除感染灶，伤口二期愈合或植皮。

（三）其他

（1）对于肥胖的患者，应适当采取措施，减轻体重。

（2）难愈及复发的患者可注射菌苗以增强免疫力。

（3）中医药疗法：①清热解毒、活血化瘀方剂如硝矾洗剂、葱硝汤等水煎熏洗。②外敷拔毒祛腐生新方剂，如黑布药膏、黑布化毒膏等拔毒去脓，后用收干生肌散促进创口愈合。

四、预后评价

本病可能迁延不愈，但早期诊治有助于控制病情、防止新病损发生。长期病损可能有恶变，大多发生在病后10～20年。Jackman报道，125例肛周化脓性汗腺炎中有4例恶变为鳞癌，发生率为3.2%。

（赵　欣）

第四节　丹　毒

一、概述

丹毒（erysipelas）是皮肤及其局部引流淋巴管的浅表细菌感染，好发于下肢和面部。是一种主要由A组β-溶血性链球菌侵入皮肤、黏膜的细小伤口所致的急性真皮炎症，国外也称之为“St Anthony's Fire”，中医又称之为火丹、流火。局部因素，如静脉机能不全、淤积性溃疡、局部炎症性皮肤病、真菌感染、昆虫叮咬、外科手术创口等都可以是细菌入侵的途径。面部丹毒的致病菌常来自鼻、咽、耳部炎症如鼻窦炎。糖尿病、肾病、酗酒、HIV感染等免疫低下状况可以成为丹毒的全身易感因素。丹毒的特点是起病急，蔓延很快，很少有组织坏死或化脓；局部表现为鲜红色斑片，中心色泽较淡，边界清晰并略隆起；或呈“红线状”；局部瘙痒或烧灼样疼痛，引流淋巴结肿痛。患者常有畏寒、发热、头痛等全身症状，处理不当可导致淋巴水肿，严重时发展为象皮肿。需要早期正确诊断与治疗。

二、诊断思路

（一）病史特点

（1）好发部位是颜面部和小腿，并常有复发倾向。面部损害发病前常存鼻前庭炎或外耳道炎，小腿损害常与脚癣有关。

（2）起病急，常有寒战、高热、头痛等全身症状。常伴白细胞增高。

（3）初期为局部鲜红色斑片，压之可褪色，有烧灼感。

（4）进展为境界清楚、光泽明显、水肿隆起、表面发热、紧张有触痛的斑块，可有水疱或大疱。

（5）区域淋巴结肿大，伴疼痛及压痛。

（6）炎症消退时有色素改变，伴脱屑。

（二）检查要点

（1）局部水肿性红斑，边缘隆起，境界清，在下肢多呈条束状，疼痛与触痛明显。

（2）伴全身症状如发热等。

（三）辅助检查

1. 常规检查　外周血白细胞总数增高、中性粒细胞增高。

2. 特殊检查　一般不需要。鉴别诊断需要时可见丹毒的典型病理变化是真皮高度水肿，血管及淋巴管扩张，真皮中有广泛的脓性白细胞浸润，可深达皮下组织。

（四）鉴别诊断

1. 接触性皮炎　接触性皮炎有接触外界刺激物或过敏物质历史，无全身症状，有瘙痒。

2. 蜂窝织炎　蜂窝织炎呈境界不清的浸润潮红，显著凹陷性水肿，不软化破溃，愈后结痂。

三、治疗措施

（1）卧床休息，积极治疗局部病灶如足癣、鼻炎等，发生于下肢者应抬高患肢。

（2）早期给予足量抗生素。首选青霉素，多数病例口服或肌内注射足矣，一般应用药10～20d，或直到局部病变消失后，继续用5～7d，防止复发。如普鲁卡因青霉素G 60万～120万U肌内注射，2次/d，连续10d，或青霉素VK 250～500mg，口服，4次/d，10～14d。少数严重病例可给予静脉注射或静脉滴注，青霉素G 480万～800万U/d。对青霉素过敏者可用头孢菌素类、大环内酯类（如红霉素、阿奇霉索），或磺胺类药物。头孢菌素类可能与青霉素有交叉过敏，应做皮试后再用。

（3）局部治疗：急性期呋喃西林液湿敷，或用醋酸铝溶液、雷夫奴尔溶液湿敷。亚急性期可以外用炉甘石洗剂。一般不主张外用抗生素类软膏，除非是适用于原发病灶。因为丹毒的急性期以消除水肿为主，再者抗生素类软膏局部应用对淋巴管并无直接作用。

局部物理疗法：紫外照射、音频电疗、超短波、红外线等，顽固病例还可用小剂量X线照射，每次50～100rad（0.5～1Gy），每2周1次，共3～4次。

（4）中药治疗：局部可用清热解毒之中药外敷。初期用仙人掌、马齿苋、芙蓉叶、绿豆或蒲公英叶等，任选一种，捣烂外敷，干则换之，可减轻充血程度及疼痛。中后期红肿稍退，可改用金黄膏或如意金黄散，蜜水调敷。

（5）治疗基础病：应教育复发型丹毒患者治疗基础病，消除诱发因素，如足癣、淤积性溃疡等。对于有静脉曲张者可建议使用弹力绷带。

四、预后评价

丹毒一般预后良好，大多数患者在抗生素治疗后不留后遗症。复发性丹毒引起慢性淋巴水肿，下肢反复发作可导致象皮肿。

（赵　欣）

第五节　类丹毒

一、概述

类丹毒（erysipeloid）是由猪丹毒杆菌（又称红斑丹毒丝菌 E rhusiopathiae）经皮肤伤口感染皮肤引起类似丹毒样损害的急性而进展缓慢的感染性皮肤病。类丹毒是一种职业性疾病，多发生于从事畜牧业、屠宰业、炊事业和渔业的工人或农民，经皮肤外伤、因接触而受感染，发生类似丹毒的损害。好发于夏季与初秋。本病的病原是猪红斑丹毒丝菌，或称猪丹毒杆菌，是一种革兰阳性的微嗜氧杆菌，无荚膜，不形成芽孢，不活动，多存在于病畜生肉上（特别是病猪或病鱼），对外界环境抵抗力很强。感染后一周内出现局部隆起的紫红色斑块，瘙痒、疼痛，患手活动受限。但本病是自限性的，一般无区域淋巴结受累，极少发展为全身性疾病。罕见菌血症，罕见脓毒性关节炎或感染性心内膜炎。

二、诊断思路

（一）病史特点

1. 临床类型　人类患类丹毒有 3 种临床类型：局限皮肤型（localized cutaneous form）、泛发皮肤型（diffuse cutaneous form）、全身型或系统型（genoralized form or systemic infection）。在前两种类型，患者表现为病损部位肿痛，可以有或无发热、乏力和其他症状。在第三种类型，有菌血症，常有、但可无心内膜炎；患者有头痛、寒战、发热、体重减轻及其他症状如关节痛、咳嗽等，可伴发骨膜炎或关节炎，依受累器官而异。常见的是局限皮肤型。

2. 皮肤型特点　如下所述。

（1）诱因：发病前有外伤史，接触肉类、鱼类史。

（2）潜伏期：1～5 天，一般为 3 天。

（3）好发部位：损害多局限，好发于手部尤其手指。

（4）自觉症状：轻，痒感，烧灼感或疼感。

（5）皮损特点：红色、暗红色水肿性斑块，境界清，不化脓，不破溃，偶可发生水疱。

（6）全身症状：一般无；泛发型可伴有发热、关节痛等全身症状。

（7）病程：有自限性，一般 3 周左右可痊愈。

（二）检查要点

1. 局限皮肤型　病损主要位于手部，尤其手指侧方，为境界清楚的红色至紫色斑块，表面光滑发亮，肿胀触痛有时可见水疱。

2. 泛发皮肤型　多发性皮损位于身体不同部位。为境界清楚的紫红色斑块，边缘扩张而中央消退。

3. 全身型或系统型　皮损可以不存在，或表现为如同皮肤型中所见，可见心内膜炎。

（三）辅助检查

1. 常规检查　泛发皮肤型和全身型可以有外周血白细胞增高。

2. 特殊检查 如下所述。

（1）细菌培养：活检取皮或组织液做细菌培养分离红斑丹毒丝菌有助于诊断。

（2）PCR 扩增试验：有助于快速诊断。为诊断类丹毒关节炎或心内膜炎，可以从血液或累及关节的滑膜液检测红斑丹毒丝菌的 16srRNA 的序列，有助于快速诊断。

（四）鉴别诊断

1. 丹毒 好发于小腿及面部，常有全身不适的前驱症状。局部为鲜红色水肿性斑片，表面光滑，边缘清楚，可有水疱。全身症状明显。有条件者可取材做细菌培养。

2. 蜂窝织炎 患处呈弥漫性红肿痛，境界不清，可化脓、破溃和坏死。常有寒战、高热等全身症状，白细胞升高。

三、治疗措施

（一）系统治疗

（1）主要是抗生素治疗：首选青霉素。皮损局限者治疗以大剂量青霉素肌内注射，猪丹毒杆菌对青霉素 G 很敏感，肌内注射每日 2 次、每次 80 万 U，连用 1 周。或者苄星青霉素 120 万 U 肌内注射（每侧臀部各 60 万 U 1 次注射）。对青霉素过敏者可改用大环内酯类、四环素类或磺胺类抗菌药物，例如可选用红霉素，250～500mg/次，每天 4 次，连用 1 周。

（2）泛发型或全身型患者，可以同时应用青霉素与磺胺类药物，或注射免疫血清。

（3）患有类丹毒心内膜炎、类丹毒关节炎的患者，予以青霉素 G 2.5 万～3 万 U/kg 静脉注射每 4 小时 1 次，或者予以头孢唑啉 15～20mg/kg 静脉注射每 6 小时 1 次，共 4 周。

（二）局部治疗

（1）3% 硼酸溶液或 0.5% 呋喃西林溶液皮损局部湿敷，外用鱼石脂软膏，金霉素软膏或其他抗生素软膏。

（2）皮损局部紫外线照射。

（3）针刺抽吸引流受累关节的关节积液。

四、预后评价

一般预后良好。本病有自限性，一般病程 2～3 周。对易感职业人群应加强个人防护，防止外伤，

（祁长美）

第六节 皮肤结核

一、概述

皮肤结核病（cutaneous tuberculosis）是由结核杆菌感染引起的皮肤病。结核杆菌可以直接侵犯皮肤（外源性、接触感染），可以从其他脏器的结核灶经血行播散或淋巴播散到皮肤（内源性、体内病灶播散）；可以是初次感染，也可以是再次感染。现在通常把皮肤结核分为两类：①结核杆菌直接导致的皮肤病损，即原发性皮肤结核与再感染性皮肤结核；包括原发性皮肤结核综合征（结核性下疳）、寻常狼疮、疣状皮肤结核、瘰疬性皮肤结核、播散性粟粒性皮肤结核、溃疡性皮肤结核或腔口皮肤结核。②由结核杆菌超敏反应所致的皮肤病损，又称结核疹。包括丘疹坏死性结核疹、硬红斑、瘰疬性苔藓及颜面播散性粟粒狼疮。

二、诊断思路

（一）病史特点

1. 结核杆菌直接导致的皮肤病损　如下所述。

（1）原发性皮肤结核综合征：少见。见于未接受卡介苗接种者。病损位于面部或其他暴露部位。为丘疹，无触痛，后形成潜行性溃疡伴肉芽肿性基底。局部淋巴结肿大、不痛。可形成瘘管。

（2）寻常狼疮：通常为小的边界清楚的红棕色丘疹或结节（果酱样结节）。边缘逐步扩大，中央萎缩，形成斑块。有时中央溃疡，边缘又有新的结节产生。迁延不愈，有四种临床类型：斑块型、溃疡型、增殖型和结节型。

（3）疣状皮肤结核：常见于手部、下肢。为单侧、疣状斑块，边缘生长缓慢而不规则，可以相互融合成乳头状、中央萎缩，可以从病损中挤出脓液。可持续数年，也可自愈。

（4）瘰疬性皮肤结核：坚实的无痛性皮下结节，逐渐增大、化脓形成溃疡和窦道，溃疡呈潜行性边缘与肉芽肿基底。可排出有干酪样物的稀薄脓液。

（5）播散性粟粒性皮肤结核：少见，主要见于免疫低下宿主。针头到粟粒大小的红色斑疹或丘疹，常见疱疹、紫癜和中央坏死。

（6）溃疡性皮肤结核或腔口皮肤结核：主要见于口腔、口周、肛周、外阴。病损初为红色丘疹，发展成为疼痛性、软的、浅溃疡。

2. 结核疹　如下所述。

（1）丘疹坏死性结核疹：慢性、复发性、坏死性的双侧皮肤丘疹。愈后留瘢痕。通常位于肢体伸侧，成串分布。皮损呈无症状的、铁锈色小丘疹，中央结痂。

（2）硬红斑：多见于青年女性，好发于小腿屈侧，触痛性结节或斑块，可以破溃、形成瘢痕。

（3）瘰疬性苔藓：儿童多见，好发于躯干，多突然发生，无自觉症状。为粟粒大小的丘疹，上覆细小鳞屑，可呈肤色、淡红色或、黄红色或黄褐色。群集分布，呈苔藓样外观。

3. 颜面播散性粟粒狼疮　皮损好发于眼睑、颊部及鼻附近。1～2mm 大小的半透明状结节，淡红、紫红或淡褐色。表面光滑，质地柔软，玻片压诊呈苹果酱色。

（二）检查要点

皮肤结核的皮损有下列特点，且多无自觉症状，检查时可得到提示。

（1）粟粒大小的丘疹主要见于全身性粟粒性皮肤结核、颜面播散性粟粒性狼疮、瘰疬性苔藓，也可以见于丘疹坏死性结核疹。

（2）半透明“果酱样”结节，质软主要见于寻常狼疮、颜面播散性粟粒性狼疮。

（3）溃疡与瘢痕交错发生主要见于溃疡性皮肤结核、瘰疬性皮肤结核、硬红斑；其中前两者溃疡底部多为肉芽组织。

（4）疣状增生主要见于疣状皮肤结核。

（三）辅助检查

1. 结核杆菌直接导致的皮肤病损　如下所述。

（1）寻常狼疮：最显著的特征是典型的结核性肉芽肿，伴上皮样细胞、朗汉斯巨细胞、单一核细胞浸润。干酪样坏死极少见，抗酸杆菌极少。

（2）疣状皮肤结核：呈假上皮瘤样增生，伴角化过度和致密的炎细胞浸润，以中性粒细胞和淋巴细胞为主。上皮样巨细胞可见，但很少见到典型的结核样结节及抗酸杆菌。

（3）瘰疬性皮肤结核：在真皮深部可见典型的结核样结节与抗酸杆菌。

（4）播散性粟粒性皮肤结核：组织学上，呈微脓肿伴组织坏死及非特异性炎细胞浸润。并见大量结核杆菌。

（5）溃疡性皮肤结核或腔口皮肤结核：真皮深部和溃疡壁可见结核结节伴抗酸杆菌。

2. 结核疹　如下所述。

（1）丘疹坏死性结核疹：组织学上，病损呈真皮上部至表皮楔形坏死。上皮样细胞与朗汉斯巨细胞可见。闭塞性肉芽肿性血管炎伴核尘可见。

（2）硬红斑：呈间隔性脂膜炎，血管周围炎性浸润，脂肪坏死，异物巨细胞肉芽肿纤维化及萎缩可见。

（3）瘰疬性苔藓：可见毛囊周围和汗管周围结核样肉芽肿。通常无干酪样坏死，无抗酸杆菌。

（4）颜面播散性粟粒性狼疮：真皮结核性浸润，伴干酪样坏死。可见血管栓塞，无抗酸杆菌。

（5）其他辅助检查包括：旧结核菌素试验（OT）、胸部X线检查、皮损处脓液（干酪样物）直接涂片或培养等。

（四）鉴别诊断

1. 结核杆菌直接导致的皮肤病损　如下所述。

（1）寻常狼疮应与盘状红斑狼疮相鉴别：后者起病慢，多无溃疡，组织病理学可资区别。

（2）疣状皮肤结核应与皮肤着色芽生菌病相鉴别：后者多有外伤史，病情进展慢，组织病理学与病原学检查可资区别。

（3）瘰疬性皮肤结核应与孢子丝菌病、放菌病相鉴别：主要借助于病史、组织病理学与病原学检查以区别。

2. 结核疹　如下所述。

（1）瘰疬性苔藓应与毛发苔藓、扁平苔藓、光泽苔藓等相鉴别：后几种疾病组织学上没有结核样肉芽肿，并有各自的特点。

（2）颜面播散性粟粒性狼疮应与寻常痤疮和扁平疣相鉴别：后两者不呈果酱样改变。组织病理学也迥异。

（3）硬红斑应与结节性红斑相鉴别：后者多位于小腿伸侧而不是屈侧，多无溃疡。组织病理学表现也不同。

三、治疗措施

（一）结核杆菌直接导致的皮肤病损

1. 结核药物全身治疗　如下所述。

（1）异烟肼：为首选药物，0.3g/d，顿服。也可用异烟腙，1.5g/d，顿服。异烟肼的副作用为肝损害和神经炎。链霉素：成人0.75～1g/d肌内注射，小儿15～20mg/（kg·d），不良反应为听神经损害及肾损害。

（2）对氨基水杨酸钠（PAS－Na）：成人8～12g/d，分4次口服；儿童0.2～0.3g/(kg·d)。不良反应为胃肠道反应与肝肾功能损害。

（3）利福平：成人450～600mg/d，顿服，不良反应有肝损害及外周血白细胞降低等。

（4）乙胺丁醇：25mg/（kg·d），分2～3次口服，维持量15mg/（kg·d）。不良反应有球后视神经炎、胃肠反应等。

现主张联合用药，疗程至少在半年以上，以保证疗效与防止细菌耐药。如异烟肼、利福平、乙胺丁醇联合应用，异烟肼、利福平、链霉素联合应用，异烟肼、链霉素、对氨基水杨酸钠联合应用等。三种药联合应用联合治疗1～3个月后改用两种药物联合治疗，6～9个月后再用异烟肼维持治疗一段时间。

2. 局部外用药物　可外用15%对氨基水杨酸钠软膏、5%异烟肼软膏或利福定软膏，以及对症处理。

3. 手术清除瘘管　应在病情停止活动后进行。

（二）结核疹

（1）常用异烟肼或利福平，以抑制细菌抗原的产生。

(2) 加用其他抑制变态反应、抑制炎症介质或抑制增生的药物，如雷公藤、维 A 酸等。

(3) 对症处理。

四、预后

由于生活水平的提高，皮肤结核现已少见且预后良好。经过早期、足量、规则、联合治疗，患者能够完全康复。但须警惕在流动人口及免疫低下宿主中的疾病状况。

（祁长美）

第七节　麻风病

一、概述

麻风病又称汉森病（Hansen's disease），是有史以来就有记载的一种慢性传染病，以皮肤变形、外周神经受损和畸残为特点。麻风病是由感染引起的，潜伏期很长，难以早期诊断。麻风杆菌是一种细胞内、抗酸、革兰染色阳性杆菌。麻风病的潜伏期为 6 个月至 40 年不等，结核样型麻风（TT）平均为 4 年，瘤型麻风（LL）平均为 10 年。麻风病有三种类型：结核样型、瘤型和界线类，后者又有亚型。现在认为麻风病是一种病谱性疾病，患者病情随着其免疫力变化而变化。尚不清楚麻风病究竟是如何传播的，目前认为麻风杆菌是通过飞沫、痰液，通过呼吸传播或接触传播，经过破损的黏膜或皮肤进入未感染者。偶尔或短期接触并不传播此病。绝大多数接触麻风杆菌的人并不患病，因为其免疫系统成功抵抗了感染。

二、诊断思路

（一）病史特点

麻风病的症状主要有三：皮肤损害、感觉麻木、肌肉无力。

1. 皮肤损害　皮损区域肤色比患者的正常肤色浅，皮损区域的热觉、触觉、痛觉减低。

2. 感觉麻木　手、上肢、脚或下肢感觉麻木或缺如。

3. 肌无力　因为麻风杆菌繁殖很慢，患者的症状往往在感染至少 1 年后，平均为 5 ~7 年才出现。患者的症状常常很轻，以至于往往到皮损出现后才意识到。90% 的患者常常在皮损出现前几年就开始有麻木感了。麻风病主要影响皮肤和周围神经。皮肤受累产生皮疹和 bumps，周围神经受累造成支配区域的皮肤感觉麻木和肌肉无力。首先是肢端温觉丧失，其次是触觉丧失，再次是痛觉，最后是深压觉丧失。在手、足特别明显。症状开始出现后，疾病缓慢进展。

麻风病根据皮损的类型和数目分为两种类型；结核样型（tuberculoid）、瘤型（lepromatous）和界线类（borderline）。

在结核样型麻风，皮疹出现，组成一个或扁平的、有点白色的区域，该区域感觉麻木，因为细菌损害了下面的神经。

在瘤型麻风，出现许多小的丘疹或较大的、大小不一、形态不一的高起的皮损。比结核样型麻风有更多的区域呈现麻木感，某些肌群可出现无力。

界线类麻风兼有结核样型麻风和瘤型麻风的特点。如果不治疗，界线类麻风可能好转为像结核样型麻风那样，或恶化为瘤型麻风那样。

麻风病最严重的症状是周围神经被感染所致。它引起患者触觉退化、痛温觉丧失。周围神经受损者对烧灼、切割等伤害无意识痛楚。周围神经受损可能最终导致手指、脚趾残缺。周围神经受损也可以引起肌无力，造成“爪形手”和垂足畸形。皮肤感染可以造成局部肿胀，后者可能导致面部毁形。

麻风病患者可以有足跖疼痛、慢性鼻塞乃至鼻塌陷或鼻毁形。眼损害可致盲。男性瘤型麻风患者有勃起障碍和不育，因为睾丸感染可以减少精子数目。

在未经治疗甚至经过治疗的患者，机体免疫应答可以产生炎症反应，后者包括发热，皮肤、周围神经的炎症，以及较少见的淋巴结、关节、肾脏、肝脏、眼、睾丸的炎症。

（二）检查要点

主要检查三个区域的体征。皮肤损害、神经损害和眼损害。

1. 皮肤损害　判断皮损的数目和分布。常见的最初皮损是色素减退性斑片，边缘稍隆起。也常见斑块。皮损可以伴或不伴感觉减退。界线类皮损常常位于臀部。

2. 神经损害　评估感觉减退的区域（温觉、轻触觉、针刺痛觉和无汗区域），尤其是支配躯干神经的区域和皮神经区域。最常见受累的神经是胫后神经、尺神经、正中神经、眶上神经等。除了感觉丧失外，可以有僵硬和运动受限。

3. 眼损害　是最常见的面部损害。兔眼（眼睑不能闭合）常见于瘤型麻风晚期，是由于第七对颅神经受累所致。第二对颅神经（三叉神经）的眼支受累可以造成眼睑外翻、眼干燥和不能眨眼。

（三）辅助检查

因为麻风杆菌不能在实验室培养基里生长，组织培养和血培养对诊断没有用。感染皮肤组织活检镜下观察有助于诊断。

1. 皮肤活检及组织学检查　皮损中见到发炎的神经可以视为诊断标准。活检标本可以见到麻风病的特征表现和抗酸杆菌的存在。活检对确定细菌指数（BI）和细菌形态指数（MI）有用，后者可以用于评估病情和治疗效果。

组织学表现在各型不同：

（1）未定类麻风（IL）：没有特异性组织学表现。可见散在的组织细胞和淋巴细胞，部分集中在皮肤附属器和神经周围。有时，可在神经束中见到抗酸杆菌。真皮肥大细胞的数目可能增多。

（2）结核样型麻风（TT）：可以在真皮乳头层见到完整地的上皮样肉芽肿，常围绕着神经血管结构。肉芽肿周围有淋巴细胞，后者可以伸入表皮。朗汉斯巨细胞常见，真皮神经毁损或肿胀。观察不到抗酸杆菌。S－100 在鉴定神经片断及与其他肉芽肿鉴别时有用。

（3）界线类偏结核样型（BT）：明显的和弥漫的上皮样肉芽肿，但很少或看不见朗汉斯巨细胞。表皮中很少有淋巴细胞。细菌很少或看不到，但可以在皮神经和竖毛肌中看到。神经中度肿胀。

（4）中间界线型（BB）。

（5）弥散的上皮样肉芽肿：缺乏朗汉斯巨细胞。表皮下可以见到未浸润的真皮乳头层即境界带或无浸润带。神经轻度肿胀，可见中等数量的抗酸杆菌。

（6）界线类偏瘤型（BL）：较小的肉芽肿，伴一定的泡沫样改变。大量淋巴细胞可见。神经常呈洋葱皮状外观。可见少数上皮样细胞。

（7）瘤型（LL）：真皮无浸润带下方可见大量泡沫样巨噬细胞，其中有大量抗酸杆菌。淋巴细胞稀少。瘤型麻风的结节或皮肤纤维瘤样损害，称为组织瘤样麻风。

2. 麻风菌素试验　该试验指示标志着宿主对麻风杆菌的抵抗力。它的结果并不能确诊麻风病，但它对确定麻风的类型有帮助，可以区别结核样型麻风和瘤型麻风。阳性结果指示细胞介导的免疫，可以在结核样型麻风中见到。阴性结果提示缺乏对疾病的抵抗，可以在瘤型麻风中见到。阴性结果也提示预后不好。麻风菌素试验的评估：细菌注射进前臂，48 小时后评估反应（Femandez reaction），它代表对麻风杆菌的迟发型变态反应，或者是对分歧杆菌与麻风杆菌交叉的迟发型变态反应。3～4 周后观察到的反应称 Mitsuda reaction，代表免疫系统能够发生有效的细胞介导的免疫反应。

3. 血清学检测　尽管它们用于多菌性疾病，但是在麻风病中并未广泛开展，因为它们不能稳定地探测早期麻风或轻微的麻风。血清学检查可以检测针对麻风杆菌的特异性 PGL－Ⅰ抗体。这在未经治疗的瘤型麻风患者中很有用，因为这类患者的 80% 以上有抗体。然而，在少菌型麻风只有 40%～50% 的患者存在抗体。

4. 聚合酶链反应（PCR）　也并未在麻风病中广泛开展。PCR 分析可以用于鉴定麻风杆菌，一般在检测到了抗酸杆菌而临床和组织学表现又不典型时采用。一步法反转录聚合酶链反应（RT - PCR）在组织液涂片标本和活检标本中敏感性较高，在治疗过程中监测细菌清除情况时有用。

（四）麻风病的诊断标准

主要根据临床，可以根据下列3项中的一项或一项以上。

（1）色素减退性斑片或红色斑片，伴有明确的感觉丧失。

（2）周围神经粗大。

（3）皮损组织液涂片或活检呈查见抗酸杆菌：麻风病可以分为多菌型麻风和少菌型麻风。少菌型麻风包括未定类、结核样型、界线类偏结核样型，皮肤组织液涂片查菌阴性。多菌型麻风包括瘤型、界线类偏瘤型、中间界线类，皮肤组织液涂片查菌阳性。

（五）鉴别诊断

应该与结节病、皮肤结核、环状肉芽肿等鉴别。

1. 结节病　患者没有感觉障碍，没有神经粗大，病理学结节边缘淋巴细胞较少、呈“裸结节”。

2. 皮肤结核　患者没有感觉障碍，没有神经粗大，病理学上呈“结核性肉芽肿”、有干酪性坏死。

3. 环状肉芽肿　患者没有感觉障碍，没有神经粗大，病理学上呈“栅栏样肉芽肿”。

三、治疗措施

（一）药物治疗

1. 抗生素治疗　抗生素治疗应于早期进行，抗生素能够阻止麻风进展但不能逆转患者的神经损害与畸形。因此，早期诊断和早期治疗极为重要。抗生素治疗的目标是阻止感染、减少死亡、预防并发症、消灭疾病。常用的第一线抗生素有氨苯砜、利福平类（包括利福定等）、氯苯酚嗪。第二线抗生素有喹诺酮类（包括氧氟沙星、环丙沙星等）、米诺环素、克拉霉素等。

由于麻风杆菌可以对某些抗生素产生耐药，故自1981年起，WHO推荐联合化疗（MDT）。MDT为可以预防氨苯砜耐药，快速减退传染性，减少复发、麻风反应和畸残。疗程一般是6个月~2年。少菌型麻风是两种药联合，多菌型麻风是三种药联合。

少菌型麻风：氨苯砜加利福平600mg，每月1次，服6个月。

多菌型麻风：氨苯砜加利福平600mg，每月1次；加氯苯酚嗪300mg每月1次及50mg/d，服用1年。

2. 免疫调节剂　主要包括泼尼松、沙利度胺。泼尼松40~60mg/d口服［最多1mg/（kg·d）］治疗Ⅰ型和Ⅱ型麻风反应，至消退后减药，每2~4周减5mg。沙利度胺300~400mg/d直到Ⅱ型麻风反应被控制；然后减量为100mg/d维持一段时间。

（二）物理疗法、手术与纠正畸残

对于晚期患者，必须给予物理治疗以防止畸残。对于有畸残的患者如兔眼等必要时进行手术治疗。

（三）社会学与心理治疗

对于麻风患者给予关爱，不主张与社会隔离，同时让他们做一些力所能及的工作。

四、预后评价

预后取决于病期与类型。严重的后果为永久的神经损坏，畸残。早期诊断与治疗可以减少损害，阻断传染，防止畸残，使患者回归正常生活。

（祁长美）

第十章

病毒性皮肤病

第一节　单纯疱疹

单纯疱疹病毒（herpes simplex virus，HSV）能够引起多种感染，如黏膜皮肤感染、中枢神经系统感染及偶见的内脏感染。人疱疹病毒分 1 型和 2 型，HSV－1 主要经过呼吸道、消化道或皮肤黏膜直接与感染性分泌物密切接触而传播，HSV－2 则主要经过性接触导致生殖道传播，新生儿可经产道感染。

一、病因与发病机制

1. 病原特性　HSV－1 型主要侵犯面部、脑及腰以上部位；HSV－2 型主要侵犯生殖器及腰以下部位，但并非所有病例都如此分布。

2. 感染－潜伏－激活　病毒侵犯表皮、真皮细胞及神经节，并在其中复制，局部出现病变；病毒侵入后沿局部神经末梢上行进入神经节，经过 2～3d 的复制后进入潜伏状态，在机体受到刺激（如外伤、免疫功能下降），病毒被激活，开始重新复制，并沿该神经节的神经分支下行播散到外周支配的表皮细胞、真皮细胞等，而发生疱疹。

3. 传染源及传播途径　急性期患者及慢性带毒者均为传染源。可通过黏膜或皮肤微小损伤部位直接接触感染；HSV－1 型主要通过空气飞沫传播，HSV－2 型传播主要通过性交及接吻传播。HSV 也可经消化道、母婴垂直传播。

二、临床表现

临床上可分两型：①原发型，可有发热（体温高达 39℃左右），周身不适，局部淋巴结肿大病程为 7～10d。②复发型，临床症状较轻，病程短。

潜伏期 2～12d，平均 6d，几乎所有的内脏或黏膜表皮部位都可分离到 HSV。

1. 皮肤疱疹　好发于皮肤和黏膜交界处，以唇缘、口角、鼻孔周围等处多见。初起局部皮肤发痒、灼热或刺痛、充血、红晕，出现成簇米粒大小水疱，可发 2～3 簇。疱液清，壁薄易破。2～10d 后干燥结痂，脱痂不留瘢痕。

2. 疱疹性齿龈口腔炎　多发于 1～5 岁儿童。口腔、牙龈上出现成群水疱，破溃、溃疡，剧痛，易出血，在唇红部和口周围常发生水疱，可有发热、咽喉疼痛及局部淋巴结肿大、压痛，经 3～5d 溃疡愈合，发热消退。病程约为 2 周。口腔疱疹还有溃疡性咽炎、口腔或面部疱疹或浅溃疡。

3. 疱疹性瘭疽（herpetic whitlow）　手指的 HSV 感染是原发性口或生殖器疱疹的一种并发症，病毒可经手指上皮破损处进入或由于职业及其他原因而直接进入手内。临床表现为感染的手指突发水肿、红斑、局部压痛、水疱和脓疱，常出现发热、肘窝和腋窝淋巴结炎。

4. 眼疱疹　表现为一种急性角膜结膜炎，多为单侧性，初起眼睑红肿、疼痛、视觉模糊，继则出现小疱（滤泡性结膜炎），约 2/3 侵犯角膜，表现树枝状或葡萄状角膜溃疡。

5. 中枢及外周神经系统的 HSV 感染　如下所述。

（1）急性脑炎：95%以上由 HSV－1 引起，临床表现多呈暴发性或急性发作，发热、头痛、呕吐、意识障碍和抽搐，常有颞叶受损表现，如性格改变、行为异常、幻觉和失语等。病死率 30%～50%。

（2）急性脑膜炎、脊髓炎和神经根炎：亦可因原发性或复发性 HSV 感染引起。HSV 脑膜炎是一种急性自限性疾病，表现为头痛、发热及轻度畏光，持续 2～7d。

6. 播散性感染　播散性 HSV 感染常见于免疫功能缺陷者，妊娠妇女或新生儿，播散性感染可累及皮肤黏膜和内脏。内脏 HSV 感染通常由病毒血症所致。

（1）肺炎：疱疹性气管支气管炎扩散到肺实质则引起 HSV 肺炎，通常是局灶性坏死性肺炎。病毒也可经血播散到肺而导致双侧间质性肺炎。

（2）肝 HSV 感染可表现为肝炎，也可出现播散性血管内凝集。

（3）其他：包括单关节的关节炎、肾上腺坏死、特发性血小板减少及肾小球肾炎。免疫受抑制可波及其他内脏器官，孕妇的 HSV 感染能引起播散并可能与母亲和胎儿的死亡有关。

7. 新生儿 HSV 感染　新生儿 HSV 感染中约 70% 由 HSV－2 所致，皆因出生时接触生殖道分泌液而被感染。但是先天性感染常是原发性 HSV 感染的母亲在孕期传播给胎儿的。新生儿 HSV－1 感染通常在生后获得，与家庭成员直接接触。

新生儿 HSV 感染包括：①皮肤、眼及口腔疾病。②脑炎。③播散性感染。在出生后 4～7d 出现发热、咳嗽、气急、黄疸、出血倾向、抽搐、肝大、脾大、皮肤及口腔疱疹、发绀及意识障碍，常在出生后 9～12d 死亡。抗病毒化疗使新生儿疱疹病死率降到 25%，但其发病率（特别是婴儿中枢神经系统 HSV－2 感染率）仍很高。

三、实验室检查

1. Tzanck 涂片　自水疱基底取材涂片经吉姆萨染色，见多核巨细胞。

2. 抗原检测　皮损处取材，涂片用 HSV－1 和 HSV－2 抗原特异性单抗检测 HSVI－2 抗原。

3. 病毒培养　受累皮损或组织活检标本 HSV 培养。

4. 血清学检查　糖蛋白（g）GI、（g）GZ 特异性抗体，可区分 HSV－1 和 HSV－2 的既往感染。原发 HSV 感染可通过出现血清转化现象得以证实。HSV 抗体血清检查如血清检查阴性可除外复发性疱疹。

5. 组织病理　表皮气球样变性和网状变性、棘层松解，表皮内水疱，水疱内为纤维蛋白、炎性细胞及气球状细胞。PCR 可确定组织、涂片或分泌物中 HSV－DNA 序列。

四、诊断

典型临床表现即可诊断。必要时可做疱液涂片、培养或病毒抗原检查确定。初次发病感染 2～6 周才出现 IgG1 或 IgG2 抗体，故确诊仍应需用培养法。

五、治疗

1. 局部治疗　如下所述。

（1）皮损处：以 5% 阿昔洛韦霜、1% 喷昔洛韦霜每 2～3 小时 1 次外用、3% 酞丁胺霜外用，5% 碘苷溶于 100% 二甲亚砜擦洗，2/d，连用 4～5d。

（2）眼疱疹：0.1% 阿昔洛韦（ACV）眼液滴眼，涂以 3% 阿糖腺苷（Ara－A）软膏或 0.5% 碘苷眼膏，每 3～4 小时 1 次。或者滴入 0.1% 碘苷溶液，每次 1～2 滴，白天每 1～2 小时 1 次；夜间每 2～3 小时 1 次。7～10d 为 1 个疗程。用 1% 三氟胸腺嘧啶核苷（TFT）滴眼，效果更佳。

2. 系统治疗　如下所述。

（1）抗病毒治疗

1）阿昔洛韦（Acyclovir）200mg，口服，5/d，共 7～10d，或每次 5mg/kg，每 8 小时 1 次，静脉滴

注，7d 为 1 个疗程；在局限性 HSV 感染中多数经治疗后皮损 24h 开始愈合，72h 结痂。

2）伐昔洛韦（Valaciclovir）、泛昔洛韦（Famcyclair）亦可选用；伐昔洛韦是阿昔洛韦的前体药物，生物利用度更高，口服后约 80% 被吸收。

复发单纯疱疹：阿昔洛韦，400mg 口服，3/d 或 800mg，2/d，伐昔洛韦 0.3g，口服，2/d，皆连用 5d。

长期抑制治疗：阿昔洛韦，400mg 口服，2/d；伐昔洛韦，0.3g，口服，1/d。

3）新生儿疱疹：阿昔洛韦 20mg/kg，静脉滴注，每 8 小时 1 次，连用 14 ~21d。

（2）免疫治疗：可加用 α－干扰素或白细胞介素－2（IL－2）、转移因子或胸腺素等免疫增强药。

（3）耐药病毒株治疗：阿昔洛韦耐药，表现疱疹皮损严重，病毒载量高。HSV 耐药株为胸苷激活酶缺陷型，可用膦甲酸 40mg/kg，静脉滴注，每 8 小时 1 次，直至皮损消退、西多福韦。外用咪喹莫特霜。

六、预后

口唇疱疹未经治疗自然病程为 1 ~2 周。抗病毒治疗不能清除体内潜伏的 HSV，故不能防止复发。

（佟　立）

第二节　带状疱疹

带状疱疹是由水痘－带状疱疹病毒引起的疱疹性皮肤病。初次感染表现为水痘或隐伏感染，此后病毒潜伏于脊髓后神经根中，在某些诱发因素或机体免疫力下降的情况下病毒被激活而发病。

一、诊断要点

1. 好发年龄　患者以老年人居多，儿童和青少年少见。部分发生于长期应用糖皮质激素或免疫抑制剂者。

2. 好发部位　主要发生于肋间神经支配区域的皮肤，其次为三叉神经支配区域，发生于腰段、颈段者临床也不少见。

3. 前驱症状　皮疹出现前可有低热、全身不适、食欲不振等症状，局部常有刺痛、灼热、神经痛或皮肤感觉过敏，一般持续 2 ~5 天出现皮疹。部分病例尤其是儿童患者在出疹前可无任何自觉症状。

4. 典型损害　皮损发生于身体一侧，沿周围神经分布区排列，不超过或略微超过身体中线。基本损害为红斑基础上群集粟粒至绿豆大中央凹陷的水疱，一簇或多簇，簇间皮肤一般正常，疱壁紧张，疱内容物初期清澈或呈淡黄色，不久即变浑浊，病情严重时疱液可为血性，破溃后形成糜烂面，表面结痂。

由于皮疹可同时或先后发生，在同一患者可同时见到红斑、丘疹、丘疱疹、水疱、糜烂、痂皮等不同时期的损害。最后患处逐渐干燥结痂，痂皮脱落后留暂时性色素沉着而愈，若无继发感染一般不留瘢痕。

5. 特殊类型　临床可见到具有神经痛而无皮损的无疱型带状疱疹、局部组织坏死的坏死型带状疱疹、只有红斑而无水疱的顿挫型带状疱疹、水疱较大的大疱型带状疱疹、水疱为血性的出血型带状疱疹、多神经或双侧发疹的多发型带状疱疹、发生于角膜的眼带状疱疹、带状疱疹性脑膜炎，以及伴有面瘫、耳聋、耳鸣的耳带状疱疹等特殊类型，但均较为少见。

6. 自觉症状　患处有不同程度的疼痛，年龄越大疼痛越为明显，甚至疼痛剧烈难以忍受。疼痛可发生于皮疹出现前或与皮疹同时出现，轻微牵拉或外物刺激即可诱发或加重疼痛。

通常疼痛持续至皮损完全消退，若皮损消退 1 个月后仍有神经痛，称为带状疱疹后遗神经痛，多发生于 50 岁以上年老体弱者。

7. 病程　一般 1 ~2 周，偶可复发，复发率小于 0.2%。局部组织坏死严重、泛发型带状疱疹、免疫缺陷及有潜在恶性病的患者，病程可延长，甚至反复发作。带状疱疹后遗神经痛一般1～3月可自行缓解或消失，少数患者的疼痛可持续1年以上。

8. 实验室检查　半数患者在发疹后外周血白细胞总数低于5.0×10^9/L，病情好转或痊愈后恢复至发病前水平。部分患者在发疹期血沉可增快。疱液或创面刮取物涂片镜检可查到多核巨细胞，PCR病毒检出率高达97%，直接免疫荧光抗体试验阳性检出率（适用于既往感染HSV者，不适用于急性感染者）也较高。

二、治疗

1. 一般治疗　发病后注意休息，避免食用辛辣刺激性食品，保持消化道通畅；加强创面保护和护理，避免衣物摩擦和刺激，以防止继发感染和加剧疼痛；发病后及时合理诊治，避免带状疱疹后遗神经痛的发生。

2. 全身治疗　如下所述。

（1）抗病毒药：可给予阿昔洛韦2～4g/d、伐昔洛韦600mg/d或泛昔洛韦1.5g/d，分次口服；或阿昔洛韦5～10mg/kg，每8小时1次，静脉滴注；或阿糖胞苷10mg/（kg·d）配成浓度为0.5mg/ml的溶液，静脉滴注12小时以上，一般疗程7～10天。

（2）干扰素：急性发疹期可给予基因工程干扰素α－1b 10～30μg、基因工程干扰素－γ 100万U或基因干扰素β－1a 200万U，每日1次，肌内注射，连续5～7天。

（3）免疫调节剂：麻疹减毒活疫苗2mg/次，肌内注射，可减轻症状。免疫力低下的患者，可酌情给予转移因子2～4ml/d、胸腺肽10～20mg，2～3次/周、静脉注射人免疫球蛋白200～400mg/（kg·d）等。

（4）糖皮质激素：早期与抗病毒药物联合应用可有效控制炎症反应、减轻神经节的炎症后纤维化、降低后遗神经痛的发生率，适用于病情严重、年老体健、无严重糖皮质激素禁忌者，但免疫功能低下或免疫缺陷者应用后有导致病毒扩散的危险，需慎重。临床一般选用醋酸泼尼松30～60mg/d，分次口服，疗程7～10天。

（5）消炎止痛剂：疼痛明显者可给予阿司匹林0.9～1.8g/d、萘普生（首剂0.5g，以后1次0.25g，每6～8小时1次）、盐酸曲马朵200～400mg/d、布洛芬1.2～1.8g/d、卡马西平0.6～1.2g/d、吲哚美辛50～100mg/d，分次口服。

（6）抗生素：继发细菌感染者可给予罗红霉素150～300mg/d、阿奇霉素500mg/d、阿莫西林2～4g/d、头孢氨苄1～4g/d或阿莫西林－克拉维酸钾0.75g/d（按阿莫西林计算），分次口服。

3. 局部治疗　如下所述。

（1）无继发感染的皮损处可涂搽5%阿昔洛韦霜、3%肽丁胺霜、1%喷昔洛韦软膏、3%膦甲酸钠软膏、0.5%疱疹净软膏、2%甲紫、1%达克罗宁马妥氧化锌油膏或泥膏、0.9%利多卡因软膏、0.025%～0.075%辣椒素软膏、炉甘石洗剂或1%樟脑炉甘石洗剂等，每日3～5次。

眼带状疱疹可选用0.1%阿昔洛韦滴眼液、3%阿昔洛韦软膏、0.1%病毒唑滴眼液、0.1%疱疹净滴眼液、0.1%肽丁胺滴眼液或含10μg/ml基因工程干扰素α－1b滴眼液，每日5～7次，直至症状完全消退，可与抗生素滴眼液交替使用防止继发感染。角膜形成溃疡者禁用糖皮质激素外用制剂。

（2）急性发疹期或疱疹破溃初期，可涂搽基因工程干扰素α－1b软膏（25万U/5g），每日3次，直至皮损消退。

（3）有继发感染或渗液较多者，患处可用0.1%依沙吖啶溶液或0.5%新霉素溶液湿敷后，涂搽2%甲紫溶液、1%红霉素软膏、黄连素软膏、0.1%新霉素软膏、林可霉素利多卡因凝胶、1%诺氟沙星软膏或2%莫匹罗星软膏，每日3～5次。

4. 封闭治疗　急性期发疹期炎症剧烈者，可选用基因工程干扰素β－1a 200万～300万U/次，病灶基底部放射状注射，每日1次，连续5次；若患处疼痛剧烈，在有效抗病毒药物应用前提下，可选用甲泼尼龙醋酸酯混悬液20mg或复方倍他米松混悬液7mg，与1%利多卡因溶液5ml混匀后，行皮下浸润注射或神经节阻滞封闭，一般1次即可。

5. 物理疗法 局部照射紫外光、CO_2激光扩束、微波照射、TDP频谱，以及高频电疗、低频电磁、针灸、穴位照射等，均具有较好消炎止痛和缩短病程的作用。

6. 带状疱疹后遗神经痛的治疗 如下所述。

（1）止痛药：可口服可待因60mg/d、布洛芬1.2～1.8g/d或尼美舒利100～200mg/d，分次口服；或盐酸曲马朵50～100mg，4～6小时1次，口服或肌内注射，可重复使用，累计剂量不超过800mg/d。

（2）抗抑郁药：长期剧烈疼痛影响睡眠者，可给予阿米替林，初始剂量为25mg/d，逐渐递增至150～250mg/d，最大剂量不超过300mg/d，维持剂量为50～150mg/d，分次口服；或多塞平25～75mg/d、去甲替林50mg/d或氯米帕明75mg/d，分次口服。此外，氟奋乃静、齐美定、帕罗西汀等也可酌情选用。

（3）抗惊厥药：能缓解神经痛，尤其是三叉神经痛，可选用卡马西平100mg，每日3次，口服；或苯妥英钠200～400mg/d，分次服用。

（4）局部封闭：2%利多卡因3～5ml，加用或不加用糖皮质激素在皮肤疼痛处浸润注射和行神经阻滞封闭，3天1次。

7. 中医治疗 如下所述。

（1）湿热搏结证：患处红斑基础上成簇水疱，疱液浑浊，疱壁破溃后糜烂渗液，伴疼痛，纳呆腹胀，脉滑数；舌质淡红，苔白腻或黄腻。治宜清化湿热，凉血解毒，方选薏仁赤豆汤加减，药用薏苡仁、赤小豆各15g，茯苓皮、地肤子、生地、银花各12g，车前子、马齿苋、车前草、赤芍各10g，藿香、佩兰各9g，甘草6g，每日1剂，水煎取汁分次服。

（2）毒热炽盛证：皮肤红斑、丘疹、丘疱疹、水疱等多形性皮疹，集簇分布，排列呈条带状，疼痛剧烈，伴咽干口苦，溲黄，脉数；舌质红，苔黄。治宜清热泻火，解毒止痛，方选大青连翘汤加减，药用绿豆衣20g，马齿苋15g，连翘、银花、生地各12g，大青叶、黄芩、贯众、玄参各9g，炒丹皮、赤芍各6g，每日1剂，水煎取汁分次服。

（3）气滞血瘀证：皮疹消退后患处仍疼痛不止，常剧烈疼痛难以忍受，伴胸胁胀满，舌质暗红，苔少或薄白。治宜疏肝理气，通络止痛，药用鸡血藤、鬼箭羽、忍冬藤各15g，金瓜蒌、川栀子、桃仁、红花、元胡、香附、陈皮各10g；或川栀子、柴胡、当归、川芎、元胡、乳香、没药、莪术、郁金各10g，每日1剂，水煎取汁分次服。

以上各证加减法：皮损发于颜面者，加杭菊花、野菊花、桑叶；发于眼周者，加谷精珠、炒黄连、银花；发于下肢者，加川牛膝、宣木瓜；发于腰骶者，加炒杜仲、续断；疼痛日久不除者，加金头蜈蚣、全蝎；头晕目眩者，加茺蔚子、蔓荆子、川芎。

（4）外治法：疱疹未破溃时可外涂玉露膏（由芙蓉叶粉2份、凡士林8份组成），或雄黄10g、冰片1g，研细末后凉开水调敷患处。损害为红斑、丘疹、丘疱疹及未破溃的水疱，可外敷金黄散、双柏散。疱疹破溃有渗液时，选用马齿苋、黄连、黄柏、五倍子等水煎汁湿敷患处，创面干燥后外敷冰石散、黄连膏。亦可选用复方地榆氧化锌油（生地榆粉10g、紫草粉5g、冰片粉2g，氧化锌油加至100g）或季德胜蛇药片研末后调成糊状涂搽患处，每日2或3次。

（佟 立）

第三节 扁平疣、寻常疣

一、扁平疣

扁平疣（verruca plana）好发于青少年，亦称青年扁平疣。

（一）临床表现

1. 皮肤损害 皮疹为帽针头至绿豆或稍大的扁平光滑丘疹，直径0.1～0.5cm，数目多少不一，呈圆形、椭圆形或多角形，质硬，正常皮色或淡褐色。

2. 发病特征　青少年多见，好发于颜面、手背或前臂，大多骤然发生。一般无自觉症状，偶有微痒，常由搔抓而自体接种，沿抓痕呈串珠状排列，即 Koebner 现象。慢性病程，若出现剧烈瘙痒和发红，往往为治愈的征兆。

扁平疣可数周或数月后突然消失，但亦可多年不愈。在所有临床型 HPV 感染中，扁平疣自发性缓解率最高。

（二）治疗

1. 一般治疗　可用液氮冷冻、电灼或激光治疗，维 A 酸乳膏或他扎罗汀乳膏外涂，5% 咪喹莫特乳膏，每日或隔日外用 1 次有效。亦可用氟尿嘧啶软膏点涂疣面（愈合后常遗留色素沉着），或外用肽丁胺软膏有一定疗效。

2. 顽固难治疗者　西咪替丁或联合左旋咪唑治疗。

3. 中药　板蓝根、大青叶、紫草、薏苡仁、凌霄花、珍珠母各 30g，红花、马齿苋、赤芍各 15g，水煎口服，每日 1 剂，连服 7 ~ 14 剂，可加局部搽药，有良效。

二、寻常疣

（一）临床表现

1. 皮肤损害　寻常疣（verruca vulgaris）初起为针尖至豌豆大，半圆形或多角形丘疹，表面粗糙角化，乳头样增殖，呈花蕊或刺状，灰黄、污褐或正常肤色，表面有黑点，黑点为毛细血管血栓所致。

2. 发病特征　初发多为单个，可因自身接种而增多到数个或数十个。偶尔数个损害融合成片。多见于儿童及青少年，无自觉症状，偶有压痛。好发于手、足及足缘等处。多数寻常疣可在 2 年内自然消退。经治疗后，1 年内大约有 35% 患者复发或出现新的损害。

3. 临床亚型　如下所述。

（1）甲周疣（periungual warts）：发生于甲缘，有触痛，易致皲裂而感染。

（2）丝状疣：好发于颈部、眼睑或颏部等处，为单个细软的丝状突起，呈正常肤色或棕灰色。

（3）指状疣：为在同一柔软基础上发生参差不齐的多个指状突起，尖端为角质样物质，数目多少不等。

（二）治疗

1. 一般治疗　如下所述。

（1）过度角化表面应削除，用液氮冷冻、电烧灼或二氧化碳激光或配合外科手术切除。

（2）刮除法：用外科刀划开疣周围皮肤，再用 5 号骨科刮匙，套入疣基底部，以 30°角用力推除，然后涂 2.5% 碘酒或聚维酮碘，压迫止血，包扎。

（3）药物法：外用咪喹莫特乳膏，每晚 1 次，干扰素 0.1 ~ 0.2ml 一次局部注射；用 0.1% 博来霉素生理盐水或 0.05% 平阳霉素普鲁卡因液注射于疣基底部至疣表面发白，每次 0.2 ~ 0.5ml，每周 1 次，2 ~ 3 次疣即脱落。

（4）外用药涂贴：涂 5% 氟尿嘧啶软膏，方法同上或三氯醋酸点涂。10% 甲醛溶液、10% 水杨酸软膏。

2. 顽固的甲周疣　试用 40% 碘苷二甲基亚砜溶液，或 5% 氟尿嘧啶、10% 水杨酸火棉胶。

3. 多发性者　应检查有无免疫功能障碍。用中药治疣汤或针灸治疗。

（佟　立）

第四节　小儿丘疹性肢端皮炎

一、概述

小儿丘疹性肢端皮炎（papular acrodermatitis of childhood，PAC）是发生于小儿的自限性疾病，主要特征为面、臀、四肢苔藓样丘疹，浅部淋巴结肿大及无黄疸型肝炎。传播途径为通过消化道、皮肤、黏膜，是以皮疹为主要表现的一种乙型肝炎病毒感染。其他病毒如 EB 病毒、副流感病毒、柯萨奇病毒 A16、肠病毒、巨细胞病毒等也与本病有关。同义名有小儿无痒性肢端皮炎、Gianotti – Crosti 综合征。

二、临床表现

（1）发病年龄 6 个月至 12 岁，主要发生于 2 ~ 6 岁儿童。

（2）患儿一般无前驱症状而突然出现皮疹。

（3）皮疹呈暗红色或葡萄酒样红色苔藓样丘疹，针头至绿豆大小，边界清楚，孤立散在，不融合，无痒感，黏膜一般不受侵犯。对称分布于四肢远端伸侧，3 ~ 4 天内依次向上扩展至臀、股及上肢伸侧，最后延伸到面部，但躯干受累少见。肘膝和足背处因受机械性刺激而呈同形反应出现线状排列。皮损一般 3 ~ 4 周后逐渐消退，可有糠秕样脱屑。

（4）发疹时，全身浅表淋巴结肿大，以腋窝，腹股沟处明显，无痛感，可持续 2 ~ 3 个月。

（5）皮疹出现同时或发疹 1 ~ 2 周后发生急性无黄疸型肝炎，可持续 2 个月至数年。表现为肝脏肿大，肝功能异常，但无自觉症状，少数患者可有低热、倦怠和全身不适。

三、诊断要点

（1）面部和四肢散在、对称分布的扁平实质性丘疹。

（2）浅表淋巴结肿大和无黄疸型肝炎。

（3）血清肝酶可升高，乙肝表面抗原阳性。

四、鉴别诊断

1. 玫瑰糠疹　好发于躯干和四肢近心端，面部一般不受累。皮疹为直径 0.5 ~ 2cm 的圆形或卵圆形斑，淡红色或黄褐色，边界清楚，覆有糠秕样鳞屑，皮损长轴与皮纹方向一致。

2. 扁平苔藓　呈紫色、紫红色扁平多角形丘疹，多有黏膜损害，口腔好发，伴阵发性剧痒或微痒。

3. 药疹　皮疹类型多样，可伴发肝损害，有服药史，乙肝表面抗原阴性。

五、治疗方案及原则

（1）本病有一定的自限性，预后好，不复发。尚无特异疗法。

（2）保肝、对症治疗。

（3）局部治疗：可用炉甘石洗剂外搽。

（佟　立）

第五节　手足口病

手足口病（hand foot mouth disease，HFMD）是由肠道病毒引起的一种急性传染病，主要通过密切接触或消化道传播，人群普遍易感，以 10 岁以下的婴幼儿多见。机体感染病毒后，多呈隐性感染或病毒携带状态，少数发病；发病的症状一般轻微，临床表现为发热、咽痛、口腔内疼痛和皮疹，在手、足、臀、膝部出现丘疹、疱疹，可自愈，不留痂，一般仅需对症治疗，预后良好。极少数患者可引起心肌炎、肺水肿和无菌性脑膜脑炎等并发症。手足口病并不是一种新发传染病，该病自1957年新西兰首次报道以来，曾多次流行。在2006年，WHO公布该病在须申报疾病（法定传染病）的发病率中位居第四（每100 000人口中有19.3人发病）。该病常年皆可发病，我国以夏秋季多发。由于该病近几年在我国多个省市散在流行，已经对学龄前儿童的健康和生命造成严重的危害，中华人民共和国卫生部于2008年5月2日起，将之列为丙类传染病管理。

一、病原学

手足口病病原体并非单一，病原体均为单股正链RNA病毒，属小RNA病毒科、肠道病毒属，其中有肠道病毒71型（enterovirus 71，简称EV71）、柯萨奇病毒A组（Coxsackie virus A，简称CoxA）或B组（如CoxA16、A4、A5、A9、A10、B2、B5、B13型）和艾柯（ECHO）病毒的某些血清型（如11型）。

引起手足口病的各型肠道病毒均无包膜，其病毒颗粒均为二十面体立体对称的球形结构，由蛋白衣壳和核酸构成。核酸为RNA，携带遗传信息，决定病毒遗传性状与增殖特性。RNA编码的蛋白包括结构蛋白和非结构蛋白，前者主要包括病毒的衣壳和基质蛋白；后者包括病毒相关的酶和调控蛋白等。病毒的蛋白衣壳由20种常见的氨基酸构成。构成衣壳的32个壳微粒中，每个壳微粒都含有4种壳蛋白，即VP_1～VP_4。其中VP_1、VP_2和VP_3 3个多肽暴露在病毒外壳的表面，而VP_4包埋在病毒外壳的内侧与病毒核心紧密连接，因而抗原决定簇基本上位于VP_1～VP_3上。由于这些肠道病毒没有包膜，因此衣壳蛋白除了保护病毒基因组免遭各种理化因子及各种不利因素的破坏外，也作为抗原决定簇与宿主细胞表面的受体蛋白识别、结合，是病毒的吸附蛋白。肠道病毒均为单股正链RNA病毒，基因长度7.4～7.5kb，RNA中碱基（G+C）含量约为47%。其中柯萨奇病毒分子量为（2～2.8）$\times 10^6$。目前在引起手足口病的肠道病毒中没有发现其他小RNA病毒具有的5′端富嘧啶区和多聚C区。

病毒对乙醚、脱氧胆酸盐、去污剂、弱酸等有抵抗力，且还能抵抗70%乙醇和5%甲酚皂溶液。但对紫外线及干燥敏感，对多种氧化剂（1%高锰酸钾、1%双氧水、含氯消毒剂等）、甲醛和碘酒等也都比较敏感，病毒很快被灭活。病毒在50℃时可被迅速灭活，但1mol/L浓度二价阳离子环境可提高病毒对热灭活的抵抗力，病毒在4℃可存活1年，－20℃可长期保存。

二、流行病学

1. 传染源　人类肠道病毒在自然界广泛存在，人是其已知的唯一宿主。手足口病的传染源为手足口病患者和隐性感染者。流行期间，患者为主要传染源，散发期间，隐性感染者为主要传染源。该病潜伏期一般为2～10d，常见在3～7d。发病前数天，感染者咽部与粪便就可检出病毒，即具有传染性。发病1～2周内咽部有病毒排出，从粪便中排出病毒一般可持续3～5周。患者疱疹液中含大量病毒，破溃时即溢出病毒，本病以发病后1周内传染性最强，其传染性可持续至症状和体征消失后数周。

2. 传播途径　手足口病的传播方式主要是通过密切接触，急性期患者的粪便、口腔分泌物、皮肤疱疹液中含有大量病毒，接触这些排泄物、分泌物或由其污染的手、毛巾、手绢、牙刷、水杯、玩具、食具、奶具、床上用品、内衣以及医疗器具等均可传播本病。一般通过消化道粪－口途径和呼吸道飞沫途径进入体内。其中污染的手是接触传播中的关键媒介。尚不能明确是否可经水或食物传播。

3. 易感性　人群对引起手足口病的肠道病毒普遍易感，但病毒隐性感染与显性感染之比大约为100∶1，成人大多已通过隐性感染获得相应的抗体，但因肠道病毒各型之间无交叉免疫。感染后产生的某一型特异性免疫，不能阻止其他血清型或亚组的肠道病毒感染。因此，机体可先后或同时感染各种不同血清型或亚组病毒。婴儿出生后6个月内由母亲获得的抗体有保护力，此后随着月龄增长，母传抗体逐渐消退，绝大多数婴儿在6个月时已成为易感者。因此，手足口病发病一般以6个月以上至5岁以内的婴幼儿为主，其中又以3岁以下年龄组发病率最高。艾柯病毒（4、6、9、30、33型）和柯萨奇病毒B组在成人和较大儿童仍有较多感染。如果不考虑感染的肠道病毒血清型别，引起中枢神经系统疾病的病例以15岁以下儿童为主，引起呼吸道疾病的以5岁以下儿童居多。显性感染和隐性感染后均可获得特异性免疫力，产生的中和抗体可在体内存留较长时间，对同血清型病毒产生比较牢固的免疫力，但不同血清型间鲜有交叉免疫。

4. 流行特征 手足口病流行形式多样，无明显的地区性，世界各地广泛分布，热带和亚热带地区肠道病毒感染一年四季均可发生，一般5～7月为发病高峰，温带地区在冬季感染较少，夏秋季可有一个明显的感染高峰。肠道病毒传染性强、隐性感染比例大、传播途径复杂、传播速度快，控制难度大，容易出现暴发和短时间内较大范围流行；气候在肠道病毒循环和流行中是一重要因素。在本病流行期间，常可发生幼儿园和托儿所集体感染和家庭聚集发病，有时可在短时间内造成较大范围的流行。

总之，该病流行表现形式多样，与流行有关的病毒血清型别、流行地区的地理区域、气候因素、社会经济卫生状况、暴露的机会、人群免疫水平、宿主的反应性等许多因素相关。

三、发病机制和病理

肠道病毒引起手足口病的病理机制基本相似。通过呼吸道或消化道进入体内，侵入局部黏膜，在该处上皮细胞及周围淋巴细胞中停留和增殖。当增殖到一定程度，病毒侵入局部淋巴结，进入血循环形成第一次病毒血症。此时患者无明显临床症状，但可从各种体液中分离到病毒，具有传染性；病毒经血液循环侵入不同脏器，如网状内皮组织、深层淋巴结、肝、脾、骨髓等处大量繁殖，并再次进入血循环导致第二次病毒血症，此时机体可出现典型的临床症状和体征。一般情况下柯萨奇病毒A组不引起细胞病变，故症状多较轻；而柯萨奇病毒B组、EV71、艾柯病毒引起细胞病变，可表现为严重病例。如尸体解剖及动物实验的组织病理学研究显示EV71具有嗜神经性，应用抗病毒的单克隆抗体做免疫组织化学染色，脑、脊髓神经细胞及其突起与单核炎症细胞内可见EV71阳性抗原，而其他内脏内皆为阴性。

手足口病大多数患者症状轻微，以手、足、口腔等部位的皮疹或疱疹为主要特征，组织病理学显示皮肤棘细胞间及细胞内水肿，细胞肿胀，体积增大，胞质苍白，称为气球样变性，并逐步发展导致细胞膜破裂，形成网状变性即表皮内水疱，当表皮内疱达到相当压力，可使基底破裂，真表皮分离，表皮下水疱形成，疱内可含有嗜酸粒细胞和少量的中性粒细胞，并导致表皮细胞坏死，也可能有真皮乳头水肿，真皮浅层淋巴组织细胞浸润，但上皮内无胞内病毒包涵体，亦无多核上皮巨细胞。超微结构显示上皮细胞肿胀核膜溶解，部分胞质内可找到病毒颗粒。

少数危重症EV71死亡病例尸检标本病理检查显示：肉眼观察患者脑水肿，个别可出现脑疝，双肺弥漫性瘀血水肿，局部肺出血，全身淋巴结可轻度肿大，心室可肥大，其他肝肾胰等脏器常无明显改变。组织学观察以中枢神经系统的炎症为主，常累及额顶叶大脑皮质、下丘脑、小脑齿状核以及脑干和脊髓等，其中以脑干及脊髓灰质炎症最为明显；神经元有变性、坏死或消失；中性粒细胞浸润，局部形成微脓肿；小胶质细胞增生，并侵入神经细胞内，形成嗜神经细胞现象；脑及脊髓内小血管内皮细胞变性、坏死、血栓形成，血管周围可见单核淋巴细胞呈套袖样浸润；无病毒包涵体；软脑膜早期有中性粒细胞，继后为淋巴细胞浸润。肺主要显示伴有多灶性出血的肺瘀血水肿，局部可见少量透明膜样结构，一般无明显炎细胞浸润及弥漫性肺泡损害，或仅见轻中度炎细胞浸润、局部肺不张及少量肺泡上皮脱落与增生，无病毒包涵体。心脏基本正常，或表现为心肌肥大，心室肌内少量淋巴浆细胞浸润，个别可见局部心肌坏死，无病毒包涵体。其他脏器如肝可见脂肪变性、瘀血等非特异性改变。淋巴结可肿大，各种淋巴细胞增生，见较多免疫母细胞，淋巴窦闭合，小血管增生，内皮细胞肿胀。应用抗病毒的单克隆抗体作免疫组织化学染色，脑、脊髓神经细胞及其突起与单核炎症细胞内可见EV71阳性抗原，而其他内脏内均为阴性。超微结构显示脑干及脊髓神经细胞变性，空泡化及线粒体内膜性小泡形成，部分神经元内见小RNA病毒颗粒。尸检和组织病理学表明EV71具有嗜神经性。其重症病例在病理上主要为病毒性脑膜脑脊髓炎，由于病毒侵犯脑干的血管调节及呼吸中枢，脑干及脊髓网状结构广泛受损，导致神经性肺水肿的发生。

四、临床表现

手足口病病原体为肠道病毒多型（主要EV71、CoxA16），其临床表现也不一致。轻症者可无任何临床表现，重症者可引起死亡。病毒潜伏期一般为3～7d，患者可以没有明显的前驱症状，突然起病。约半数患者于发病前1～2d或发病的同时有中低热（38℃左右），伴乏力，可出现喷嚏、咳嗽、流涕等感冒样症状，也可出现食欲减退、恶心、呕吐、腹痛等胃肠道症状。

1. 轻症病例　发病期主要以手、足、臀皮疹及口痛为特征。患者最常见的主诉是咽痛或口痛，影响进食，婴儿可表现为拒食。多数出现口腔溃疡后出现皮疹，也可口腔溃疡和皮疹同时出现。口腔检查可见粟米样斑丘疹、薄壁疱疹、黄灰色溃疡或已经接合的溃疡，周围有红晕；溃疡可发生在口腔的任何地方，多见于硬腭、舌面、颊黏膜或口唇。口痛一般在5~7d内缓解。斑丘疹或疱疹多出现于手、足等远端部位的皮肤，也可能出现在臀部、躯干和四肢，常集簇出现，多无疼感或痒感，斑丘疹在5d左右由红变暗，然后消退；疱疹呈圆形或椭圆形扁平凸起，内有浑浊液体，如黄豆，大小不等，一般在5~10d内结硬皮并逐渐消失，不留瘢痕。病程第7日后，血清特异性抗体水平显著增加，病毒消失，如无严重并发症，则不留痕迹而恢复。绝大多数患者病情温和、病程自限。

2. 重症病例　病毒累及不同系统表现为不同症状。病毒可累及神经系统，主要表现为急性无菌性脑膜炎、脑炎、脑干脑炎、脑脊髓炎、脊髓灰质炎样麻痹、吉兰-巴雷综合征、并发脑疝的坏死性脑炎。中枢神经受累往往出现在皮疹后2~4d。表现为头痛、呕吐、精神差、易激惹、嗜睡、肢体无力、肌阵挛、抽搐、中枢性瘫痪或急性迟缓性瘫痪，或大小便功能障碍，再严重者持续抽搐、昏迷、深度昏迷甚至去皮质状态。颅内高压或脑疝者出现剧烈头痛，脉搏缓慢，血压升高，前囟隆起，呼吸节律不规则或停止，球结膜水肿、瞳孔大小不等，对光反射迟钝或消失。累及呼吸系统，可表现为咳嗽，呼吸浅促、困难，口唇发绀，口吐白色、粉红色或血性泡沫样痰。累及循环系统可表现为面色苍白，出冷汗，咯白色或粉红色血性泡沫样痰，四肢发凉，指（趾）发绀，血压升高或下降，心率增快或缓慢，脉搏浅速、减弱甚至消失，心音低钝，心率不规则或出现奔马律，肝脏增大。呼吸系统和循环系统功能障碍往往同时出现。在原发病的基础上突然出现呼吸急促、面色苍白、发绀、出冷汗、心率快、咯白色或粉红色血性泡沫样痰、肺部啰音增多、血压明显异常、频繁的肌阵挛、惊厥和（或）意识障碍加重等以及高血糖、低氧血症、胸片异常明显加重或肺水肿表现。

3. 隐性感染　患者隐性感染与显性感染之比约为100∶1，大多数成年人以隐性感染为主，儿童则多表现为显性感染。从现在掌握的数据看，多数患儿在5岁以下，而重症病例则在7~12个月患儿中多见。非典型体征（包括心动过速、呼吸急促、低血压、高血压、胃肠道出血及神经系统异常）、呕吐、白细胞增高、无口腔溃疡均为死亡病例的预测因素。年龄较小，尤其是年龄在7~12个月的患儿要给予高度关注。结合近两年来我国手足口病疫情，下列情况应视为小儿危重患者的早期表现：年龄<3岁；持续高热不退；末梢循环不良；呼吸、心率明显增快；精神差、呕吐、抽搐、肢体抖动或无力；外周血白细胞计数明显增高；高血糖；高血压或低血压。

五、治疗

1. 一般治疗　如下所述。

（1）注意消毒隔离避免交叉感染：首先应将患儿与健康儿隔离。轻症患儿应留在家中，直到体温正常、皮疹消退及水疱结痂。一般需隔离2周。符合留观指征患者，应立即将其转至县级以上医疗机构。符合住院指征患者，应立即将其转至指定医疗机构。患儿用过的玩具、餐具或其他用品应彻底消毒。一般常用含氯的消毒液浸泡及煮沸消毒，不宜蒸煮或浸泡的物品可置于日光下暴晒。患儿的粪便需经含氯的消毒剂消毒2h后倾倒。

（2）休息及饮食：适当休息，患儿1周内应卧床休息，多饮温开水。患儿因发热、口腔疱疹，胃口较差，不愿进食，故饮食宜清淡、可口、易消化、含丰富维生素，口腔有糜烂时可以吃一些流质食物。食物温度不宜过高，食用过热的食物可以刺激破溃处引起疼痛，不利于溃疡愈合，禁食冰冷、辛辣、咸等刺激性食物。

（3）口咽部疱疹治疗：应保持口腔清洁，预防细菌继发感染。每次餐后应用温水漱口，口腔有糜烂时可涂金霉素、鱼肝油，以减轻疼痛，促使糜烂早日愈合。取西瓜霜、冰硼散、珠黄散等，选用一种吹敷口腔患处，2~3次/天。

（4）手足皮肤疱疹治疗：患儿衣服、被褥要清洁，衣着应宽大、柔软，经常更换。床铺应平整干燥。

同时注意看护患者，剪短患儿指甲，必要时包裹患儿双手，防止抓破皮疹，破溃而感染。冰硼散、金黄散、青黛散等，选用一种用蒸馏水稀释溶化后用消毒棉签蘸取涂患处，3～4次/d。臀部有皮疹的婴儿，应随时清理患儿的大小便，保持臀部清洁干燥。疱疹破裂者，局部可涂擦1%甲紫或抗生素软膏。

2. 对症治疗　如下所述。

（1）发热患者：小儿手足口病一般为低热或中度发热，无须特殊处理，可让患儿多饮水，如体温超过38.5℃，可使用解热镇痛药。高热者给予头部冷敷和温水擦浴等物理降温。

（2）有咳嗽、咳痰者：给予镇咳、祛痰药。

（3）出现胃肠道症状者：如呕吐、腹泻，常伴有水、电解质的丢失，注意补液，纠正水电解质平衡、酸碱平衡的紊乱。

（4）预防与保护：注意对心、肝、肺、脑重要脏器的保护。

3. 抗病毒药物治疗　手足口病有自愈倾向，且愈后不留痕迹，预后较好，治疗主要以对症治疗为主。临床上目前缺乏特异、高效的抗病毒药物，可酌情选用以下抗病毒药治疗。

（1）利巴韦林：广谱抗病毒药，小儿每日按体重10～15mg/kg，分4次服用，疗程5～7d。静脉滴注：小儿每日按体重10～15mg/kg，分2次给药，每次静滴20min以上，疗程为3～7d。

（2）IFN－α：Aryya等曾试用IFN－α治疗，早期应用可逆转病毒对神经系统的损伤。

（3）普拉康纳利：普拉康纳利（pleconaril）主要通过与病毒的蛋白衣壳结合而干扰病毒对宿主细胞的吸附和脱壳，能对90%以上的肠道病毒血清型起作用。临床显示有减轻症状、缩短病程等效果。不良反应轻微，主要为恶心及腹痛，多可以耐受。该药是一种有应用前景的候选药，在美国已进入Ⅲ期临床。

4. 重症病例的治疗　除上述治疗外，应根据重症病例脏器受累情况采取相应的对症治疗。

（1）神经系统受累治疗：①控制颅内高压，限制入量，给予甘露醇0.5～1.0g/（kg·次），每4～8h 1次，20～30min静脉滴注，根据病情调整给药间隔时间及剂量，必要时加用呋塞米（速尿）。②静脉注射免疫球蛋白，总量2g/kg，分2～5d给予。③酌情应用糖皮质激素治疗，参考剂量：甲泼尼龙（methylprednisolone）每日1～2mg/kg；氢化可的松每日3～5mg/kg；地塞米松每日0.2～0.5mg/kg，病情稳定后，尽早减量或停用。个别病例进展快、病情凶险，可考虑加大剂量，如在2～3d内给予甲泼尼龙每日10～20mg/kg（单次最大剂量≤1g）或地塞米松每日0.5～1.0mg/kg。④其他对症治疗如降温、镇静、止惊，必要时可应用促进脑细胞恢复的药物，如单唾液酸四己糖神经节苷脂（monosialo tetrahexosyl ganglioside）20mg/d，静滴。并严密观察病情变化。

（2）呼吸、循环衰竭的治疗：①保持呼吸道通畅，吸氧。②确保2条静脉通道通畅，监测呼吸、心率、血压和血氧饱和度。呼吸功能障碍时，及时气管插管，使用正压机械通气，建议呼吸机初调参数：吸入氧浓度80%～100%，PIP（吸气峰压）20～30cmH_2O，PEEP（呼气末正压）4～8cmH_2O，频率20～40次/min，潮气量6～8ml/kg，根据血气分析、X线胸片结果随时调整呼吸机参数。③在维持血压稳定的情况下，限制液体入量（有条件者根据中心静脉压测定调整液量）。④头肩抬高15°～30°，保持中立位；留置胃管、导尿管。⑤药物应用：根据血压、循环的变化可选用米力农、多巴胺、多巴酚丁胺等药物；酌情应用利尿药物治疗。⑥保护重要脏器功能，维持内环境的稳定。⑦监测血糖变化，严重高血糖时可应用胰岛素。⑧抑制胃酸分泌：可应用西咪替丁、奥美拉唑等。⑨有效抗生素防治继发肺部细菌感染。

六、预防

手足口病传播途径多，婴幼儿和儿童普遍易感。做好儿童个人、家庭和托幼机构的卫生是预防本病感染的关键。同时，根据儿童生活环境中是否有手足口病发生，以及与手足口病发病患儿接触的密切程度，采取不同的预防措施。

无手足口病发生的区域个人预防包括勤洗手、喝开水、吃熟食；儿童避免到人群聚集、空气流通差的公共场所；注意孩子营养的合理搭配，让孩子休息好，适当晒晒太阳，增强自身的免疫力。家庭和托幼机构等环境要求居室保持良好的通风；儿童的衣被物品要勤洗晒；对公共玩具、餐具等物品进行清洗消毒。学校老师和家长平时要多注意观察孩子身体状况的变化，一旦发现孩子有发热、出疹等表现，应尽早带孩子到医院就诊，并积极配合医生的治疗。

（佟　立）

第六节　川崎病

川崎病（KD），或称皮肤黏膜淋巴结综合征，是一种急性自限性的多系统血管炎，病因未明，在美国和日本，川崎病是儿童获得性心脏病主要原因。诊断完全依赖于临床表现，而无特异性的实验室检测指标。

川崎病通常为全年散发，冬季和春季多见，18～24 个月儿童为发病高峰，80%～85% 发生于 5 岁以内。在亚洲及太平洋岛屿的儿童发病率最高，男性多于女性（1.5 ∶ 1）。

一、病因和发病机制

病因未明，根据其临床表现和流行病学特点，认为可能存在感染性因素或对某些病原体的免疫反应所致，其一系列表现可能源自于遗传易感性个体对不明微生物的独特反应。还有一种可能，川崎病为机体对已知微生物的无法解释的免疫反应，环境毒素也可考虑为一种致病因素，但从未被证实。

这种疾病的主要病理特征是急性非特异性的血管炎，累及微血管（小动脉、小静脉和毛细血管），几乎所有脏器都受累。有 20%～25% 未经治疗的患儿，血管炎可导致心脏冠状动脉瘤形成。

二、诊断

（一）临床表现

川崎病缺乏特异性的实验室指标或临床表现，主要依靠临床标准作出诊断（表 10－1）。

不需要所有症状同时出现才能诊断，当至少出现 4 项临床表现时，大多数专家可在发热第 4 天就作出诊断。

表 10－1　川崎病诊断标准

发热持续 5d 以上
至少具 4 个以下表现：
·双侧无痛性球结膜充血，无渗出
·口腔及咽部黏膜改变，包括口唇干燥皲裂、口咽部黏膜充血，草莓舌
·肢端改变，包括急性期手足红肿，恢复期甲床周围及全身脱皮
·躯干部多形性皮疹，通常为红斑，无脓疱
·急性非化脓性颈部淋巴结肿大，通常 >1.5cm
上述表现无法用已知疾病解释

无法明确诊断及治疗的川崎病已经成为日益受关注的问题，尤其在婴幼儿中，诊断为不完全川崎病的案例在不断增多。20% 以上伴有冠状动脉瘤的患儿不符合川崎病的经典定义，因此，当患儿出现 5d 以上发热及至少 2 项典型的临床特征，可考虑为不完全川崎病，然后按流程逐步进行检查，作出诊断。首先应“考虑急性期反应物（C 反应蛋白或红细胞沉降率）是否升高，如果出现升高，则须追加实验室及心脏超声检查，如心脏超声检查阳性，则提示为川崎病，需要特别治疗。6 个月以下婴儿，发热持续 7d 以上，即使患儿无任何体征表现，也应纳入这项流程”。

（二）川崎病分期

1. 急性或发热期　急性期开始于发热第 1 天，持续到第 15 天，大多数典型的临床体征在此期出现，发热持续 7～15d（平均为 12d），退热药效果欠佳，常为高热，并并发有兴奋性增高。

所有的临床体征都伴有血管炎的表现，患者出现双侧非渗出性球结膜炎，角膜受累少，可持续数周；黏膜与皮肤改变包括口唇鲜红伴皲裂、草莓舌、口腔黏膜充血；咽部发红，但无渗出。

颈部淋巴结肿大为早期表现，部分淋巴结肿大不明显，一般直径在 1～1.5cm 才符合诊断标准，最常见于枕前区、耳后，可为单侧，为非化脓性淋巴结炎，可快速消退。

皮肤改变见于大多数儿童，皮疹呈红色、多形性，皮疹也可表现为麻疹样、斑丘疹样、猩红热样及脓疱疹样，但无水疱；常伴随发热持续整个急性期，然后逐渐消退。个别儿童在不同部位皮疹可不一致，皮疹常见于躯干，在尿布区表现明显。

四肢末端改变出现于发病后数天内，手足出现肿胀，手掌及足底可出现红斑。

川崎病还可有其他临床表现，几乎所有脏器都会受累。关节痛、关节炎、尿道炎、胃肠道疾病、葡萄膜炎和脑膜炎最常见，这些表现虽不作为诊断依据，但可协助诊断。

2. 亚急性期　亚急性期持续 2 ~4 周，开始于热退及血小板计数升高，以血小板计数降至正常水平为终点。

亚急性期的突出表现为脱皮，可出现于热退前。脱皮是川崎病常见的特征性表现，可最先出现于甲周区，为手指、足趾甲床皮肤交界处脱皮，肛周也可见明显脱皮。

血小板增多症是另一个亚急性期的表现，血小板计数可升值 500 000 ~3 000 000/mm^3，血小板增多症极少在病程第 1 周出现，常发生于第 2 周，第 3 周达到高峰，一般情况下在发病后 1 个月左右逐渐降至正常水平。

在亚急性期，可出现一些并发症，如冠状动脉扩张、冠状动脉瘤、胆囊积水（冠状动脉瘤也可出现于急性期）。

3. 恢复期　恢复期可持续数个月至数年，一些冠状动脉病变可在此阶段才被发现，恢复期部分冠状动脉病变得到控制和治愈。

（三）辅助检查

川崎病实验室检查无特异性，全血细胞计数可见白细胞升高，伴核左移；可有轻度溶血性贫血表现；血小板计数在急性期常正常，亚急性期出现升高，急性反应物（CRP、ESR）显著升高；尿检可见中度脓尿，胆红素尿可作为胆囊积水的早期征象。

X 线胸片表现为肺部浸润或心脏扩大；心电图可见心律失常、P－R 间期或 QT 间期（QTc）延长，以及非特异性的 ST－T 段改变；二维超声可显示冠状动脉扩张或冠状动脉瘤、心包积液或心脏收缩力下降。

（四）鉴别诊断

因为川崎病的临床表现为非特异性，因此须进行大量的鉴别诊断（表 10－2）。根据临床病程、流行病学特点、缺乏病毒感染的相应表现可排除大多数出现病毒疹的疾病。A 组 β－溶血性链球菌或葡萄球菌感染通常可因不符合其特异性发病年龄，并有川崎病典型症状而被排除。但是当某项感染性疾病的筛选测试指标阳性时，应谨慎对待，因为感染性筛选测试呈阳性可能并发感染、带菌状态或病毒血症。中毒休克综合征和立克次体病通常表现为血小板减少症而不是血小板增多症。

表 10－2　与川崎病鉴别的疾病

病毒感染
麻疹
风疹
EB 病毒感染
腺病毒感染
肠道病毒感染
细菌感染
中毒休克综合征
猩红热
立克次体病
落基山斑疹热
钩端螺旋体病

续 表

风湿性疾病
幼年性风湿性关节炎
系统性红斑狼疮
急性风湿热
药物和（或）毒物反应
血清病
Stevens Johnson 综合征
汞过敏（肢痛症）

三、并发症

1. 心血管并发症　川崎病最严重的表现是心脏受累，临床上，心脏并发症发病率高，在死亡的病例中占了大多数，病死率在发热后 15～45d 达到高峰。川崎病儿童在未治疗的情况下，有 20%～25%发生冠状动脉瘤的危险，经有效治疗的患儿此危险性可降至 5%，伴有冠状动脉瘤的患者可发生心源性猝死或心肌梗死。川崎病还超过了风湿热，成为美国儿童获得性心脏病的主要病因。

川崎病血管炎影响冠状动脉的过程与其他受累血管一样，初期为中性粒细胞浸润，随后被单核细胞、淋巴细胞和浆细胞所取代。受累血管可出现平滑肌细胞降解，内弹力板破坏，从而形成动脉瘤。冠状动脉瘤通常发生于病程第 1 周之后，但早于第 4 周，第 6 周后出现动脉瘤者少见。

心脏听诊可发现心前区搏动明显、心动过速、奔马律和心脏杂音（与贫血相关）。心电图异常，包括发生在病程第 1 周的低电压和 ST 段压低，以及第 2、第 3 周的 PR 间期或 QT 间期延长、ST 段抬高。

超声是诊断冠状动脉瘤最敏感的检查技术，当怀疑川崎病时，就应予心脏超声检查，但治疗不能由于等待心脏超声检查而延迟。心肌炎常见，患者可有左心室收缩功能下降表现，对有冠状动脉病变高危因素的患者，可根据其临床症状和体征迅速作出诊断（表 10－3）。

川崎病早期死亡的最常见原因是心脏病变，其发生率在发热后 15～45d 达到高峰，血小板极度升高和血液高凝状态的患者，如果伴有冠状动脉炎，容易诱发冠状动脉血栓形成和心肌梗死。动脉瘤破裂也是危险因素之一；晚期死亡可发生于冠状动脉闭塞性疾病、发病数年后动脉瘤破裂或心脏小血管疾病。

表 10－3　川崎病患者发生心血管并发症的危险因素

男性
年龄 <1 岁或 >8 岁
长期发热（>10d）
外周血白细胞、中性杆状核粒细胞增加
血红蛋白 <10g/dl
血小板 <350 000/μl
红细胞沉降率 >101mm/h
心电图异常

2. 其他并发症　尿道炎常见，发生于 70% 的患者，尿检表现为无菌性脓尿，显微镜下可见白细胞，但白细胞酯酶阴性，因为川崎病尿道炎大多由单核细胞或淋巴细胞浸润所致。

胆囊积液（急性非结石性胆囊扩张）见于 15% 患者，右上腹可触及一柔软肿块，血清胆红素可升高，根据超声检查结果可作出诊断。即使无胆囊受累，患儿也可因肠道血管炎而出现腹痛、呕吐或腹泻等表现。

葡萄膜炎可见于 25%～50% 患者；10%～20% 可发生关节痛或关节炎；患者也可出现听力受损或无菌性脑膜炎。

四、治疗

诊断为川崎病的患者都应马上住院，以便进行下列处理：①静脉注射丙种球蛋白（IVIG）。②阿司匹林治疗。③心脏检查。

常规检查包括全血细胞计数、红细胞沉降率、C反应蛋白、肝功能、尿常规和心脏超声。

已证实急性期给予IVIG治疗能使冠状动脉瘤发生率从25%降至5%，IVIG剂量为单剂2g/kg，8～12h输入；在发热后8d内给予IVIG治疗能减少心脏并发症的危险；如果病程已超过8d，但有持续高热表现或有动脉瘤并发持续炎症反应的儿童，仍然有使用IVIG的指征。

阿司匹林在川崎病治疗中有两个作用，大剂量阿司匹林［100mg/（kg·d），1d 4次］起抗炎作用，根据美国不同中心研究，大剂量阿司匹林治疗的持续时间可从热退后48h～14d。［译者注：中国推荐，中、小剂量阿司匹林治疗，30～50mg/（kg·d）；热退后10mg/（kg·d），1～2周］。随后予小剂量阿司匹林治疗［3～5mg/（kg·d）］，起抗凝作用，持续至少6～8周或直至冠状动脉病变恢复正常。

10%患者IVIG无反应，表现为使用IVIG后36h仍有持续发热；大多数第2剂IVIG治疗有效。对于那些第2剂IVIG仍无反应的患者如何治疗，研究报道不多，某些中心的专家建议给予第3剂IVIG、大剂量皮质类固醇激素或肿瘤坏死因子抑制药治疗。

五、预后

在发病后8～10d接受治疗的患儿预后较好。

大多数动脉瘤在1年内消退而无明显后遗症。虽经治疗仍有5%发生动脉瘤，其中1%因巨大动脉瘤而持续存在，其余基本消退，这些患者在以后的生活中是否会出现心脏病的危险，目前仍有争议。另外，一些患者可出现持续性血管壁纤维化，顺应性差。有川崎病病史的患者都应由心脏科专家定期随访。

美国儿童川崎病总病死率在0.1%～0.2%，1岁内婴幼儿更高。

（佟 立）

第七节 幼儿急疹

一、概述

幼儿急疹（exanthema subitum，ES）是由人类疱疹病毒-6引起的婴幼儿急性发热性皮肤病。临床以急性发热起病、持续数日、热退疹出为特征。多发生于春秋季，无性别差异。同义名有急性发疹前发热（critical preeruptive fever）、第六种病（sixth disease）及婴儿玫瑰疹（roseola infantum）。

二、临床表现

（1）皮损为细小密集的玫瑰色斑丘疹或斑疹。有时如麻疹或风疹样，1天内可出齐，1～2天内全部消退，无脱屑和色素沉着。

（2）皮疹好发于颈部和躯干部，少数可波及面和四肢，鼻、颊及肘膝以下的部位不易发生。

（3）突发高热，体温达39℃或更高，一般全身情况良好，3～4天高热退后而发疹。

（4）偶有上呼吸道及胃肠道症状，甚至惊厥。

（5）颈部及枕后淋巴结肿大。

三、诊断要点

（1）6个月至2岁的婴幼儿好发，骤起高热，热退出疹，一般情况良好，病程短暂。

（2）高热时血白细胞总数明显减少，中性粒细胞减少，淋巴细胞增高，最高可达90%以上。

（3）间接免疫荧光法及免疫酶法检测到人类疱疹病毒 -6 型的特异性 IgG、IgM；外周血淋巴细胞分离到人类疱疹病毒 -6 型。

四、鉴别诊断

1. 麻疹　发热 3~4 天时按先后顺序在发际、颈部、面部、躯干和四肢出现红色斑丘疹，出疹时高热不退，伴有明显的卡他症状，颊黏膜有麻疹黏膜斑，全身感染中毒症状较重，疹退后脱屑并留有色素沉着。不典型麻疹则应注意流行病学和病原学检测。

2. 风疹　发病 1~2 日出现，迅速由面部、颈部波及躯干、四肢，一天内累及全身，但掌跖大多无疹。皮疹呈浅红色斑疹、斑丘疹或丘疹，枕部、颈后淋巴结显著肿大。多具流行趋势。

3. 药疹　有些药物引发的皮疹，分布范围较广泛，部分融合，停用药物后皮疹可消退。

五、治疗方案及原则

1. 一般治疗　注意休息，多饮水，饮食以流质或半流质为主。

2. 对症治疗　高热时予以乙酰氨基酚等退热剂或物理降温。可用苯巴比妥预防高热惊厥发生。

3. 抗病毒治疗　由于 ES 患儿大多数预后良好，感染后机体产生的干扰素能有效地抑制 HHV -6 的复制，临床大多不使用抗病毒药物。

4. 局部治疗　可用炉甘石洗剂加冰片适量外涂，每日 4~6 次。

（佟　立）

第十一章

真菌性皮肤病

第一节 手足癣和体股癣

一、概述

手足癣是指发生在手足皮肤且除其背面以外部位的皮肤癣菌感染。体股癣是指光滑皮肤表皮的皮肤癣菌感染，股癣系专指发生于腹股沟、会阴、肛周和臀部的体癣。因二者本质上为皮肤癣菌病在不同部位的同一表现，且临床诊治视为等同，故已习惯统称为体股癣。

手足癣尤其是足癣是十分常见的皮肤真菌病，人群患病率可高达30%～70%，在世界范围内流行。其发病率的高低与环境因素和个体特征关系密切，气候湿热和足部多汗少脂以及局部欠透气（穿鞋，尤其是胶鞋、皮鞋和塑料鞋）是足癣的重要易感因素，那些系统免疫功能低下，如糖尿病患者、HIV感染者等是足癣的高危患者。有年龄越大越罹患的趋势，青春期前发病少见。足癣还是其他皮肤癣病的“蓄菌池”。病原菌主要为红色毛癣菌，其次为须癣毛癣菌和絮状表皮癣菌。

体股癣在世界各地均为常见病多发病，其发病率的高低受地域气候条件、患者职业或生活习惯、卫生状况、机体抵抗力、个体易感性、是否伴有甲癣及手足癣等诸多因素的影响。如在我国，该病南方多于北方；就性别而言，男性多于女性；从年龄来看，儿童更易患体癣，因有更多机会接触宠物；从职业的角度，股癣更多见于司机；另外，肥胖、易出汗、糖尿病等也是体股癣，特别是皱褶部位癣病的易感因素。患者自身的其他癣病，如甲癣、足癣等常是体股癣的原发灶。病原菌也以红色毛癣菌为优势致病菌。

二、诊断思路

（一）临床特点

1. 手足癣　足癣在临床上可明确分为三型，即浸渍糜烂型、水疱型和角化增生型。

浸渍糜烂型也称间擦型，慢性进程。临床特征主要为多汗、瘙痒、异臭味，第4、第5趾间的浸渍、糜烂，有时可继发细菌感染，严重者可导致淋巴管炎、蜂窝织炎或丹毒。

水疱型的病程是在一慢性轻症的基础上的亚急性过程，临床表现为瘙痒、继发感染、水疱、脓疱，有时见裂隙，损害可由趾间区向周围扩展，疱液初起清亮，后可因伴发淋巴结炎、淋巴管炎或蜂窝织炎而浑浊，此型易激发癣菌疹。

角化增生型的临床表现以糠状鳞屑、角化过度为主要特点，常与甲癣伴发。病程缓慢，常见弥漫于整个足底及侧缘的增厚红斑基底上的片状白色鳞屑，冬季常有皲裂。

手癣临床上主要为水疱型和角化过度型。足癣多累及双脚，手癣常见单侧发病，如患者手足均被侵及，则可见到所谓“两足一手”现象，有提示癣病诊断的意义。手癣好发于大拇指区域及手掌，泛发者可累及腕部，此时有较明显的边缘性。

2. 体股癣　初起为红丘疹或小水疱，继之形成鳞屑，然后再向周围逐渐扩展为边缘隆起、界限清楚的环形损害，在边缘不断外展的同时皮损中央趋于消退。股癣的下缘往往显著，上缘并不清晰，阴囊受累少见。环形损害有时单发，有时则可见多环形皮损，可重叠，也可散在。伴有不同程度的瘙痒。此外，还有丘疹型、湿疹样型、疱疹样型、斑片型、结节型、肉芽肿型等多种表现。尤其是当患者使用了外用激素或不规范治疗，可使皮损很不典型，称“难辨认癣”，不做真菌学检查容易误诊。

（二）检查要点

1. 手足癣　①发生于手足掌心、侧缘以及趾间的皮损。②夏天皮损多呈活动性，可见水疱、浸渍、糜烂；冬天多干燥、脱屑甚至皲裂。③皮损多呈外延扩展型，边缘往往是新发和较重的皮损。④如手足均被累及往往表现为“两足一手”型。⑤病程较长的手足癣常可见临近指/趾甲单个或多个受累，变形变色。⑥部分患者有家庭成员发病史，呈家族聚集性。⑦有水疱者常伴有瘙痒。

2. 体股癣　①发生于除手足癣部位以外的其他任何光滑皮肤的皮损；②典型皮损多呈外延扩展的环形或类圆形，边缘往往是新发和较重的皮损；③股癣常表现为下缘较重；④成人体股癣患者常伴发足癣或甲癣；⑤皮损多以脱屑性斑疹为主，有时也可见丘疹、水疱甚至结节（肉芽肿）；⑥皮损炎症反应明显者常有瘙痒。

（三）辅助检查

真菌学检查是该病确诊的实验室依据。可刮取皮损活动性边缘的皮屑用10%或20%的KOH制片进行直接镜检。对不典型者有时需多点取材。有时可能遇到镜检“假阴性”的结果，如患者就诊前不规则用过抗真菌药物，取材不当，观察遗漏等等，此时仍需医生结合病史和临床表现去判断。对顽固或泛发性的患者建议做真菌培养，因为镜下有时无法区分皮肤癣菌和真菌及念珠菌。所以即使镜检阳性也应做真菌培养，目的是明确是皮肤癣菌感染还是真菌或念珠菌感染，因为这关系到选择敏感抗真菌药物的问题。

（四）鉴别诊断

1. 手足癣　注意与那些能在手足部位引起脱屑、水疱、脓疱等症状的皮肤疾患鉴别，如接触性皮炎、念珠菌病、红癣和汗疱疹。其他也应考虑在内的有脓疱性银屑病、连续性肢端皮炎、掌跖脓疱病、脓皮病以及二期梅毒等。

2. 体股癣　主要与皮炎湿疹类和红斑鳞屑类皮肤病相区分，如慢性湿疹、神经性皮炎、玫瑰糠疹、单纯糠疹、银屑病等。股癣还需特别注意和红癣的鉴别，后者是由一种微小棒状杆菌所致，侵犯阴股部时常在靠近阴囊的部位发生对称性的淡黄色或淡红褐色的鳞屑斑，边界清楚，中间无自愈倾向，无自觉症状，也无传染性。

诊断和鉴别诊断的主要依据仍为真菌学检查。

三、治疗措施

（一）手足癣

原则是应依据手足癣的临床类型和病情严重程度选择药物和疗法。选择药物和剂型除了必须考虑其疗效外，患者的依从性对治疗成功与否关系也很大。对渗液明显者先进行湿敷收干，若渗液减轻以及有糜烂浸渍者可用依沙吖啶或甲紫糊剂，无明显糜烂只表现红斑鳞屑或丘疹的可选用各种丙烯胺类、唑类、吗琳类和吡啶酮类霜剂或凝胶，也可选用市售或医院自制的癣药水；角化增生型可加用魏氏膏、维A酸软膏等角质剥脱剂或加以封包。对有真菌感染湿疹化倾向的患者可用含糖皮质激素的复方制剂，这样既可减轻炎症反应，也能加强抗真菌效应。有细菌感染发生或有感染倾向者应及时应用抗生素治疗，包括局部处理和系统用药。对泛发型或慢性迁延型应给予口服抗真菌药物，如特比萘芬250mg/d、伊曲康唑200mg/d或氟康唑50mg/d，疗程1～4周。

（二）体股癣

治疗以外用药为主。各类抗真菌药物，包括唑类、丙烯胺类、环比酮胺、阿莫罗芬等均可运用，剂型包括水剂、霜剂、凝胶和软膏，应根据临床表现和感染部位选用。对那些难以确定或炎症反应明显的皮损可先选用复方制剂。但复方制剂不可滥用，也不能代替真菌检查，以免导致激素副反应发生或诱导耐药。如用杀真菌类药物，如特比萘芬等，可短程治疗，1～2周即可，而用抑真菌制剂，如咪康唑等应适当延长疗程，如3～4周。对儿童面癣、腹股沟部股癣和皮肤皱褶处的真菌感染，要注意外用治疗的刺激问题，应选用温和的不含酒精等溶媒的制剂。一旦发生刺激反应，应嘱患者立即停用正在使用的抗真菌药物，并对症进行抗过敏和抗感染治疗，同时改用含弱效或中效激素的复方制剂。对泛发性或炎症较重的皮损可口服用药，如特比萘芬，250mg/d，7～14d，或伊曲康唑，200mg/d，1～2周，亦有人用氟康唑，效果尚可。有一项研究表明单剂400mg酮康唑口服的疗效相当于200mg连服10d的效果，该方法良好的性价比和安全性值得在基层推荐。对侵及皮肤深层的皮肤癣菌肉芽肿，可用灰黄霉素，500mg，每日2次，共30d，效果不错；也有人推荐伊曲康唑，因为该药有很好的脂溶性，特别利于穿入毛囊。一般100mg/d，疗程20～30d；或可选用特比奈芬，250mg/d，治疗3～4周。

四、预后评价

1. 手足癣　预防对从根本上治愈手足癣意义重大，因为手足癣还常是体股癣和甲癣的感染源，又因局部的特殊解剖学特点，很容易再次感染。建议医生要告诫患者：平时足汗多者，要注意保持干燥，可经常在局部撒些抗真菌粉剂；要多备鞋子经常换穿，换下的鞋子在通风处风干或用吹风机吹干。手癣患者还要特别注意避免不良的理化因素刺激。慢性增生型足癣在治愈后要长期间断外用抗真菌药物。另外，在公共泳池/浴池等可能传染皮肤癣菌的场所要注意防护。

2. 体股癣　自身有其他部位癣病的患者应一并治疗，特别要检查足部是否有足癣存在，无此情况者应注意家庭成员间或公共浴/泳池传染的可能性。股癣患者要注意局部的透气、干燥；儿童孤立的面癣和体癣要询问宠物接触史。有国外专家特别提醒，长期不适当地使用含强效糖皮质激素和抗真菌药物的复方制剂是引发皮肤癣菌肉芽肿的重要原因。预防是最好的治疗。

五、最新进展和展望

目前相关研究集中于皮肤癣菌致病机制和遗传易感性等方面。

1. 致病机制　在皮肤癣菌感染过程中，机体与致病菌之间相互作用，导致了疾病的发生、发展和转归。近年来，对于皮肤癣菌病的致病机制研究取得了较多进展。

致病过程大致如下：皮肤癣菌与角质层接触后，与表皮上聚居的正常菌群相竞争，黏附、定植（colonization）并穿透（penetration）角质层细胞，侵入、播散，或被清除，或处于静止状态，或局限化形成脓肿或肉芽肿。

皮肤癣菌的毒力因素包括：

（1）黏附。

（2）菌丝形成。

（3）生成和分泌细胞外蛋白酶。

（4）影响免疫反应：①逃避宿主免疫反应；②引起炎症反应；③影响迟发型超敏反应（DTH）。

（5）抑制角质形成细胞增生等。

机体方面的影响因素：

（1）有利于皮肤癣菌生长的因素：①角质层细胞远离机体防御机制；②角质层的高度水合状态；③角质层为皮肤癣菌生长提供营养；④皮肤一些特殊解剖结构易于真菌聚集。

（2）机体抗皮肤癣菌感染的机制：①皮肤的机械屏障作用；②皮肤的湿度、温度、pH；③皮肤上正常菌群抑制病原微生物的生长；④成人皮肤、毛发饱和脂肪酸和鞘氨醇的抗真菌活性；⑤皮肤深层的转铁蛋白与真菌竞争铁离子；⑥角质层的更新；⑦非特异免疫反应阻止致病菌向深部侵袭，有利于吞噬杀灭；⑧机体激素黄体酮及其类似化合物可抑制皮肤癣菌的菌丝生长；⑨特异性免疫反应等。

2. 遗传易感性　不断有流行病学资料表明，由红色毛癣菌引起的角化增生型手足癣有家庭聚集性，且仅在有血缘关系的亲属间发病，呈常染色体显性遗传模式。目前，国内外有学者开始收集这方面的家系，试图进行易感基因/致病基因的定位和克隆。

（韩赛楠）

第二节　甲真菌病

一、概述

甲真菌病（onychomycosis）是由皮肤癣菌、酵母菌及真菌引起的甲板和甲下组织的真菌感染。该病是一种常见病，多发病，世界各地均有分布。年龄愈大，对本病愈易感，这与年长者甲生长力缓慢、甲营养差和免疫力低下不无关系。那些易患足癣的特定人群，如煤矿工人、士兵、运动员、在校学生、经常游泳者等感染甲真菌病的概率要高于一般人群。在甲真菌病的易感因素中，除了上述原因，肥胖和糖尿病也十分重要。另外，HIV 感染、滥用抗生素和皮质类固醇激素以及肾功能受损的患者亦容易发生此病。

国内各地报道的致病菌的分离频率差异不小，但总的趋势是皮肤癣菌最为多见，其中以红色毛癣菌分离频率最高，其次是酵母菌，其中以白念珠菌更常见；真菌引起的甲的原发感染则较少见。有报道马拉色菌也可感染甲板。

二、诊断思路

（一）临床特点

甲真菌病临床可分为 5 型，即远端侧缘甲下型、近端甲下型、白色浅表型、甲板内型和全甲毁损型。

1. 远端侧缘甲下型（DLSO）　临床最多见，足部更易感。感染始于甲的前缘和（或）侧缘，常伴有邻近皮肤的感染（足癣）。甲板的破坏以角化增生为主，表现为甲的色泽改变、质地松软和厚度增加，有时见甲板与甲床的分离。常是单甲先受累，随后由于忽视不治可累及其他健甲。

2. 近端甲下型（PSO）　感染从甲板近端开始，多发于手指，可并发甲沟炎，甲板无明显角化过度，可表现为白斑和表面不平，呈营养不良样甲外观。

3. 白色浅表型（WSO）　病甲表现为白色斑，边界清，表面较平滑，日久色泽变黄，质地松脆易破裂。此型由于真菌只侵及甲板上层，故外用药治疗可望能收到良效。

4. 甲板内型（EO）　真菌侵犯甲板全层，但不再向下发展，病甲表面呈浅黄或灰白色，高低不平但很少缺失。此型很罕见。

5. 全甲毁损型（TDO）　又称全甲营养不良型，实为上述几种类型发展而来。依病原菌的不同可表现为不同的病甲外观，或全甲增厚粗糙变色，或全甲残缺不全。此型多见于年长者或具易感因素者，治疗较困难。有时可见同一患者兼有不同的甲真菌病类型的情况。

（二）检查要点

（1）发生于指/趾甲甲板、甲沟和甲下组织的损害。

（2）甲损害多表现为甲板的变形和（或）变色或缺损，一个至数个不等。

（3）甲癣常在病甲周边邻近皮肤见到脱屑性斑疹，尤其是足部趾甲受累时。

（4）念珠菌性甲病常可见到甲沟受累，表现为红肿。

（5）几乎任何年龄均可发病，但更多见于老年人；无明显性别差异。

（6）受累频率一般为趾甲大于指甲，拇指/趾甲大于其他指/趾甲。

（三）辅助检查

真菌学检查仍主要借助镜检和培养，只要在取下的病甲碎屑中找到菌丝和（或）孢子，诊断即成立。取材十分关键，关系到准确性和可靠性的高低，应借助工具深入到感染部位取材。取下的甲屑要用20% KOH充分消化，然后再制片观察。

培养应使用两种沙氏培养基，即一种只含氯霉素，另一种即含氯霉素也含放线菌酮，这样既可分离出皮肤癣菌，也可查出非皮肤癣菌真菌。甲真菌病真菌检查的阳性率常低于皮肤癣病，有条件者可开展甲的组织病理检查或共聚焦显微镜检查，可提高阳性率。对于培养出的非皮肤癣菌，其临床意义的解释要慎重。

（四）鉴别诊断

甲真菌病约占所有甲疾患的50%，和本病需要鉴别的其他甲病有：各种原因导致的甲营养不良、银屑病、湿疹、扁平苔藓、毛发红糠疹等皮肤疾患的甲受累、甲下黑素瘤、白甲病、甲分离症等。这类非真菌感染性甲病的共同特征就是常多甲受累，对称发病，表现相似，借助真菌实验室检查，鉴别不难。

三、治疗措施

新近提倡的治疗甲真菌病新观念一是个体化治疗，二是联合治疗。个体化治疗的主要依据就是病情严重度和甲生长力的快慢。病情严重度的两个指标一是受累甲面积，另一个是角化过度的程度，它们直接关系到治疗成功率和所需疗程的长短。再者，因为甲真菌病治愈的临床标准是新甲完全长出，而新甲长出的时间除了与病甲受累面积有关外，还取决于患者本身甲生长力的快慢，所以甲生长力也决定了疗效判别的终点时间。一般说来，年龄越大甲生长越慢，六七十岁老人的甲生长速度仅相当于年轻时的25%；就部位而言，手指甲生长速度快于足趾甲，拇指/趾甲要慢于其他指/趾甲，这就解释了为什么年老且病甲在足部踇趾的患者治疗十分困难需要长疗程的原因了。国外有学者依据以上影响甲真菌病疗效的因素设计了一套评估甲真菌病病情严重度的体系（SCIO），包含病甲的临床分型、病甲的受累深度、病甲的厚度、病甲的部位、患者的年龄等，可据此积分的多少选择临床用药方案。如SCIO积分较低，即意味着病情较轻，可单用甲搽剂（如阿莫罗芬或环比酮胺），外用3～6个月；如SCIO积分居中，可口服抗真菌药物（如特比奈芬、伊曲康唑或氟康唑）；如SCIO积分较高，则可考虑口服抗真菌药物并发甲搽剂；如病情十分严重，受累甲角化过度明显，厚度超过3mm则要考虑外科拔甲，然后再口服药物治疗。

特比奈芬治疗甲真菌病常采用250mg每日1次的连续疗法，而伊曲康唑则更多用200mg每日2次，每月1周的冲击疗法。根据已发表的国内外文献和我们自己的临床经验，建议治疗单纯手部的甲真菌病或足部轻中度的甲真菌病且患者年龄较轻者，使用特比奈芬4～9周，或伊曲康唑2个冲击的短疗程方案；对足部中重度甲真菌病且年龄较大者患者采用特比奈芬9～12周，或伊曲康唑3～4个冲击的长疗程方案。这两个药物均有很好的后效应，停药后3～9个月内（服用越多后效应期越长）仍有高于MIC浓度的药物停留在靶位，因此在治疗刚结束时新甲很可能未能完全长出，应告知患者耐心等待。氟康唑治疗甲真菌病的方法是150mg，每周1次日服，连用12～18周。

联合治疗的重要性近几年被强调，主要是因为即使是足疗程口服抗真菌药物，治疗也有20%以上的失败率。如果能从药物不同作用靶点、药物不同渗入途径来联合治疗，可以产生满意的协同或相加作用。如国外学者采用口服抗真菌药物伊曲康唑或特比奈芬联合外用阿莫罗芬或环吡酮胺，已显示有超过单用同剂量同疗程日服药物的满意疗效。在我国，更符合国情的联合方案应该是减半系统用药的剂量再加用甲搽剂，以期在不增加患者经济负担的前提下增进疗效并减少副反应。5%阿莫罗芬的用法是每周1～2次，8%环比酮胺则采用321方法，即前1/3疗程每周3次，中间1/3每周2次，后1/3疗程每周1次。除用于联合治疗和预防性治疗外，这两种甲搽剂在甲真菌病损害局限在远端1/2处且受累甲数较少，或单纯白色浅表型，可独自外用且疗效不差。

在我国，传统治疗甲真菌病的药物和方法尚在一些地区使用，如外科拔甲、高浓度尿素剥甲、外涂冰醋酸或碘酊、魏氏膏封包等等。这些药物和疗法并非绝对无效，但需长疗程并且只对未累及甲根的白色浅表性、甲板内型以及轻症远端侧缘甲下型有疗效。

由于甲真菌病治疗需要较长的疗程，系统用药要充分考虑安全性问题，一是药物本身的不良反应，二是药物间相互作用。对老年或儿童患者、肝肾功能不佳患者、正在长期服用其他不能停服的药物的患者、有肝炎史或家族史者、有长期大量酗酒史者、有充血性心力衰竭发作史者等均必须慎重处方并定期监控有关化验指标。

四、预后评价

临床上有时会见到甲真菌病治疗后复发或再感染，患者又来就诊的情况。如何判断是复发还是再感染？一是靠菌种鉴别，二是靠推论。如果经培养鉴定，甚至是经过分子指纹分析技术证实新分离的病原菌与前次治疗所分离的菌株并非同一株菌，那么可断定此例是再度感染；如果两次鉴定示同一克隆来源，则很可能是复发，但也不能排除系同一感染源所致的再感染。在不能进行菌种分离鉴定的情况下，可以从药物的后效应期来推论。如果患者症状反复的情形出现在药物的后效应期内，则应判定是复发，否则为再感染。对发生在药物后效应期并来复诊的患者，可以在原治疗方案的基础上继续治疗，追加疗程，如伊曲康唑再用1~2个疗程冲击，特比奈芬再服4~8周；如果在距上次治疗一年后再次就诊的患者，则不管是复发还是再感染，均需重新治疗。医生有责任对复发或再感染的原因进行排查、分析。可能影响甲真菌病治疗效果的因素有遗传易感性、药物剂量或疗程不足、患者有影响药物吸收的疾患、患者依从性差、药物间相互作用影响了抗真菌药物的生物利用度、感染菌株对抗真菌药物不敏感、患者并发有免疫缺陷性疾病、病原菌在甲板内形成诸如皮肤癣菌球等特殊结构、患者甲生长力十分缓慢或患有甲周血管病变，等等。

治愈后要积极预防，首先要避免再次发生足癣。保持足部通风、干燥。切忌用修剪病甲的工具再修剪健甲。避免甲受外伤。对有复发倾向者可建议每月涂2次抗真菌性甲搽剂。一旦发生皮肤癣病要尽早治愈。

五、最新进展与展望

致病菌仍以皮肤癣菌为优势菌。有一些国家和地区报告酵母菌或某种（些）真菌占很大比例，但缺乏证据，即缺乏区分污染、寄居、暂住、共生和致病之间的诊断方法来予以证实，因为病甲本身是开放于环境的。

甲真菌病的实验室检查除外传统的镜检、培养和病理外，近年有研究报道采用分子生物学的方法可提高阳性率并缩短诊断的时间，特别是定量扩增病甲内的真菌RNA可判断疗效指导治疗。今后需要进行多中心大样本的验证，可在有条件的医院推广应用。

治疗方面强调循证医学证据和临床个体化特点相结合，并对疑难或重症甲真菌病采用内外结合的联合疗法。后者尚缺乏好的临床随机对照试验。

（韩赛楠）

第三节　癣菌疹

一、概述

癣菌疹（dermatophytid）是患者机体对真菌或真菌代谢产物发生的变态反应在皮肤上出现的皮疹，其实质是一种继发性变应性炎症反应，与身体其他部位的皮肤癣菌病并发。人体感染皮肤癣菌后，大多数情况下病灶局限在富含角质的表皮、毛发或甲板，但在特定条件下可产生感染向皮肤深部侵及或其抗原物质/代谢产物释放入血的情形。在后一种情形，就可见到在真菌感染活动病灶以外的正常皮肤产生炎症性皮疹的临床表现。癣菌疹的发生与局部皮肤癣菌病的炎症程度密切相关，局部炎症愈重，发生的可能性愈大。另外，对癣病治疗不当，产生刺激反应，也可能导致癣菌疹的发生。

二、诊断思路

(一) 临床特点

由于存在个体差异，癣菌疹的临床表现不尽相同，一般可分为汗疱疹型、丹毒样型和湿疹型。

1. 汗疱疹型　最为多见，起病较急。常位于手指侧缘或（和）掌心，为针头至绿豆大小的张力性水疱，疱液清亮，分布对称，不易破溃，瘙痒剧烈，常由足癣诱发，病灶不愈时可反复发作。

2. 丹毒样型　主要见于严重足癣的患者，为分布于下肢的单侧丹毒样红斑，也可见双侧受累。红斑可散在数片，亦可融合成大片。和丹毒有区别的是该红斑不发硬，水肿不明显，疼痛轻，一般无全身症状。

3. 湿疹型　多分布于双侧下肢，也可见于上肢、躯干，呈多形性，有融合倾向。自觉瘙痒，部分患者伴有发热等全身不适。此型常由头癣引起。

此外，临床尚可见到猩红热样红斑、多形红斑、结节性红斑、苔藓样疹、荨麻疹、银屑病样皮损等多样性损害。

(二) 检查要点

(1) 患者有活动性急性炎症性皮肤癣菌感染的病灶。

(2) 原发病灶处皮肤癣菌镜检和（或）培养阳性，而发疹处真菌检查阴性。

(3) 癣菌素试验多为阳性（必要时才做）。

(4) 起病较急，当原发病灶消退后皮疹也随之消退。

(三) 辅助检查

1. 真菌学检查　取自原发病灶处的皮损进行真菌镜检和培养，可得到阳性结果。

2. 癣菌素试验　在原发病灶处真菌检查阴性且基本排除了其他皮肤疾患时，可做此项检查，有商品化试剂出售。

(四) 鉴别诊断

许多感染性皮肤病和炎症性皮肤病均可列入鉴别诊断的考虑范围，但突然起病，有明确的原发真菌感染灶近期呈活动性等是鉴别要点。

三、治疗措施

(一) 局部治疗

原发癣菌病灶应进行病因治疗和对症处理，如对糜烂型病灶可先用1：8 000高锰酸钾溶液或0.02%呋喃西林溶液或聚维酮碘湿敷，待渗液减少时选用联苯苄唑霜、特比奈芬霜、奈替芬霜、布替奈芬霜、阿莫罗芬霜均可；亦可选用复方制剂，如复方益康唑霜等，但应避免应用刺激性强的制剂以免加重反应；对癣菌疹本身可外用酚炉甘石洗剂、糖皮质激素霜剂等。

(二) 系统治疗

头癣、脓癣和顽固复发性足癣可口服抗真菌药物，灰黄霉素（对前二者）、特比奈芬和伊曲康唑均有不错的疗效和安全性，剂量和用法参照相应部位癣病的治疗方法；对较严重的癣菌疹可口服抗组胺药物，如赛庚啶、酮替芬、氯雷他定、西替利嗪等，疗程视治疗反应而定。如必要，可酌情加用小剂量糖皮质激素。但要注意不要将伊曲康唑与特非那丁或阿斯咪唑等抗组胺药物同服，以免加大引起心脏副反应的风险。

四、预后评价

在明确诊断、积极治疗原发病灶和合理处理炎症反应后，癣菌疹预后良好。但应对患者告知有再次发生的可能，嘱其采取正确的预防措施，特别是原发病灶处。

五、最新进展与展望

癣菌疹发生的主因是宿主对皮肤癣菌抗原或代谢产物发生的排斥性变应反应。皮肤癣菌按生态学分类可分为三大类：亲人性、亲动物性和亲土性，代表菌种分别为红色毛癣菌、犬小孢子菌和石膏样小孢子菌。而引发癣菌疹的多半由亲动物性或亲土性的菌种引起。

（韩赛楠）

第四节　花斑糠疹

一、概述

花斑糠疹（pityriasis versicolor），亦称汗斑或花斑癣，是由马拉色菌引起的常见的轻微的易反复发作的角质层感染，表现为细碎脱屑的斑片，伴色素沉着和（或）色素减退。

本病为全球分布，但较多流行于热带和亚热带地区，发病率在不同地区差异很大，在温带为1%左右，而在某些热带地区可有高达50%人群感染本病。本病好发于15～35岁的青中年人，但儿童甚或婴儿也有发病的报道。

花斑糠疹的病原菌为一类双形态性、嗜脂酵母样真菌，称为马拉色菌属（异名包括圆形糠秕孢子菌和卵圆形糠秕孢子菌）。本属现今已被分为7个种，除了仍保留有原先的糠秕马拉色菌外，还分出厚皮马拉色菌、合轴马拉色菌、限制马拉色菌、球形马拉色菌、斯洛菲马拉色菌和钝形马拉色菌。

二、诊断思路

（一）临床特点

特征性皮损主要在躯干上部、颈、上臂和腹部的细碎棕色鳞屑斑；泛发感染的皮损和不常见部位如阴茎、腹股沟、肛周以及掌跖的局部损害也可见到；皮肤白皙患者皮损比正常色暗，皮损初起为淡红色，渐转色深，后变为淡棕色，在黑色皮肤或棕黄色皮肤的患者，皮损色淡，可变为色素脱失；同一患者皮损色调不一，颜色变化取决于鳞屑厚薄、感染严重程度及真皮的炎症反应，特别取决于日光的暴晒量，可导致皮损色泽的不同变化；部分色沉型患者可有轻度瘙痒；也有部分患者就诊时皮损表现为色素减退斑，大部分患者的皮损在Wood灯下呈现出淡黄色荧光，可以据此判定皮损范围。

（二）检查要点

（1）发生于脂溢区或易出汗区的色素异常性斑疹。

（2）季节以夏季高发，年龄以青壮年为主，职业多见于体力劳动者和学生。

（3）色沉型其皮损表面常可见到微细糠屑，色减型则几乎没有脱屑。

（4）皮损呈多发或泛发，但大小不一，形状各异。

（5）面颈、肩背和胸部为高发区，但其余部位也可受累。

（6）患者一般不觉瘙痒，有部分色沉型患者可有轻度痒感。

（三）辅助检查

真菌学检查：①镜检，取皮损处鳞屑直接镜检可作出诊断，镜检可见成簇的圆形和卵圆形芽生孢子及短菌丝，罕见分枝菌丝。②培养，除厚皮马拉色菌外其他马拉色菌不能从常规培养基中分离出来，需在含油培养基上分离。可取鳞屑接种于葡萄糖蛋白胨琼脂表面，再覆以一层消毒的橄榄油，培养于32～34℃，一周后可见小的奶酪样菌落。其他特殊培养基也可应用。

（四）鉴别诊断

色素沉着的皮损需和很多疾病鉴别，如红癣、痣、脂溢性皮炎、玫瑰糠疹、体癣、二期梅毒等；色素减退的汗斑需与白色糠疹及白癜风等区别。

三、治疗措施

若不治疗，汗斑可长期持续存在。大部分患者局部治疗有效，但50%患者在12个月内又复发。内服药治疗适用于泛发及顽固难治患者。从体外MIC测试结果来看，酮康唑治疗马拉色菌属引起的感染仍有较明显的优势，加之价格相对便宜，故有较好的性价比。

治疗方案主要有三种：洗浴、外涂和内服。可以单用，亦可联合应用。

1. 洗浴　多在夏季并具备洗浴条件时运用。酮康唑香波每日1次，持续7～10d。取香波5ml左右涂于皮肤上，摩擦起泡沫，滞留3～5分钟后洗掉。2%硫化硒香波用于晚间，应于次晨洗掉，治疗需持续2～6周以上。注意该制剂的颜色可能污染衣物。注意同时用香波洗头，因为头皮部位很可能是马拉色菌的藏身之处。

2. 外涂　咪唑类药物如酮康唑、联苯苄唑、克霉唑、益康唑、咪康唑、硫康唑等，用其霜剂或凝胶或溶液剂，早晚各外用1次，持续2～4周。特比奈芬、布替奈芬以及奈替芬等丙烯胺类制剂局部治疗也有效，外用需每日早晚各1次，持续2周。环比酮胺和阿莫罗芬作为广谱抗真菌药也有效，可尝试用于汗斑的治疗。汗斑常难治愈，局部外用药需间歇重复应用以保证感染的根除。对泛发或复发者可结合药物洗浴和外涂，即洗后涂药，疗效可提高。

3. 口服　口服灰黄霉素和特比奈芬效差。口服酮康唑每日400mg，连续2d，然后每2周重复一次，共3个月；伊曲康唑200mg/d，共5d，或100mg/d，共10d；氟康唑150mg，每周1次，连续4周，均有良效。有人用单剂量氟康唑400mg获得74%的治愈率。

四、预后评价

该病是限于表皮浅层的轻微感染，容易诊治。但其发病和复发尤其自身的易感素质，如想预防再度感染，可在好发季节每月口服1次酮康唑或伊曲康唑，剂量为400mg。但国外有的专家不主张预防性治疗，认为弊大于利。如遇复发或再感染，再次治疗同样有效。另外，在夏季出汗后及时洗浴和更衣也对预防复发有积极意义。

五、最新进展与展望

1. 分类学　2002年及以后，日本学者通过对rDNA测序的方法发现了4个不同于上述7种的马拉色菌新菌种。由于新的马拉色菌种在理化特性上缺乏特异性，目前尚未得到其他实验室的验证和公认。今后，表型结合基因型的分类方法代表了今后真菌分类学和系统发生学的发展方向。

2. 致病机制　皮损中包括典型芽生酵母细胞和很多小的不分枝菌丝，此菌丝被认为仅发生于真菌致病期，未见于非皮损部位及培养基中。导致汗斑发生的最确切原因至今尚不清楚，但可肯定宿主和环境因素均非常重要。有人发现并报道了汗斑家系，而且流行病学研究显示极少见到夫妻同患本病，提示本病的发生可能存在遗传背景。汗斑可引起皮肤色素改变，超微结构研究显示，色素沉着型皮损角质层增厚，内含较多的致病微生物，伴有外周血管浸润的倾向，而色素减退型则显示较正常皮肤和黑素体数量减少体积变小，该变化据认为与马拉色菌产生的二羧酸有关，后者通过抑制酪氨酸酶活性来影响黑色素的合成，并能抑制黑素细胞的DNA合成。

（韩赛楠）

第五节　马拉色菌毛囊炎

一、概述

马拉色菌毛囊炎又称糠秕孢子菌毛囊炎（pityrosporum folliculitis），是由马拉色菌感染引起的痤疮样丘疹。该病世界范围均见报道，但热带地区更为常见。发病无性别差异，年龄分布以青少年为主，16～

40 岁为高发年龄。人体上半部毛囊皮脂腺丰富，因而为本病的好发部位。

发病机制是因为皮脂腺开口于毛囊，其脂质不断分泌进入毛囊，使毛囊的局部环境似一个微小型的含脂质培养基，有利于嗜脂性的马拉色菌生长繁殖；同时该菌分泌的酯酶可分解脂质，产生游离脂肪酸，后者可刺激毛囊及其周围组织发生炎症反应。人体上半部毛囊皮脂腺丰富，因而为本病的好发部位。

二、诊断思路

（一）临床特点

临床表现为成批出现的毛囊性半球状红色丘疹，直径 2～6mm，有光泽，周围可见红晕间或有脓疱。主要分布在胸背部，但颈、面、肩、上臂等处也可见到。部分患者有瘙痒感。皮疹数目多少不等且不融合，但大小和炎症程度趋于一致。因此，临床上凡遇到典型的成批出现的毛囊性丘疹且分布在好发部位，其病史有日晒或口服大量抗生素或皮质激素者均应怀疑本病。

（二）检查要点

（1）发生于脂溢区皮肤上的群集性丘疹。

（2）丘疹的颜色、大小、炎症程度趋于一致。

（3）皮损区内很少有其他性质的损害，如粉刺、脓疱等。

（4）丘疹尽管密集但极少融合。

（5）面颈、肩背和胸部为高发区，但其余部位也可受累。

（6）部分患者有瘙痒。

（三）辅助检查

真菌学检查：在皮疹毛囊角栓中直接镜检发现成簇的圆形或卵圆形厚壁宽颈的酵母样孢子时，则可建立马拉色菌毛囊炎的诊断。取材时应挑取或刮取一个完整丘疹及内容物。有时单取一个丘疹检查难以获得阳性结果，可多取几个，并兼顾中心区和边缘区。

（四）鉴别诊断

需与本病相鉴别的主要疾病是寻常痤疮，但后者皮损呈多样性，不仅有毛囊性丘疹，而且还间杂有黑头、白头粉刺，脓疱，甚至结节、瘢痕等，且皮疹的大小、出现时间和炎症程度彼此也有差别，加之询问病史没有明显的上述诱因，据此不难鉴别。必要时可做真菌学检查，但有时可从痤疮皮疹中检出有马拉色菌，此时应综合判断。另外，还应鉴别的疾病有多发性细菌性毛囊炎、激素痤疮、痤疮样药疹等。

三、治疗措施

首先应纠正诱发因素，然后选用唑类或丙烯胺类或吗啉类药物外用，剂型以霜剂、凝胶或溶液为宜，如能配合抗真菌香波局部洗浴效果更好。推荐使用环吡酮胺外用制剂，因为该药有较强的穿透性。由于马拉色菌深藏在毛囊内，治疗时间宜长，至少 4 周以上。对炎症反应较重或皮疹数目较多的患者应予以口服用药，如酮康唑或伊曲康唑，200mg/d，连服 14 至 21d，同时配合外用治疗。也可考虑用伊曲康唑的冲击疗法，即 200mg，每日 2 次，共 1 周，停药 3 周，为一个疗程，需 2 个疗程。亦可尝试用氟康唑，50mg 每日 1 次，共 7～14d，或 150mg，每 3 天 1 次，连服 4 次。

四、预后评价

本病可能复发或再感染，可在痊愈期每月口服酮康唑或伊曲康唑 400mg，1 次，直至天气转冷。在天热季节外出要注意防晒，因其他疾患必需长期口服抗生素或糖皮质激素者须注重防护。

五、最新进展与展望

最近研究发现，马拉色菌还具有激活补体的能力，进而参与毛囊炎皮损的炎症反应。但有研究表明生理浓度的游离脂肪酸不足以引起炎症，因此也有人提出毛囊堵塞为该病的首要原因，而马拉色菌感染为次要因素。马拉色菌引起毛囊炎的确切作用机制有待进一步阐明。在一些临床试验的基础上，人们近些年对该病的治疗已渐达成共识，以口服治疗为主，局部治疗为辅，否则单用外用制剂极易造成复发。

（韩赛楠）

第六节　念珠菌病

一、概述

念珠菌病（candidosis，candidiasis）是指念珠菌属所引起的感染。这些条件致病菌能够导致体质衰弱或免疫受损者急性或慢性的深部感染，但更为常见的是引起黏膜、皮肤和甲的感染。

念珠菌病在全球广泛分布。人群流行病学调查结果表明，相当大比例（30%～50%）的正常人的口腔和消化道中可以分离出念珠菌。正常妇女生殖道念珠菌带菌率也高达20%，说明念珠菌是人体正常菌群之一。念珠菌属中能引起疾病的约10余种，其中白念珠菌是引起各种念珠菌病最主要的病原菌。近年来不断有新的念珠菌致病的报道，如都柏林念珠菌、解脂念珠菌等。

白念珠菌栖居于正常人口腔或肠道，但平时并不致病，这有赖于机体具有多种复杂的常常是相互依赖的机制，能防止念珠菌侵入引起感染。这些有效的防御机制既包括体液免疫也包括细胞免疫。同时，非特异性的防御机制也发挥了重要作用。如果这些机制即使受到轻微的损伤，也足以促使白念珠菌引起皮肤或黏膜或系统的感染，若宿主损伤严重，则能引发危及生命的机会性深部感染。

二、诊断思路

（一）临床特点

1. 阴道念珠菌病（vaginal candidosis）　该病常起病突然，非妊娠期妇女多在行经的前一周发病。多数患者主诉阴道和外阴剧烈瘙痒或有烧灼感，伴有或不伴有阴道分泌物增多。有些妇女自觉每次经前复发或症状加重。沐浴或上床就寝时遇热可使瘙痒更为剧烈。患者常有尿痛和性交痛。外阴检查常发现红斑，多位于阴道口皮肤和黏膜交界处，可累及大阴唇。会阴红斑擦烂，可伴水疱或脓疱。典型阴道念珠菌病还表现为外阴、阴道和宫颈表面覆盖有厚的白色黏着性斑块。白带通常白而黏稠，含有豆腐渣样颗粒。

2. 念珠菌性包皮龟头炎（penile candidosis）　男性的生殖器念珠菌病多表现为龟头炎或龟头包皮炎。患者常有龟头黏膜破溃或刺激感，有时可见包皮下有渗出。龟头常见大片红斑伴有斑丘疹，偶见包皮有水肿和裂隙。有时阴茎包皮和腹股沟可见瘙痒性脱屑性损害。其不应仅根据临床症状，因为有许多其他原因也可引起龟头炎或龟头包皮炎。应从冠状沟或包皮下囊处采取标本作真菌检查。同时应检查患者有无糖尿病。

3. 皮肤念珠菌病（cutaneous candidosis）　损害好发于皮肤皱褶部位如腹股沟和臀沟以及乳房下等。这些部位通气不良和浸渍，使局部温暖、湿润，利于念珠菌的生长。损害亦易发生于小的皱褶部位，如指间。

浅表皮肤念珠菌病（间擦疹）通常开始表现局部的水疱或脓疱。摩擦导致疱壁破裂形成红色损害，具有不规则的边缘。主要损害周围常有许多小的丘疹、脓疱疹，称卫星状损害。指间念珠菌病表现为指间皮肤白色裂隙，外围有红斑。患者自觉不适并可能有疼痛，常在同一手部患有甲床炎和甲沟炎。

患病新生儿出生时或出生后不久皮肤上出现损害，为孤立的水疱或脓疱，基底红色。损害最常见于面部和躯干，并可能在24小时内迅速扩展至全身。这种先天性皮肤念珠菌病被认为源于宫内或分娩时感染。超过50%的患病新生儿的母亲患有阴道念珠菌病。

有些使用尿布的新生儿臀部和肛周出现红斑损害，尽管能分离出白念珠菌，但其所起的作用仍不清楚，但不应视为原发性念珠菌感染，因为患儿已先有刺激性皮炎的表现。

其他类型皮肤念珠菌病还包括大的红色结节性损害。约10%的患有播散性深部念珠菌病的粒细胞减少患者有此类表现。

4. 甲念珠菌感染（candida nailinfection） 甲念珠菌感染占甲真菌病的5%～10%，分为三种类型：念珠菌性甲沟炎、甲板远端念珠菌感染和慢性黏膜皮肤念珠菌病的甲板累及。念珠菌性甲沟炎常从甲沟近端皱襞开始发生，表现为甲皱襞肿胀、红斑伴疼痛。肿胀常使甲小皮与甲板分离。以后病菌由近端侵犯甲板，在甲板近端和侧面出现白色、绿色或黑色色斑，以后逐渐侵犯甲板远端。甲板渐变混浊，出现横沟或纵嵴或点状凹陷。甲板变脆并与甲床分离。

5. 慢性黏膜皮肤念珠菌病（chronic mucocutaneous candidosis） 该病是描述一种罕见的，患有先天性免疫学或内分泌学异常，出现持续性或复发性黏膜、皮肤和甲板的白念珠菌感染。多在3岁内发病。一般口腔最先累及，随后扩展至头皮、躯干和手足。甲板有时甚至整个指尖可被累及。本病虽广泛累及皮肤和赫膜，但很少出现深部感染。

6. 深部念珠菌病（deep candidosis） 深部念珠菌病与其他系统真菌病一样，临床表现并无特征性，唯一的提示线索就是在机体较为严重的基础病变或免疫（尤其是细胞免疫）严重受损的基础上出现的病情加重或感染征象，或出现受累系统或器官病变的临床表现。

（二）检查要点

（1）发生在黏膜的损害多有典型的损害特征。

（2）发生于皮肤的损害多位于皱褶处或间擦处。

（3）念珠菌喜好潮湿环境，故红斑性皮损表而多湿润。

（4）伴甲沟受累的甲真菌病多由念珠菌引起。

（5）深部念珠菌病大多为机会性，患者有不同原因引起的免疫受损。

（6）浅部念珠菌病的损害具特征性，而深部念珠菌感染不具特征性。

（7）念珠菌病的发生多和个人遗传素质、人口学特征、伴发疾患以及免疫状态有关。

（三）辅助检查

实验室检查：念珠菌病的诊断必须结合典型症状、体征和镜检或培养。后者的敏感性和可靠性约为90%，前者仅约为40%。阴道拭子标本应取自于阴道侧壁或后穹隆，拭子应滞留30秒后再拿出，再置于转运培养基中送至实验室。间擦部位念珠菌病损害不典型，诊断常很困难。用拭子和刮屑分离培养出白念珠菌有时并无临床意义，因为白念珠菌可常常暂时栖居在这些部位。若用显微镜在采取的标本中找到假菌丝则更有诊断意义。甲沟念珠菌病的诊断依赖受累甲沟的特殊临床表现，但更要依赖直接镜检和培养的证实。采取标本可使用一次性微生物环或浸湿的拭子，应从肿胀的甲沟壁或甲沟下采取标本。有时轻压甲沟可获取脓液。近端甲板损害的直接镜检或培养有时十分困难，但取之于甲板远端、侧缘损害和甲下碎屑标本则常可确定诊断。

诊断探部念珠菌感染需在无菌体液（如血液、脑脊液、支气管肺泡灌洗液、腹腔液等）中培养出念珠菌，在开放部位的取材除非见到大量的孢子和或假菌丝，否则无诊断意义。

当在培养基上有酵母样菌落生长时，可先做芽管试验，阳性为白念珠菌的可能较大，阴性则继续做生化试验，以鉴定至种的水平。也可用快速显色培养基或生化鉴定试剂盒，均有成品供应。血清学实验和分子生物学实验可用作快速的辅助诊断。

（四）鉴别诊断

阴道念珠菌病仅为引起白带增多的许多原因之一，所以应与一些疾病如细菌性阴道炎、滴虫病、衣原体、淋球菌感染等作鉴别，也应包括排除其他原因如疱疹、接触性皮炎、银屑病和过敏（包括局部使用抗真菌制剂）等所引起的黏膜瘙痒。

皮肤和甲板的念珠菌感染也要注意和相应部位的非念珠菌真菌感染以及皮炎湿疹类、变态反应类和营养不良性疾患相鉴别。真菌培养是鉴别的最重要的依据。

三、治疗措施

（一）阴道念珠菌病

多数初发阴道念珠菌病患者局部使用制真菌素或咪唑类药物如克霉唑泡腾片或咪康唑栓剂可治愈。现有多种咪唑类药物制成的外用抗真菌制剂可供临床治疗阴道念珠菌病应用，包括霜剂和栓剂。这些药物与制真菌素相比有更高的治愈率，疗程更短，且具有很低的复发率，安全，局部外用不良反应很少。使用的时间为1～6个晚上。短疗程可得到患者好的依从性，但对首次发病患者不应少于6个晚上。

伊曲康唑和氟康唑可用来短程口服治疗阴道念珠菌病。口服疗法虽比局部外用治疗昂贵却更受患者欢迎。对初发患者，氟康唑为单剂150mg口服，而伊曲康唑为200mg服用2次，中间间隔8小时，与食物同服。对再次发作者可酌情增加剂量，如氟康唑150mg/d，隔日1次，连续3次，或伊曲康唑200mg/d，连用4d。国内有医生尝试用特比奈芬口服，150mg/d，共7d，疗效尚可。

复发性阴道念珠菌病（1年中发作4次以上）治疗困难。这些患者常因病情反复发作而精神忧郁甚至引起心理障碍。重要的是诊断正确，要尽可能去除各种可能的诱发因素，但有时这些因素并不明显。患者如果有症状出现而又未经治疗．要尽可能进行真菌检查和体格检查等，包括排除糖尿病。性传播在阴道念珠菌感染中所起的作用尚不明确。局部外用或口服药物治疗男方性伴侣，似乎并不能阻止女方阴道念珠菌病的复发。多数患者症状的重新出现，考虑是前次发作时的治疗不充分所致。许多复发性阴道念珠菌病的患者可使用单次或多次局部外用或口服抗真菌制剂进行间歇性的预防治疗以防止症状的重新出现。每隔2～4周局部使用唑类制剂，虽不能取得真菌学痊愈却能控制症状的出现。间歇性单次口服氟康唑（150mg）也有效。症状控制3～6个月后可停止治疗，以观后效。很多患者会停止复发。

虽然对抗真菌药物的耐药性确实有时导致治疗失败，但其他一些原因如过敏反应或依从性差等却是更为常见的治疗失败的原因。患有复发性阴道念珠菌病妇女的病原菌若不是白念珠菌而是其他念珠菌，就更应考虑具有耐药性。克柔念珠菌和光滑念珠菌比白念珠菌对氟康唑和其他咪唑类药更不敏感甚至耐药。对患有复发性光滑念珠菌感染的妇女可换用制真菌素或硼酸治疗。

（二）念珠菌性包皮龟头炎

治疗男性生殖道念珠菌病应使用生理盐水局部冲洗或局部外用抗真菌霜剂。制真菌素外用，早晚各1次，至少连续2周。克霉唑、益康唑、咪康唑或联苯苄唑霜剂外用，早晚各1次，至少1周。女方性伴侣也应予以检查。男性若治疗无效，应考虑是否可能是其他感染或非感染性原因所致。口服氟康唑或伊曲康唑也有良效，剂量要稍大于女性患者。

（三）皮肤念珠菌病

多数皮肤念珠菌病患者局部外用制真菌素、咪唑类或丙烯胺类药物治疗有效。如感染与其他一些疾病如糖尿病等有关，也必须进行治疗。抗真菌制剂联合皮糖质激素甚至抗生素局部外用常能取得更好的疗效，如复方克霉唑、复方益康唑等。

患有尿布皮炎伴发念珠菌感染的婴儿也应使用复方制剂。推荐使用制剂中的激素应为氢化可的松等弱效激素而不是其他较强的激素，以避免吸收和局部不良反应。还应指导患儿的母亲去除引发疾病的刺激因素。先天性皮肤念珠菌病的预后良好，数周后常能自愈。局部外用抗真菌药物如制真菌素或咪唑类能加速痊愈。

（四）甲念珠菌感染

念珠菌性甲沟炎若仅局限甲皱襞，外用咪唑类或特比萘芬常能治愈。患者务必采取措施避免甲沟的浸渍。如果近端甲板累及，多需口服药物治疗。局限性的甲板远端感染（受累面积小于全甲面积的2/3）可用5%阿莫罗芬搽剂（每周1次）或28%噻康唑溶液（早晚各1次）或8%环吡酮胺局部（开始每周3次，3个月后每周2次，再3个月后每周1次）外用治疗，疗程6个月以上。

严重的甲板感染，仅局部外用药物就很难奏效。口服伊曲康唑对此类患者是一线选择。方法为短程冲击疗法，每日400mg连续1周，停3周，连续2~3个疗程，能治愈多数指甲甲板的感染。特比萘芬（250mg/d）亦可应用，常需连续治疗9~12周。氟康唑每周150mg，连续12~16周也有效。

（五）慢性黏膜皮肤念珠菌病

多数患者经短程抗真菌治疗后，其口腔和皮肤的损害会消退，但治愈甲板感染所需的时间要长得多。除非患者的免疫缺陷得到纠正，否则感染会再次复发，皮损的消退只是暂时的。伊曲康唑和氟康唑虽不一定比以前的咪唑类药物更有效但长期使用却更为安全。合用免疫增强剂会有利于病患的好转或恢复。

（六）深部念珠菌病

与其他深部机会性真菌感染一样，深部念珠菌病一旦确诊要及时救治，因为预后的好坏与能否早期诊治关系很大。目前的一线用药仍是两性霉素B，念珠菌一般对其高度敏感（MIC $<0.1\mu g/ml$）。开始剂量为0.5~1mg（kg·d），加到5%葡萄糖液中静脉滴注，根据机体耐受情况逐渐增大到3~4mg/（kg·d），最大不超过5mg/（kg·d）。为了克服该药较为严重的不良反应，尤其是肾脏毒性，近年来新上市两性霉素B脂质体，具有提高疗效和降低毒性的显著特点，但价格十分昂贵。用法为以0.1mg/（kg·d）开始逐渐增大到3~5mg/（kg·d）。专家建议同时合用5-FC（氟胞嘧啶），剂量为150mg/（kg·d），口服或静脉滴注，这样可以产生协同作用并有效防止耐药的发生。如此治疗6~8周后，待患者症状明显消退并真菌检查阴性后，可改用氟康唑维持治疗，200~400mg/d。对一开始就因肾功能不全或不能耐受小剂量两性霉素B的患者可用氟康唑或伊曲康唑溶液静脉给药，如用前者可采用400~800mg/d，播散性病例可增至1 000~1 200mg，后者也可用至400~800mg/d。对有严重细胞免疫缺陷的患者可合用免疫增强剂或免疫调节剂，如IL-2、TNF等。

四、预后评价

浅部念珠菌病一般预后良好，但积极纠正诱发因素对有效防止复发很有帮助。如念珠菌性阴道炎患者慎用抗生素、激素、避孕药对维持阴道内微生态菌群的平衡十分重要，手部皮肤和甲的念珠菌感染往往与长期或密切接触水有关，偏胖的年轻女性尽量不穿牛仔裤等紧身裤，等等。深部念珠菌病则危害较大，预后很大程度取决于能否获得早期诊断和正确治疗。对那些严重免疫低下的住院高危患者建议预防性服用小剂量抗真菌药物，如氟康唑和伊曲康唑，剂量为100~200mg/d，以保持一定的血药浓度，一则能有效降低体内寄居真菌的数量，二可抵御刚入侵的少量真菌。但要注意有诱导耐药的隐患。

五、最新进展与展望

现已明确白念珠菌的毒力因子至少包括4种：①形态转换，即由寄生状态的酵母相转变为具侵袭能力的菌丝相。表型转换在白念珠菌致病中起着毒力作用，容易入侵和逃避宿主的防御。②黏附因子，是念珠菌黏附于宿主细胞的生物分子，使念珠菌具有黏附宿主上皮细胞的能力，是其致病的首要条件。白念珠菌黏附上皮主要依靠其表面类似于哺乳类动物细胞蛋白受体的成分完成。③分泌型蛋白水解酶，使机体细胞之间连接破坏并产生组织损伤，其中最重要的两种酶是分泌型天冬氨酸酶（Saps）和磷脂酶（PL）。④免疫下调，研究发现白念珠菌胞壁抗原具有下调宿主细胞免疫的作用。其他念珠菌的毒力不及白念珠菌强，感染频率也较低，但致病机制基本一致。

念珠菌对唑类和其他抗真菌药物产生耐药是当前临床抗真菌治疗面临的严峻问题，其耐药机制已成为研究热点，已明确的有唑类药物靶酶编码基因的突变或表达上调，药物流出泵蛋白活性增强等。另外，念珠菌在体内生成生物膜也是其耐药的重要原因。

（韩赛楠）

第七节 放线菌病

一、概述

放线菌病（actinomycosis）为一种进行性、慢性、化脓肉芽肿性疾病，常表现为脓肿、结节，溃破形成瘘管、窦道，脓液中可找到硫黄颗粒。放线菌属于原核生物，但其能产生与真菌类似的菌丝和孢子，其引起的疾病表现也与真菌病难以鉴别，所以习惯上将放线菌病并入真菌病中论述。放线菌分为需氧性和厌氧性两大类，前者中最常见为人型放线菌（以色列放线菌），其次牛型放线菌，多感染动物，还有赖斯兰德放线菌、龋齿放线菌等。后者主要是奴卡菌和马杜拉放线菌。放线菌为人类口腔、牙垢、扁桃体上正常菌群。易感因素为机体免疫降低、局部外伤等。

二、诊断思路

（一）临床特点

1. 部位　放线菌感染最好发于面颈部（60%～63%），依次为腹部（18%～28%）、胸部（10%～15%）、其他部位（8%左右）。

2. 颈面型放线菌病　最常见，好发于颈面交界处及下颌角、牙槽嵴；初发为局部轻度水肿和疼痛或无痛性皮下肿块，逐渐变硬、增大，继而软化形成脓肿，破溃后出现窦道，排出物中可见淡黄色“硫黄颗粒”，脓肿周围可形成肉芽肿。

3. 皮肤型放线菌病　皮肤正常结构破坏易造成感染，局部皮下结节，后软化、破溃，形成窦道，排出物中可见“硫黄颗粒”。

4. 胸部型放线菌病　从口腔吸入，也可从其他部位播散感染，多见肺门和肺底，为急、慢性肺部炎症，感染波及胸壁后，穿透出现窦道，可见含“硫黄颗粒”排出物。

5. 腹型放线菌病　最常见为肠道感染，好发回盲部，表现类似急性、亚急性、慢性阑尾炎，继而出现不规则肿块，与腹壁粘连，穿破形成窦道，排出脓液中可见“硫黄颗粒”。

6. 脑型放线菌病　较少见，临床表现与细菌性脑部感染类似。局限性脑脓肿型，临床表现为占位性病变体征；弥漫型，出现脑膜炎，类似细菌性脑膜炎的症状、体征。

（二）检查要点

（1）好发于面颈部，尤其是颈面交界处及下颌角、牙槽嵴。

（2）典型皮损呈先硬后软再破溃的肿块。

（3）肿块破溃后形成窦道并排出“硫黄颗粒”。

（4）部分患者有明确的局部外伤史。

（5）除皮肤型外，累及胸部和腹部的炎症也可形成窦道并见“硫黄颗粒”。

（三）辅助检查

1. 真菌学检查　关键是从送检标本查找“硫黄颗粒”。直接镜检：颗粒用KOH或生理盐水制片，低倍镜下呈圆形或弯盘形，周边放射状排列透明的棒状体。革兰染色油镜下可见革兰阳性纤细缠绕的菌丝体和圆形、杆状菌体。抗酸染色阴性。培养：脑心浸液血琼脂培养基，CO_2厌氧环境，菌落呈白色或淡黄色粗糙而不规则节结状，紧贴于培养基表面。

2. 病理学检查　广泛炎性浸润；炎性坏死及脓肿；炎性肉芽组织增生；紫红色云雾状放线菌菌落团；革兰染色有放线菌。

（四）鉴别诊断

临床上表现为面颈部硬性肿块不能确定为肿瘤者、持续肺部慢性感染或肺脓肿、胸腔积液疗效不佳者，腹部硬性包块或术后切口形成接管者，均应考虑放线菌病。该病应注意与结核病、奴卡菌病、深部真菌病、细菌性或阿米巴肝脓肿、恶性肿瘤、阑尾炎、细菌性骨髓炎等鉴别。

三、治疗措施

放线菌病：强调早期治疗、合理用药、疗程足。

（一）药物治疗

首选青霉素　200 万 ~2 400 万 U/d 静脉滴注，连用 2 ~6 周或更长，后改为青霉素或阿莫西林口服半年至 1 年，近年主张个性化治疗。磺胺类可加强青霉素疗效，常用复方新诺明口服 1 ~2g/d。青霉素过敏者可选用红霉素、四环素、利福平、克林霉素或头孢类抗生素，但剂量宜大，疗程稍长。

（二）手术切除

病灶局限者可手术切除，尽量清除病灶并配合药物治疗，不能切除者应切开引流，使其充分透气，改变厌氧环境，不利放线菌生长。

（三）其他

对颈面部浅在病灶，在药物治疗的同时可配合 X 线局部照射；亦可充分开放伤口，用过氧化氢溶液冲洗，以 2% 普鲁卡因稀释青霉素于病灶周围浸润及窦道内灌注。

四、预后评价

如能做到早期诊治，合理用药，疗程足够，则本病预后良好。发生在深部的放线菌感染其良好预后的获得还取决于综合措施的科学实施，包括脓液引流等。

五、最新进展与展望

病原菌常通过龋齿、牙周脓肿、拔牙后黏膜破损处、扁桃体化脓灶、扁桃体摘除术后侵入黏膜下组织，或经唾液腺、泪腺导管进入腺体引起面颈部放线菌病。含放线菌的脓液吸入支气管内，可致胸部放线菌病。放线菌吞服后沿消化道破损处或经腹壁外伤伤口感染可引起腹部放线菌病。因此，皮肤或内脏黏膜的破损，是使放线菌能深入组织内致病的重要条件。损害中如并发细菌感染，则造成厌氧环境更有利于放线菌生长致病。极少数免疫缺陷者感染致病性较强的菌株时可引起血行播散，甚或出现中枢神经系统放线菌病。病原菌通常是由局部通过窦道向周围蔓延侵犯皮肤、皮下组织、肌肉、筋膜、骨骼及内脏，而并非经淋巴管播散。

（韩赛楠）

第十二章

红斑、丘疹、鳞屑性疾病

第一节　银屑病

银屑病是一种常见的、慢性并且容易反复发作的、以红斑、脱屑、表皮增生过度为主要皮损的皮肤病。本病在自然人群中的发病率为0.1%～0.3%，男女老幼皆可罹患，但患者中男性略多于女性，以25～45岁的青壮年为多，约占81%。银屑病分为寻常型、关节型、脓疱型、红皮病型四个类型，占90%以上的绝大多数患者表现为寻常型，其次是关节型和脓疱型，红皮病型多是因治疗用药不当而造成的，自发形成红皮病型银屑病者很少见。

一、病因

1. 遗传因素　银屑病是一种多基因遗传病，多基因遗传病是一些在人群中发病率较高并且常有家族性患病现象。这些疾病受多对基因控制，每对基因对疾病形成的作用微小，这些微小的作用通过累积并与环境相互作用后才得以表达。其特点有：①发病风险与遗传度密切相关，遗传度越高，Ⅰ级亲属发病率也越高；②患者的亲属发病率随先证者与该亲属关系的近远而增减，关系越近，发病率越高；③家系中该患者越多，该家系成员中的发病风险越高；④病情越严重，家系中的发病风险也越高；⑤当其患病率存在性别差异时，少发性别的亲属患病风险率较高；⑥近亲婚配的后代患病机会大于非近亲婚配者；⑦父母之一为患者时，发病风险率增高；⑧患儿有正常同胞者发病风险率小于无正常同胞者；⑨同卵双生患病率大于异卵双生的患病率。

银屑病的发生是由遗传因素决定的患者易感性和患者所处环境两方面因素造成的。因两方面因素之间所占的比例不同而使有些患者遗传现象明显，有些患者遗传现象不明显。银屑病的遗传率在63%左右，这一数值与高血压病（62%）和冠心病（65%）的遗传率接近。银屑病的家族阳性率在32%～48%，一般情况是，如果父母双方都是银屑病患者，子女发病率为50%～66%；如果父母中只有一方是银屑病患者，子女发病率为16.4%左右。有的报道将银屑病患者按其年龄和皮损程度分为Ⅰ、Ⅱ两型，Ⅰ型是指发病年龄早、皮损范围大的患者，Ⅱ型是指发病年龄在40岁以上、皮损范围小、局限在某一部位的患者，临床统计表明Ⅰ型银屑病各级亲属患病率均高于Ⅱ型银屑病。

2. 感染因素　最常见的是上呼吸道感染，如扁桃体炎、慢性咽炎、慢性鼻炎等。上呼吸道感染既是银屑病的始发因素也是银屑病的复发因素。尤其是儿童和急性点滴状银屑病患者，绝大多数是由上呼吸道感染引发，其致病菌主要是口腔链球菌、化脓性溶血性链球菌、葡萄球菌、分枝杆菌等，其次还有真菌、病毒等微生物感染。临床表现多以咽痛、发热后全身出现点滴状银屑病样皮损为始发症状。此外，居住或工作环境潮湿也是常见的诱发因素。这些可能与感染造成的免疫交叉反应以及在特定环境下机体免疫能力下降有关。

3. 精神因素　精神因素对银屑病的发生和加重影响很大，30%～50%患者在经历重大生活事件后发病，70%～80%患者因精神紧张而复发或皮损加重。在相同标准下，银屑病患者的抑郁情绪测定数值很高，银屑病患者中有79%自诉精神压抑。一般人群中有55%认为患银屑病比患哮喘、糖尿病好，而银屑病患者中有80%认为不如患哮喘、糖尿病好。银屑病患者中A型性格是B型性格的4.7倍，提示患者具有不稳定神经质倾向，更易出现精神紧张、情绪抑郁，患者性格除偏执外，还存在多方面的心理障碍，如社交困难，担心被疏远、歧视、拒绝、议论，自觉羞愧，害怕遗传给后代等。女性心理压力大于男性，对该病的治疗容易产生绝望。银屑病患者的失眠，很大程度上不是由于皮肤瘙痒造成的，而是情绪抑郁造成的。与其他皮肤病相比，应激造成银屑病的发生和加重率分别是 70.2% 和 65.7%，而造成荨麻疹、痤疮、斑秃的发生和加重率仅为 16.4% 和 35.8%，可见精神因素对银屑病的影响显著高于对其他与精神有关的皮肤病的影响。研究表明，银屑病患者存在脑特定部位的异常低灌注，阳性率达 82.61%，阳性部位依次为颞叶、枕叶、顶叶、额叶。焦虑、抑郁症状明显的患者，其脑局部血流低灌注更加明显。提示银屑病患者存在脑局部血流障碍，其特定部位的低灌注与其情感障碍有关。患者存在交感神经兴奋不足，同时还存在副交感神经张力下降，并且其异常程度与皮损面积之间有相关性。病程在 1 年以下的患者中，胃电图异常者约占 62.1%，病程在 1～5 年的患者中，胃电图异常者约占 92.3%，其临床表现主要为浅表性胃炎，可见银屑病与神经系统有着多方面的关系。

4. 皮肤屏障功能降低　皮肤的角质层可阻止外部环境中的刺激物和过敏原侵入，同时还可防止体内的水分流失。角质层如砖墙，角质细胞起砖的作用，角质脂质如外墙涂料，但角质层脂质在角质细胞间形成的是多重的双层结构，这保证水分在角质细胞内潴留，在防止水分流失方面起最为重要的作用。角质细胞因含有充分水分而丰满，从而阻止了细胞间裂隙的形成。过多地洗浴和使用洗涤剂、肥皂及一切能去油脂的理化物质都可破坏表皮脂质。寒冷和干燥也是使表皮脂质减少的重要因素，同时表皮角质细胞水分流失，如干燥时水分即从皮肤表面蒸发，直到与外周环境达到新的平衡为止。角质细胞的水分流失，细胞间裂隙形成，刺激物和过敏原进入表皮，激活体内 T 细胞和 B 细胞，促使免疫应答。

皮肤表面有许多不同的类固醇物质，它们多数来源于皮脂腺，部分来源于表皮，人体表皮脂质膜中的类固醇物质主要是胆固醇，而且主要来源于表皮细胞，是表皮细胞分化、成熟而最终死亡引起的副产品，成熟死亡的角质细胞与处于增殖期的表皮细胞相比，所含固醇类明显增高并有蜡酯和脑酰胺积聚。银屑病患者的表皮角化不全，上述正常的生理过程得来的物质，在银屑病患者的表皮上就难于形成，从而银屑病患者从最基础、最前线、最大面积、最大的空间和时间上失掉了防御能力，这可能也是银屑病皮损反复不愈的原因之一。

5. 免疫功能紊乱　机体的免疫性就是机体具有保护自己免受其他物质损害的特性。免疫系统发挥作用的过程是相当复杂的，即有免疫分子间的相互配合、相互制约，又有神经和内分泌对其影响，这些错综复杂的相互关系中，某一环节出现问题都会造成一系列的不正常反应。免疫系统一旦紊乱，很难说清相互之间的因果关系，银屑病就是一个典型的实例。虽然说疾病的产生与免疫功能下降有关，但事实上最多见的是因免疫平衡失控、免疫细胞因子之间的相互制约的力度紊乱造成的，由于不同的细胞因子可引发不同的反应，而相同的反应也可由多种不同的细胞因子所引发，所以在解释银屑病的变化过程时，很难用单一的因素来说明问题。

细胞免疫的变化，主要是因 T 淋巴细胞自身活化程度提高及分泌细胞因子紊乱造成。T 细胞在正常情况下多处于不工作的睡眠状态，当巨噬细胞将抗原递呈给 T 细胞后，T 细胞才进入工作的清醒状态，将细胞从睡眠中唤醒叫作“活化”。银屑病皮损中，表皮和真皮内都有过多活化了的 T 细胞存在。但对它们是在进入皮肤前受血循环中某种因素的刺激、还是在移入皮肤后受局部环境的影响而活化这一问题尚在研究中。部分研究认为，因外周血中增殖的单个核细胞数目、T 淋巴细胞、B 淋巴细胞都明显增高，并且与银屑病病情程度显著相关，说明淋巴细胞在进入皮肤前已被激活。然而不少研究提示，T 淋巴细胞主要是在皮肤局部被激活，如银屑病皮损及其边缘非受累皮肤中存在带有特定 T 细胞受体（TCR）的 T 细胞的多克隆或寡克隆扩增，而外周血却少有这种变化。皮损中 $CD4^+/CD8^+$ 比率高于血液中的比率，提示银屑病皮损中 $CD4^+$ T 细胞增多，点滴状皮损的自然消退与皮损中 $CD8^+$ T 细胞的介入和 $CD4^+$ T 细胞的减少有关。T 细胞及其分泌细胞因子的异常是造成角质形成细胞分化异常的主要因素。

银屑病患者的血液中和局部皮损中存在着多种细胞因子的异常。如皮损中有活性的IL－1α减少，而无活性的 IL－1β 增多；具有炎性介质作用的 IL－6、IL－8 显著增高；银屑病皮损中具有促使角质形成细胞分化的转移生长因子、表皮生长因子的 mRNA 水平及其受体明显高于正常人和未累及的皮肤；T

淋巴细胞的活化产物，可溶性白介素 -2 受体在银屑病患者血清中升高；在血清中还可检查到可溶性细胞间黏附因子 -1、E - 选择蛋白、γ - 干扰素等，这些细胞因子既可影响角质形成细胞的分化又可影响局部血管的正常生长。

6. 药物因素 临床和研究表明某些药物可以诱发或加重银屑病，如 β - 肾上腺素受体阻断剂、血管紧张素转化酶抑制剂、锂制剂、抗疟药物、抗血脂类药物、四环素、吲哚美辛等，这些药可能与某些酶代谢、cAMP、淋巴细胞活化等有关。

需要强调注意的是含有解热止痛作用的感冒类药物和某些抗生素对本病的诱发作用。因为这些药物会影响前列腺素的合成，前列腺素是存在机体内组织间的一种局部激素，皮肤的生长、分化有赖于前列腺素 E 与前列腺素 F 之间的平衡，前列腺素的前身是花生四烯酸，花生四烯酸经环氧合酶作用而变为前列腺素。银屑病患者表皮存在这种转化功能的失调，若某些药物是通过影响这个过程来达到治疗目的的（如吲哚美辛就是通过阻断这个转化过程来减少前列腺素的生成，从而达到止痛的目的），那么就不可避免地在治疗过程中诱发或加重银屑病。而银屑病患者时常又容易患感冒、咽痛等，此类药可能成为银屑病患者的常备药。有些患者一感冒或咽痛就服用此类药物，服药后感冒、咽痛减轻，但随后或 1 ~ 2 周后皮损加重，皮损加重时就外用或服用免疫抑制类药物，免疫抑制后感染加重，即出现感冒、咽痛，因此又服上述抗感染药，随后皮损又加重，如此反复而进入恶性循环。

碳酸锂是治疗躁狂症的代表药，有安定作用，被临床广泛应用。有研究表明，碳酸锂可能是通过诱导某些细胞因子的分泌如白介素 -6、白介素 -2、干扰素、肿瘤坏死因子等而影响角质形成细胞的增生、分化，从而使银屑病加重。

7. 饮酒 存在于血管内皮细胞中和血管外膜的神经纤维中的一氧化氮原生酶，促使局部产生生理用量的一氧化氮，生理用量的一氧化氮对血管有一定的松弛作用和神经传导作用。银屑病患者的血管内皮细胞中的一氧化氮原生酶比正常人低，乙醇（酒精）可以直接破坏这种酶，从而造成血管紧张和细胞因子之间比例的系列变化。血管紧张必然导致局部供氧量下降，从而引发一系列反应。所以银屑病患者不能喝酒，喝酒会促使发病和原有的皮损加重。

二、临床表现

临床上根据银屑病症状表现的偏重及特征，一般将其分为寻常型、关节型、脓疱型、红皮病型四型，其中寻常型银屑病所占比例最大。初发皮损的部位以头部最多，其次是小腿、肘部、大腿、背部、前臂等。银屑病皮肤损害特点是边界清楚、有鳞屑、可见薄膜现象和点状出血点。

（一）寻常型银屑病

寻常型银屑病是临床上最常见的一种。寻常型银屑病的皮损一般比较广泛，身体各个部位均可发生，呈对称性，但好发于头皮、肘、膝伸侧面和臀部。少数病例为局限性，如局限于头部、小腿、后背等。皮损初起为炎性红色丘疹或斑丘疹，边界清楚，周围有炎性红晕，基底浸润明显，鳞屑较少。以后皮损可消失也可逐渐扩大。皮损颜色或变淡而逐渐消失；或皮损因转为慢性而肤色变成黯褐色；或随着皮损的不断加重而肤色鲜红或潮红等。皮损在急性期时鳞屑较少，慢性期时增多。

1. 临床上依据皮损的大小、鳞屑的厚度分类 如下所述。

（1）点滴状：皮损以直径在 0.1 ~ 0.5cm 大小的红丘疹为主，散布于全身各处，多见于 20 岁以下患者，儿童最多见。此类患者常伴有咽喉部不适感或扁桃体炎，尤其是初次发病者或因感冒发烧、扁桃体炎而引发的银屑病患者，绝大多数的皮损是点滴状表现。

（2）小斑块状（钱币状）：当点滴状皮损逐渐扩大、相互融合，皮损由红丘疹状变为斑块状，但斑块的直径一般在 5cm 以内，而且丘疹比较扁平，鳞屑的厚度不严重者，此类患者的病情也多与上呼吸道感染有关，从病程来讲，一般是较短者或虽然病程较长但没有过多地使用免疫抑制剂、细胞毒制剂者。点滴状、小斑块状皮损的自愈率明显高于大斑块状、地图状和蛎壳状。

（3）大斑块状：红丘疹的直径一般大于 5cm，丘疹的形态与小斑块状相似，但鳞屑的厚度较小斑块状厚，皮损可遍布全身，但多见于四肢，其次是背部，多伴有甲损害。此类有的是由点滴状银屑病发展而来，一般病程在5年以上。也有部分患者初起就是斑块状，这样的患者多有家族史，皮损易固定在头皮、发际边缘及肘、膝部等。

（4）地图状：斑块状皮损不断扩大，数年后相互融合形成大片、不规则的皮损，有的皮损中央消减，周围严重，甚至红斑突起，整个皮损边缘无规则、中央高低不平，其上覆盖的鳞屑也厚薄不等，整个皮损形状如地图状。

（5）蛎壳状（疣状）：皮损为红或黯红色大斑片状，皮损上面覆盖着厚厚的灰白色鳞屑，其斑片常呈突起状、鳞屑呈蛎壳状，鳞屑间黏附较紧且难剥离。此类患者多伴有骨损害和严重的甲损害，多数患者曾使用过诸多治疗方法。

2. 临床上依据病情的发展分期　如下所述。

（1）进行期：新皮损不断出现，旧皮损继续扩大。是病情的发展期，也有称其为急性期。此期因炎症较严重，可见皮疹色红，周围红晕扩大，薄膜现象及筛状出血现象典型易见。此时患者机体敏感性增加，当用热水烫洗，或用手剥离鳞屑时，都会使皮损明显加重，如果刺激外观正常皮肤（擦破、创伤、注射的针孔、X线照射的部位等），即可发生银屑病样皮损，临床称为“同形反应”，一般在受伤后5～9d出现。因此对进行期银屑病的治疗要避免刺激，尤其不可为缓解瘙痒而采用烫洗、擦洗及外用刺激性药物，以免使病情加重—进行期皮损以点滴状居多，其次是钱币状、地图状。

（2）静止期：新皮损未见出现、旧皮损也未见消退。是皮损处于相对不发展的阶段，也有称此为稳定期或慢性期。这是临床最常见的病情，皮疹虽红但周围红晕不再扩展，鳞屑可比进行期增多但皮损范围几乎不再扩大，机体对外界刺激仍敏感但没有进展期那么强烈，但烫洗、剥屑仍可使皮损加重。此期一般可维持很长时间，是银屑病最常见、最持久的表现状态。静止期以斑块状、地图状为主，点滴状的静止期一般比斑块状短，易进入消退期。

（3）消退期：新皮损未见出现、旧皮损在消退。皮疹逐渐缩小、变平。皮损的消退表现不同，有从周围开始逐渐消退缩小的，也有因从中心开始消退而呈环形或半环形的，有消退后留有色素沉着斑者，也有留有色素减少斑者，但当完全消退后，无论原以何种形式消退者，其皮损均与正常皮肤一样，不留任何痕迹。

一般点滴状、小斑块状消退较快，斑块状、地图状等消退较慢。发病时间越短，消退相对越快些。患病时间长、反复发作次数多，消退相对缓慢。消退的快慢与皮损的数目、皮损面积的大小，一般没有明显的差别，主要是与皮损的自愈力有关。皮损的自愈力的实质是皮肤对外界刺激的应付能力，是机体、皮肤自平衡的能力。

3. 寻常型银屑病特殊体征　如下所述。

（1）头发特征：头皮是银屑病的好发部位，常见一些患者初始发病就起于头皮。头皮的皮损多为圆形，易融合成小斑块、大斑块状，鳞屑较厚，皮损部位的头发聚拢在一起，呈现着很有特点的外观形态，尤其是在留短发的男性患者中，可见到一簇一簇如毛笔头状的头发，但毛发本身正常。边界清楚的斑块、厚厚的鳞屑、毛笔头状的发型和毛发本身正常这些特点是与其他病变区别的要点。

（2）指（趾）甲特征：患银屑病的儿童中有10%左右有甲损害，成人中80%～90%有甲损害。受损害的指（趾）甲上可见点状凹坑（顶针样指甲）、纵嵴、变色增厚。受损的指甲数目不等，程度也轻重不一。同时可见甲缘红肿、溃烂、脓肿，严重者甲板下也可见脓疱。点状凹陷是最常见的甲损害，点状凹陷、纵嵴、沟是由于甲母质处银屑病所致，在甲母角化过程中，由于甲角化细胞的细胞核残留，引起这些病灶点状凹陷，虽然其他病变也可引起点状凹陷，但银屑病性点状凹陷要深而大；当甲母质的中间部位受损时，出现白甲；因甲下有糖蛋白沉积，使甲呈黄色油污外观；甲角化过度造成甲增厚和甲远端向上翘起。需注意的是，有的甲损很像是真菌侵袭造成的“灰指甲”，尤其是一些伴有真菌感染的指甲，在检查时常由于真菌阳性反应而给予制菌药，但结果疗效不理想，此时需要考虑银屑病的问题。

（二）关节型银屑病

当银屑病患者伴有明显的骨关节病变时被称为“关节病型银屑病”。关节病型银屑病除有典型的银屑病样皮肤损害外，患者还伴有类风湿样关节炎症状。

多数患者（大约有75%）的关节病变是继发于银屑病之后；少数患者（大约占10%）的关节病变发生在银屑病之前；还有部分患者的关节病变是与银屑病同时发生的，但最多见的是随着银屑病的反复发作，病程年久、症状恶化，而后出现关节改变。但关节症状的缓解或恶化与皮损的缓解或恶化的关系不成比，两者不平行，临床上常可见到关节症状很重，但皮损不明显者，也有皮损很严重而关节无症状或症状很轻者。一般蛎壳状皮损或伴有明显甲损害的患者多伴有关节症状。关节型银屑病的遗传基因表达似乎比其他类型银屑病更明显一些，有资料显示，Ⅰ级亲属有相同疾病的患者与Ⅰ级亲属没有相同疾病的患者相比，其患病的可能性要高40倍。在单卵双生儿中关节型银屑病的发病有明显的一致性，范围在30%~70%。当脊椎受累时，HLA-B27基因的表达率上升到近70%。创伤偶尔以多种反应方式在关节型银屑病的发生中起着始动作用。锂剂可使银屑病恶化并诱发关节型银屑病。关节型银屑病通常发病缓慢，但有1/3以下患者发病相当突然，这些患者病症的严重程度及不同的症状表现可提示患者可能同时患有Reiter综合征或痛风等。

银屑病性关节炎的特征是以类风湿因子为阴性的病变，即大多数患者在检查血清中类风湿因子时，没有发现血清中有类风湿因子。一般认为，若血清中有类风湿因子，即类风湿因子为阳性者，该患者可能存在着与类风湿性关节炎重叠的病症，也就是说，该患者即患有银屑病又患有类风湿性关节炎。类风湿性关节炎除有血沉增快、类风湿因子阳性外，其病变均为对称性的病变，而银屑病多是不对称的病变，对称性多关节炎不足25%，而且银屑病患者对关节的痛苦感觉没有类风湿患者对关节的痛苦感觉强烈。虽然银屑病可以在任何年龄中发病，但其关节病变在20岁以前很少见到，一般是在30岁以后关节病变才逐渐上升，40岁以后则多见，60岁时达高峰。有明显关节病变的银屑病患者，与没有关节病的银屑病患者相比，更易发生指、趾甲改变，伴有关节炎的患者基本都有不同程度的甲损害；而伴有严重甲损害的患者，大多数也有潜在的或明显的骨、关节病变。典型的斑块型、蛎壳型银屑病患者，几乎均伴有骨、关节病变。关节型银屑病一般是随着发病的时间的延长而逐渐显露的，严重的银屑病患者中有30%~40%伴有明显的关节症状。

甲床的角化过度可造成甲远侧端向上弯曲、甲剥离；点状凹陷、纵嵴和沟是由于甲母质处银屑病所致，可能由于甲角质形成细胞核残留，这些病灶脱落，引起点状凹陷；当甲母质的中间部位受损时，临床表现为白甲。与类风湿性关节炎相比，银屑病性关节炎的症状轻，有研究表明，发病8年后，类风湿性关节炎患者中仅有36%能胜任工作，而银屑病性关节炎患者中仍有69%能胜任工作。有资料报道，关节型银屑病大体可分为以下几类。

1. 不对称的少关节性关节炎　此类大约占70%，以近端指、趾关节及掌指关节为主，膝关节、髋关节也常受累，可因指、趾腱鞘炎而引起香肠状指。

2. 远端指、趾节间关节炎　此类占5%~10%，远端指趾间关节受侵蚀、关节腔狭窄、关节内和关节周围积液，少数可见笔置于杯状畸形，并伴有明显甲营养不良。

3. 对称性多关节炎　此类不足25%，与类风湿性关节炎相似，但病情较轻，血清中类风湿因子为阴性。

4. 脊椎型关节炎　此类以男性多见，脊椎的改变很像强直性脊椎炎，但相当不对称，骶髂关节炎占10%~50%，以单侧性的骶髂关节炎或不对称性脊椎旁韧带骨赘的发生为特点，并且常无症状。

5. 毁形性银屑病性关节炎　大约有5%的患者外周关节炎出现受累指趾骨的骨质溶解，引起指趾骨叠进、缩短，致使严重畸形，该类型常始于早年，有时可见发热、体重减轻等全身症状，具有皮损广泛和骶髂关节炎频繁发作的特征。

6. 前胸壁慢性复发性无菌性髓炎型　又名掌跖脓疱病伴胸锁骨关节炎，有2%关节型银屑病患者可出现胸骨柄和肋胸关节受累而形成的“前胸壁综合征”，如果与脓疱型银屑病有关联时被称为“前胸壁慢性复发性无菌性骨髓炎”，临床表现为不典型的前胸廓痛。此型多为掌跖脓疱型银屑病患者，即掌跖脓疱型银屑病患者伴有胸骨柄和肋胸关节受累而形成的“前胸壁综合征”。但这不是绝对的，患者的掌跖脓疱疹症状可以很明显，也可以不太明显，而掌跖脓疱疹不明显者多有明显的关节症状。因有少数掌跖脓疱型银屑病患者伴有灶性骨损害，表现为慢性复发性多灶性骨髓炎（CRMO）和胸肋锁骨骨肥厚

(SCCH)。研究表明，骨质疏松可能与掌跖脓疱型银屑病本身有关，有可能是掌跖脓疱型银屑病的一种系统性表现，慢性复发性多灶性骨髓炎和胸肋锁骨骨肥厚很可能是其骨改变病谱中的一个极端表现。

7. 银屑病性甲－皮肤肥厚－骨膜炎（POPP） 此类型的突出特征为大拇指受累，指甲也受累，但一般关节不受累。POPP 与远端指趾节间型的区别是：POPP 是肢端致密的骨膜反应和骨的缩合，导致“象牙”指（趾）骨，但不累及远端指趾关节。临床上 POPP 有明确的疼痛和软组织肿胀，甲分离、甲板纵嵴必然存在，同时可有因甲下真皮的炎症播散至末端指趾骨引起的骨损害。甲下炎症和骨侵蚀在局部共同导致肢端骨质溶解的现象。

（三）脓疱型银屑病

脓疱型银屑病分为泛发性和局限性两型。

1. 泛发性脓疱型银屑病 初始即为泛发性脓疱型银屑病的很少见，而初始即为掌跖局限型银屑病相对多见。泛发性脓疱型银屑病皮损的特点是：在红斑的基础上出现 2～3mm 大小的黄色浅表性脓疱，较密集，有的呈环状、半环状排列，表面覆盖不典型的银屑病样鳞屑，边缘处可见较多的小脓包。有的相互融合成直径为 1～2cm 的脓湖。取其脓液检查，是无菌性的。脓疱经 1～2 周后可自行干枯、结褐色痂、形成小片鳞屑，此时在鳞屑下或原无皮损处又出现新的脓疱，如此反复发作。虽然全身各处均可发生皮损，但以四肢为多见，并可伴有甲床损害，甲床也可出现小脓疱。泛发性脓疱型银屑病大多为急性发病，在急性发作时可伴有高热、关节疼痛、关节肿胀、外周血中白细胞增多、血沉加快等，甚者可并发肝、肾等系统的损害。

全身泛发脓疱型银屑病多见于中老年患者，其中有一部分在银屑病发病 2 年内发生，多与不正确使用外用药有关。大部分是已有数年银屑病病史，然后发生脓疱型银屑病，此时即与刺激有关，也与患者自身整体功能不协调有关。症状为在炎性红斑性皮肤上出现脓疱，几乎周身受累，常伴有发热、外周血中白细胞明显增多，急性期时可伴有低血钙。寻常型斑块状银屑病当皮损因受刺激而发红时，可在燔红的斑块上发生脓疱，寻常型银屑病皮损与脓疱型皮损同时存在，所以有称其为“混合型银屑病”。此外，临床上可有 3 种情况。

（1）急性发作型：起病迅速，在寻常型皮损的基础上突然发红，红斑周围绕有红晕，红斑上出现 2～3mm 大小的黄色浅表性脓疱，这种现象也可同时在原正常皮肤上出现。可伴发热、乏力、关节不适等全身症状。皮损可呈周期性反复发作，并进行性加重。

（2）发疹型：起病急，很快泛发，但消退也快。常见由感染或药物激发。

（3）环型：环形红斑边缘出现脓疱，皮损呈亚急性或慢性表现，系统性反应较少见。

2. 局限性脓疱型银屑病 局限性脓疱型银屑病以掌跖脓疱型银屑病相对多见。“掌跖脓疱型银屑病”是临床常见的局限性银屑病中的一个类型。其皮损仅限于手足部，损害为对称性，多始于手部的大、小鱼际和足底、足跟侧面，逐渐发展至以赤白肉际为界限的全手掌和全足底，常累及指、趾端，伴有严重的甲损害。皮损的特点是：在红斑的基础上出现 2～3mm 大小的黄色浅表性脓疱，较密集，有的呈环状、半环状排列。因脓疱是从真皮中出来的，所以越小的时候上面的皮越厚、越不易破溃。脓疱可逐渐长大并融合，有的脓疱相互融合成直径为 1～2cm 的脓湖。特点是“无菌性”，即取其脓液检查，是无菌性的。脓疱经 1～2 周后可自行干枯、结褐色痂，痂脱落后形成小片鳞屑，此时在鳞屑下或原无皮损处又出现新的脓疱，如此反复发作，以致在同一块斑片上可同时见到脓疱、结痂、鳞屑等不同期的皮损。并且常常可以同时见到受损害的指、趾甲，指、趾甲受累后可见甲缘红肿、溃烂、变形、混浊、肥厚、脓包，严重者甲板下也可见脓疱、有脓液积聚，甲可出现萎缩、碎裂、溶解。

（四）红皮病型银屑病

初始即为红皮症型银屑病较罕见，多是突然停用糖皮质激素类药物或其他类型的免疫抑制剂而造成的，也常见于因外治不当、刺激过大或感染发热而出现的继发症状，泛发性脓疱型银屑病容易转为本型。此外，因上呼吸道感染、严重失眠或情绪波动、日晒等也可引发红皮病型银屑病。红皮病型银屑病是银屑病的一种特殊的炎症类型，常累及体表达 75% 以上。不稳定型寻常型银屑病在治疗失控时，皮损可以进行性发展而覆盖大部分皮肤，引发红皮病；泛发型银屑病因累及皮肤广泛，并且脓疱与皮肤炎症共存，若以皮肤焮红为主时也可称为红皮病型银屑病。

三、诊断及特殊检查

（一）诊断要点及一般检查

1. 寻常型银屑病　根据好发部位以及界限清楚的红斑、明显的鳞屑、典型的薄膜现象、清楚的筛状出血点即可诊断。

（1）光镜检查：寻常型银屑病患者可有明显的、不同程度的甲皱微循环异常。

（2）实验室检查：部分寻常型银屑病患者可见红细胞的平均体积（MCV）、平均血红蛋白量（MCH）、平均血红蛋白浓度（MCHC）及体积分布宽度（RDW）4 项指标异常。一般情况是：患者的平均红细胞体积值明显增大；患者的红细胞体积分布宽度值明显增大；患者的平均红细胞血红蛋白浓度值明显降低；少数患者的平均红细胞血红蛋白量出现异常。

2. 关节型银屑病　关节型银屑病常与寻常型银屑病或脓疱型银屑病同时存在，大小关节皆可受累，尤其以指关节最易受累，受累关节可肿胀、疼痛。特点是游走性、不对称、类风湿因子检查为阴性。

（1）实验室检查：类风湿因子阴性，血沉可增快。

（2）X 线检查：受累骨关节边缘有轻度肥大性改变，部分患者呈类风湿性关节炎的骨关节破坏，但常累及远端指间关节，如软骨消失、关节面侵蚀、关节间隙变窄、软组织肿胀、骨质疏松等。

3. 脓疱型银屑病　脓疱型银屑病主要特点是在寻常型银屑病基础上出现多数小脓疱，并且反复发生。

实验室检查：白细胞增多，血沉增快，部分患者可有低蛋白血症及低钙血症。

4. 红皮病型银屑病　红皮病型银屑病皮肤呈弥漫性发红、干燥、覆以薄鳞屑。特点是在弥漫的皮损之中，有正常皮肤形成的“皮岛”。因患者绝大多数都有明确的银屑病病史，所以比较容易诊断。

实验室检查：白细胞计数增高。

（二）特殊检查

1. 放射性核素对银屑病患者骨损害的检查　银屑病的病变过程中有众多细胞因子参加，而且其中起重要作用的细胞因子同时对骨代谢也有明显的影响，所以随着银屑病病情的发展，骨病变的现象也越来越显露。因银屑病患者对骨损害的自我感觉比较弱，除关节病型银屑病患者有明显的关节肿胀、疼痛外，一般患者没有特别的异常感觉，但这并不表明没有骨损害。放射性核素异常浓度是该处胶原代谢异常的反应，对寻常型银屑病患者进行放射性核素检查显示 55% 为阳性反应，骨关节放射性核素异常浓集，其中以颅骨最多，下颌骨、肋骨次之；关节部位以膝关节最多，踝关节、肘关节次之。对骨显像的阳性部位做 X 线拍照对比，结果绝大多数 X 片上皆无任何异常反应。由此可见，上述骨关节的损害是一种银屑病自身所致的损害，银屑病的皮肤表现只是我们临床肉眼所见的病变之一而已，其实患者此时不仅仅免疫功能紊乱，而且内分泌、神经系统也受到影响，从而常伴随着失眠、急躁、咽痛、易感冒、女性患者还可见月经不调等自己可以感觉到的症状，而骨损害、微循环障碍等是肉眼看不到、自己也感觉不到的病变，但确是影响患者身体健康的病变。

2. 脑电图对银屑病患者神经系统的检查　从银屑病的发生、加重及治疗用药都体现了神经因素的作用。随着研究的深入，越来越明确了神经系统与银屑病的发生、发展是一个多层次的、复杂的关系。对银屑病患者进行脑电图检测，发现 3/4 的患者存在界限性及轻度异常脑电波，并且其异常程度与皮损广泛度一致，皮损情况好转后，脑电图也可恢复正常。国内报道，银屑病患者伴脑电图界限性异常者占 47% 左右，伴脑电图轻度异常者占 27.5% 左右，伴脑干功能异常者占 35.5% 左右。国外报道，银屑病患者伴脑电图异常者占 58.06%。许多研究表明，银屑病患者存在自主神经功能不稳定，交感神经兴奋性降低，而副交感神经的抑制性降低，使神经即兴奋不到一定高度也松弛不下来。

3. 银屑病患者的微循环状况的检查　寻常型银屑病患者的红细胞变形能力降低；病程 1 年以上患

者与病程不到1年的患者相比，红细胞膜 Na^+、K^+、ATP酶活性前者高于后者，细胞膜 Mg^{2+}、ATP酶的活性降低，红细胞膜的变形能力降低，可能与此有关，但两者没有形成线性关系。银屑病患者微血管的管襻弯曲畸形者约占56.34%、管径扩张者约占37.68%，微血管内血流缓慢，管襻顶端有瘀血、管襻周围视野模糊，并有渗出和出血，与正常人比较有非常显著性差异。但目前对银屑病患者存在的微循环障碍问题、全血黏度的增高及血小板聚集功能的变化、红细胞变形能力的下降等一系列问题是因是果还很难说清。

四、治疗

（一）促细胞分化剂

1. 维A酸类药物　维A酸是维生素A衍生物，在维持上皮组织正常角化过程中起重要作用，可通过调节表皮的增生和分化，使角化过度和角化不全的角质形成细胞恢复正常；通过促进淋巴细胞和单核细胞分化、激活巨噬细胞和表皮朗格罕斯细胞来增强机体免疫，从而产生抗炎作用。因其有上述抑制细胞增殖、促进细胞分化、抗炎等作用而被用于银屑病的治疗，现已有三代产品。第一代维A酸均为维A酸受体非选择性药物，临床代表药物有13-顺维A酸、全反式维A酸。第二代维A酸主要是阿维A酯和阿维A，由于两者的药代动力学的不同而导致其药效与不良反应不同，阿维A有代替阿维A酯的可能，但目前阿维A酯尚未退出市场。第三代的代表物是他扎罗汀和阿达帕林，因两者所作用的受体不同，而被临床用于治疗不同的病症。国内已合成多环芳香维A酸乙酯，又名芳维A酸乙酯。如果用治疗指数来衡量药效，以全反式维A酸为1，则13-顺维A酸相当于全反式维A酸的2.5倍，阿维A酯相当于全反式维A酸的10倍。维A酸类药物的不良反应从大到小的排列顺序为：13-顺维A酸>全反式维A酸>阿维A酯>芳香维A酸乙酯。维A酸可治疗多种皮肤病，其作用主要是通过维A酸受体（RAR）介导的。体内有多种类型的维A酸受体，维A酸的不同药理作用取决于对不同受体的选择性。据维A酸受体的化学结构及结合配体的特异性，将其分为两类：RAR（α、β、γ）和RXR（α、β、γ）。皮肤中维A酸的受体主要是RAR-γ，真皮中有少量的RAR-β。RXRs除了以纯二聚体形式存在外，还可与RARs、维生素 D_3 受体或其他核受体形成杂二聚体形式存在，其次与激素（如胸腺素、皮质类固醇）和（或）维生素 D_3 有交叉的信号传导途径。因为第一、二代维A酸类药物化学结构中含有多个交替的单、双键，构型易变，能与多种RA受体（包括RAR-α、RAR-β、RAR-γ，RXR-α、RXR-β、RXR-γ）结合，产生广泛的生理效应，同时也出现较多的不良反应。第三代维A酸类药物的化学结构不存在异构体，与RARs选择性结合，而不与RXRs结合，从而可使不良反应减少。目前维A酸类药物合成品有1 500多种，用于治疗银屑病的主要有第二代维A酸和第三代维A酸。

第二代维A酸称为芳香维A酸，其治疗银屑病的代表药物是阿维A酸和阿维A酯。阿维A酸为阿维A酯的首次代谢物，疗效相同，但不良反应小。阿维A酯有高度的亲脂性，在治疗停止后，皮下脂肪仍可缓慢释放该药。一次剂量给药后的半衰期为6~13h，长期服药后半衰期是80~120d以上，完全排除需要1~2年，具有很高的致畸风险，因此育龄妇女用该药后需要避孕2年。阿维A酸是阿维A酯的游离酸衍生物，口服50mg，4h后达血浆峰值浓度，一次剂量口服后的半衰期仅2h，多次给药后半衰期为50h，其亲脂性相对较弱，因此大大减小了致畸风险，故可用其替代阿维A酯。另外，服阿维A酸时不能同时饮酒，因为乙醇可使其重新酯化成阿维A酯。阿维A酯及其衍生物阿维A酸，均能控制上皮细胞的增殖和分化。它们的不良反应相似，除维生素A增多的症状如黏膜的干燥、掌跖脱屑、弥漫性可逆性脱发、虚弱、头痛和厌食外，致畸作用，是该药最显著的危险。阿维A酸虽然比阿维A酯的亲脂性低50%且能较迅速地清除，但仍存在致畸的危险。此外，因该药对斑块状银屑病疗效较差，停药后常复发，缓解期不会延长，所以建议不作为首选的单用药物。成人一般用量阿维A酸为每日25~50mg；阿维A酯为每日50~75mg，逐渐减为每日25mg或10mg。

第三代维A酸称为聚芳香维A酸（Polycorotinoid），用于治疗银屑病的代表药为乙炔维A酸，又名他扎罗汀，代号AGN190168，化学名为乙基6-［2（4，4-二甲基二氢苯并噻喃-6y）-乙炔］烟酰胺酯。乙炔维A酸在体内的代谢物他扎罗汀酸与RAR有较高亲和力，与其亚型亲和力强弱的顺序依次为 RAR－β＞RAR－γ＞RAR－α，而不与 RXRs 结合。与受体结合后，其作用有两方面：①直接作用，通过被称为“维 A 酸反应元件”的介导，促进某些基因的转录，从而诱导细胞分化。②间接作用，通过拮抗癌基因蛋白 AP－1 和 NF－IL6 所诱导的基因转录而抑制细胞增殖和减少炎症反应。从而发挥其抗增生和抗炎作用，故治疗银屑病有效。实验已表明他扎罗汀能减少表皮分化的标志也使炎症标志 ICAM－1 的细胞减少或消失。临床试验外用 8 周后，近 60% 的患者获得好到极好的疗效。经静脉给大鼠注射他扎罗汀每公斤体重 0.5～1.5mg，只得到其代谢物他扎罗汀酸的有关数据，其稳态分布容积为 309ml，平均滞留时间为 75mm；而 13－顺维 A 酸分别为 230ml 和 108min；阿维 A 酸分别为 1 368ml 和 128min。并且在所有研究的动物的任何组织中均未测到他扎罗汀酸，提示临床应用不良反应要少于第一、二代产品，但有中度至重度的刺激性不良反应，如红斑、烧灼感等。

维 A 酸内服虽然有促进正常角化、增强免疫、减少皮脂分泌等多种功能，但维 A 酸局部外用主要是产生一种角质层剥离剂的作用。因可抑制张力原纤维合成，减少角化细胞间的接触，从而使角质细胞易溶。局部应用维 A 酸通过完整皮肤的吸收率＜5%，但若皮肤破损、溃烂时就会使吸收率增大，由于维 A 酸进入体内后储存在肝脏，然后再与肝脏生产的蛋白结并发以这种结合形式进入血循环，若肝损害则有碍于蛋白的产生并限制了维 A 酸的正常转运，高浓度的维 A 酸对肝有毒性，最终可导致肝硬化，所以有肝功能不良者即便是外用维 A 酸也应小心，尤其是当皮肤破溃时。外用剂型的 0.1% 他扎罗汀凝胶的疗效优于 0.05% 他扎罗汀凝胶，但停药后的持续效应 0.05% 优于 0.1% 他扎罗汀凝胶。0.05% 和 0.1% 的他扎罗汀凝胶与肤轻松治疗斑块型银屑病均有效，在改善斑块厚度方面、减少鳞屑方面两者疗效基本相似，在改善红斑方面他扎罗汀凝胶不如肤轻松，但停药后的持续效应他扎罗汀凝胶远远优于肤轻松，可持续达 12 周之久。

无论短期或长期服用该类药物均有不同程度的脱发、唇炎、韧带及肌腱钙化等不良反应。具体讲：①早期主要是皮肤黏膜反应，口唇干燥和唇炎发生率占 85%，面部红斑、睑结膜炎、口干、眼干等干燥症均高于 30%。是因不同的维生素 A 受体没有被选择性地激活而引起。这也与维 A 酸减少皮脂分泌的药效作用有关。②一般对肝无毒性，但长期应用可引起肝损。用药者中 5% 出现轻度转氨酶增高，但仅 10% 有严重或持续性变化，发生严重肝毒性约 1%；20%～30% 发生高三酰甘油血症或 LDL/HDL 比例升高。维生素 A 以维 A 酸形式被肝脏储存，再以维 A 酸结合蛋白形式释放进入循环，肝损害有碍于后者的产生并限制其运转正常。高浓度的维生素 A 对肝脏有毒性，最终可导致肝硬化，所以长期大量服用维生素 A，或原有肝损害，或两者均有者，易产生肝毒和神经毒。神经毒性的表现以头痛、记忆力减退、步态不稳为主，甚者可出现构语障碍及共济失调。但停药后，上述症状可消失。③长期应用可引起骨质疏松、骨骺闭锁、骨膜与肌腱钙化、骨肥厚症、骨生成迟缓，其发生率均＜15%。④动物实验中异维 A 酸的致畸主要发生在脊椎系统、中枢神经系统及内脏，胚胎毒性表现为流产和死产，其致畸率大于反应停，约占 25.6%。⑤他扎罗汀与其他维 A 酸类药物比较，上述出现血脂异常、骨毒性等常见的不良反应明显降低，动物口服他扎罗汀实验表明，低剂量耐受性好，但高剂量、长期给药这些不良反应也会出现。此外，需要注意与其他药相互作用的关系：与维生素 A 合用易引起维生素 A 过多综合征；与四环素合用可出现所谓“假脑瘤”，表现为颅内压增高、头痛、头晕、视觉障碍，停药后可恢复；与皮质类固醇合用，也可出现上述现象。

2. 维生素 D 类药物　维生素 D 属于脂溶性维生素，常见的有两种：源于维生素 D_2 的骨化醇（Calciferol）和源于维生素 D_3 的胆骨化醇（Cholecalciferol）。维生素 D_2 的前身是存于酵母等低等植物中的麦角固醇，经紫外线照射后变成维生素 D_2；维生素 D_3 的前身存在于人和大多数动物组织中，人皮肤中含有其前身物 7－脱氧胆固醇，经紫外线照射后变成维生素 D_3。维生素 D_3 在肝脏细胞线粒体中的 25－羟化酶作用下，羟化变成 25－羟维生素 D_3［25－（OH）D_3］，再经肾脏羟化成 1，25－$(OH)_2D_3$ 及 24，25－$(OH)_2D_3$。1，25－$(OH)_2D_3$ 是 $VitD_3$ 的生物活性型，对维持体内钙、磷代谢平衡及骨的矿化起重要作用，被临床用于治疗肾病性骨营养不良、甲状旁腺功能减退、抗 VitD 佝偻病等。在临床治疗上述病变时发现该维生素 D 类似物治疗银屑病有效，但因对高血钙的不良反应有顾虑而未能应用，此后开始对其类似物进行探索，使其在治疗银屑病方面更有前途。临床上常用于治疗银屑病的维生素

D_3 类似物有 3 种：骨化三醇（Calcitriol）、他骨化醇（Tacalcitol）、钙泊三醇（Calcipotriol）。

骨化三醇是维生素 D_3 的生物活性形式，是此类药物中较早用于治疗银屑病的药物。骨化三醇在生理浓度下即能抑制角质形成细胞增生，骨化三醇与维生素 D_3 受体结合后可以控制角质形成细胞的增殖并诱导其分化，它是通过与细胞内受体蛋白结合而发挥作用，这种受体蛋白属于雌激素、糖皮质激素、甲状腺素、维 A 酸类蛋白受体基因家族成员，存在于许多类型细胞膜上，包括血液循环中活化的 B、T 淋巴细胞；正常皮肤中除角质层外，所有表皮形成细胞、皮肤附属器细胞、皮肤中 50% ~60% 的朗格汉斯细胞、单核细胞、淋巴细胞均表达该受体。骨化三醇以浓度依赖方式抑制 Th_1 的 IFN - γ 分泌，并抑制 Th 克隆分泌的IL - 4 和 IFN - γ，其抑制 IL - 4 的浓度是 IFN - γ 浓度的 10 倍，对 Th_2 细胞克隆的 IL - 4 分泌无作用，可直接抑制 B 细胞分泌免疫球蛋白，减少单核细胞黏附分子白细胞功能相关抗原（LFA - 3）、细胞间黏附分子（ICAM - 1）的表达。临床表明外用骨化三醇治疗银屑病有效，但因易被吸收而引起骨钙增高，所以限制了它的应用。

钙泊三醇是骨化三醇［1，25 -（OH）$_2$$D_3$］的类似物，是一种全新的维生素 D_3 类似物，它与维生素 D_3 受体的亲和力与骨化三醇相同，但对血钙影响极低，仅为骨化三醇的0.5% ~1.0%。因为保留了维生素 D_3 调节细胞分化和抑制细胞增殖的作用，同时因其对钙代谢的影响低于维生素 D_3 100 倍，而成为一种较理想的治疗银屑病药。银屑病患者的皮损与正常皮肤相比，基底层及基底层上方表皮细胞维生素 D_3 受体表达显著增强，同时细胞周期中 G_1 期变异最大，G_1 期变短是造成银屑病患者表皮细胞增殖速度过快的决定性因素，而细胞周期素（CyclinD1）、周期蛋白依赖性激酶（CDK4）、周期蛋白依赖性激酶抑制物（P16）是 G_1 期的主要调控因子，正常人皮肤中 CyclinD1、CDK4 的 mRNA 不表达或仅在基底层弱表达，而 P16 的 mRNA 于表皮全层强表达；而银屑病皮损中，其 CyclinD1、CDK4 的 mRNA 于表皮全层强表达，P16 的 mRNA 仅在棘层上部弱表达。钙泊三醇可以降低其过高表达的维生素 D_3 受体水平、使其 CyclinD1、CDK4 在 mRNA 和蛋白质水平上的表达均被下调，而 P16 被上调。这是由于活化的 $VitD_3$ 及衍生物与角质形成细胞内的受体结合形成复合物，通过与特异的 DNA 结合部位，即靶基因启动区域内的 VitD 反应元件结合，调节靶基因的转录而实现。钙泊三醇可抑制体外 IL - 1 诱导的小鼠胸腺细胞的增生，减少银屑病患者表皮中 IL - 6 含量，抑制单核细胞、T 细胞产生 IL - 2、IL - 6、IFN - α、IFN - γ 等淋巴因子，选择性地抑制 IL - 1 诱导的 T 细胞增殖，抑制角质形成细胞上的 IFN - γ 诱导 HLA - DR 的表达及黏附分子的表达等。因在单核细胞、激活的 T 及 B 淋巴细胞也有高亲和力的 $VitD_3$ 受体，外用钙泊三醇后能调节单核、巨噬细胞的功能，抑制花生四烯酸从中性粒细胞中释放，抑制炎症细胞的游走，使表皮、真皮炎症浸润减轻。在角质形成细胞增殖试验中，分别加入骨化三醇、钙泊三醇 1×10^{-8}M，孵育 2 周，与正常对照组相比，观察放射标记的胸苷掺入的 DNA，以测抑制细胞增殖情况，结果骨化三醇使 DNA 减少 71%、钙泊三醇减少 64%，细胞数也相应减少。观察包壳蛋白阳性率，以测诱导表皮细胞分化情况，结果骨化三醇为 328%、钙泊三醇为 388%。活检发现：银屑病患者用药 1 周后，多形核白细胞明显减少；2 周后表皮增生细胞明显减少；4 周后角蛋白 16^+ 细胞、T 淋巴细胞减少；但 $CD14^+$ 细胞、朗格汉斯细胞受影响。动物实验表明：钙泊三醇在肝脏经历快速代谢，鼠、小猪的口服半衰期为 12 ~60min。钙泊三醇于 1987 年由丹麦利昂制药公司合成，1991 年开始在欧洲一些国家上市用于治疗寻常型银屑病，主要用于治疗轻度到中度的斑块型银屑病，其疗效类似中效或强效的皮质类固醇软膏。他骨化醇对维生素 D_3 受体亲和力及体外疗效与骨化三醇相似，而诱发高血钙、皮肤刺激等的不良反应小。1×10^{-7}M 的他骨化醇可使 90% 的细胞生长被抑制，59% 的细胞 DNA 合成受抑制，分化细胞从 6.4% 上升到 24.1%。

此类药物的不良反应主要是局部皮肤刺激，表现为烧灼、瘙痒、红斑、脱屑、干燥。肾功能不全者，或超大量大面积使用，或患者已存有钙代谢轻度紊乱，可出现高血钙、高尿钙症，表现为头痛嗜睡、肌无力、恶心呕吐等。皮损改善后即停止用药，虽然没有如停用糖皮质激素样的反跳现象，但银屑病仍然可以逐渐复发，所以一般需要继续间歇性地使用以维持疗效。

（二）肾上腺糖皮质激素类药物

肾上腺糖皮质激素（简称糖皮质激素）是目前应用最广泛的药物，用于治疗银屑病的剂型除单一

成分的注射剂、口服片剂、外用膏霜外，还有大量外用复合剂，商品名繁杂。尤其是此类外用药，因见效快、止痒效果明显，普遍被患者选用。因该类药物有明显的反跳现象和不良反应，加大了临床治疗难度。氢化可的松、可的松为糖皮质激素的代表药，两者的区别是前者在 C_{11} 是羟基，后者是氧。天然存在的糖皮质激素第 1、第 2 碳原子之间是单键，而绝大部分人工合成品是不饱和的双键，双键在体内进行加氢还原灭活反应降低，所以药物作用较强。为提高局部作用，这些糖皮质激素多引入了疏水性化合物基团（缩醛基或缩酮基）或者以短链脂肪酸进行了酯化。如：曲安奈德、糠酸莫美他松、丁酸氢化可的松等。局部应用皮质激素是临床最常见的处方药，但长期应用会出现皮肤萎缩和毛细血管扩张。以往对此类药的研究重点在增强药效，近年来重点转到提高药物的效益与危险的比率上，即充分利用皮质激素的抗炎作用的同时减少其抗增生作用，以减少萎缩的发生。如由此产生的糠酸莫米松对皮肤萎缩现象仅相当于1%的氢化可的松。临床可注重选用此类外用药，但还需考虑银屑病的皮损类型以及以往所用过的药物情况。

（三）抗肿瘤及抑制免疫药物

抗肿瘤药物又称为细胞毒药物，因为他们对具有增殖能力的细胞均有毒性，能有效地将处于分裂、增殖的细胞杀死，分裂率越高、增殖越快的细胞，受损越大。血细胞、黏膜细胞、表皮基底细胞、骨细胞等都是在生理状态下具有增殖能力的细胞，所以无论使用抗肿瘤药物的治疗目的是什么，对这些细胞都将受到不同程度的杀伤。因白细胞、淋巴细胞的生长期远远短于红细胞、表皮细胞，当使用细胞毒性药后，在表皮细胞尚未受到抑制时，具有免疫作用的白细胞和淋巴细胞就已被杀伤，连续用药后还要损伤红细胞等，所以抗肿瘤药物本身就有抑制机体免疫功能的作用，仅是因为主要应用的范围和目的是为了抗肿瘤，而不是像糖皮质激素是为控制免疫反应而已。随着医药界对恶性肿瘤研究的深入发展，此类新药也在不断地增多，既有成分明确的合成药物，也有成分不明确的中药，临床应用时应尽可能地搞清楚其产生效果的机制，从药物作用机制来分析临床效果，结合临床现象来预测病情发展趋势、制定相应的治疗方案，不可仅以短期的临床现象来断定治疗效果，否则对人体容易盲目地造成比银屑病更大的损害。

根据抗肿瘤药发挥细胞毒作用的原理及来源，可将我们常用的抗肿瘤及抑制免疫药物分为抗代谢类、烷化类、抗生素产物类。银屑病因有表皮过度增殖的病理现象，所以使用此类药物的频率很高，需要注意的是，银屑病不是恶性疾病，此类药物有一定毒性，一般是用于糖皮质激素治疗无效者，或用糖皮质激素有禁忌证的、病情严重的患者。

1. 抗代谢类　如下所述。

（1）白血宁（aminopterine）、甲氨蝶呤（methotrexate，MTX）：白血宁与甲氨蝶呤是一种叶酸拮抗剂，对二氢叶酸还原酶有强力抑制作用，使二氢叶酸不能变成四氢叶酸，从而使脱氧尿苷酸生成脱氧胸苷酸的过程受阻，因此阻断了 DNA 及 RNA 的合成，是一种周期特异性抗癌药物，主要杀死处于 S 期的细胞，即杀死处于快速分裂的细胞，同时具有很强的免疫抑制作用，对类风湿性关节炎有明显的疗效。银屑病存在表皮增殖过度的病理现象，此类药可以明显地抑制增殖期的表皮细胞而改善银屑病的表皮症状，尤其对关节型银屑病，可达到关节、皮损同时改善的目的。白血宁于 1951 年开始临床用于治疗银屑病，因其不良反应较大，后被 MTX 取代，1971 年美国 FDA 批准 MTX 可治疗严重型的银屑病。体外实验表明 MTX 明显抑制增殖的淋巴样细胞，特别是激活的 T 细胞，而对表皮细胞作用微弱，这是因该类药对分裂繁殖比率高的细胞作用强的性质决定的。当 MTX 的血药浓度达 $1\times10^{-7}\sim5\times10^{-7}$mol/L，与淋巴样细胞接触 24h 后，淋巴样细胞系被杀伤达 95% 以上，而角质形成细胞被杀伤不足 10%。银屑病患者血中增殖的淋巴细胞比正常人增多，说明体内增殖的被激活的淋巴样细胞是 MTX 治疗银屑病的主要靶细胞。对用传统的治疗方案及糖皮质激素局部治疗无效的银屑病患者，可用 MTX 治疗。在服用 MTX 时加服叶酸，不仅不影响银屑病的治疗，还可以防止胃肠道反应和巨红细胞贫血的发生。MTX 治疗银屑病起作用的量是每日2.5～25mg，一次服 25mg 以下剂量吸收良好，超过 25mg 时胃肠吸收不稳定。一般服药后1～1.5h 达血浓度高峰值，其半衰期为 4.5h，60%～90% 的原药从肾脏排泄，10% 以下从胆汁排泄，单剂量口服后血中药物水平，在肾功能正常者，其发挥生物学作用约维持 1d。

此药的治疗量与中毒量很接近，故在应用时需注意安全，其重要的不良反应为急性骨髓抑制，特别是老年患者、有肾脏损害和（或）叶酸缺乏者容易发生，也可能是用药过量或药物相互作用等原因造成的。长期应用的危险是肝纤维化，包括肝纤维化和肝硬化，这与氨甲蝶呤的累积量相关。其他潜在的不良反应有恶心、厌食、头痛、发热、贫血、白细胞减少、血小板减少、出血和肺纤维化等。如果患者有肝肾疾患、妊娠、血液病应禁用，具有溃疡病、急性感染、饮酒过度者应慎用。由于本品对肝脏的损害有时不能通过测定肝功能反映出来，必要时需进行肝穿刺活体检查，所以容易被漏诊。可考虑通过检测血清中Ⅲ型胶原蛋白氨基端肽原的水平或用肝扫描和超声摄影来代替肝脏组织活检，以利于监测长期服用 MTX 后对肝脏的影响。动物试验表明服用磷脂酰胆碱可防止肝损害。MTX 诱发的肝硬化是非进行性的，研究表明当肝硬化首次发现时，MTX 的累积量为 590～9 980mg，平均3 130mg，直至最后一次就诊或死亡时，平均累积量为 5 885mg。另外需要注意 MTX 与其他药物相互间的作用关系，MTX 吸收后有 50%～60% 与血浆蛋白结合，磺胺可从蛋白中置换出 MTX，使其不良反应增加；万古霉素、新霉素、制霉菌素能减少 30%～50% TMX 的吸收；非甾体抗炎药如水杨酸类既可置换与蛋白结合的 MTX，又在肾小管竞争抑制 MTX 的排泄，青霉素、保泰松也抑制 MTX 从肾小管排泄，故临床用此类药时要警惕可能增加 MTX 的毒性；此外其他叶酸拮抗剂可增加其毒性；并须注意禁止与其他骨髓抑制剂合用；酒精和肝毒性药可增加该药致肝损害的危险性；单用于治疗银屑病时不增加发生皮肤癌的危险性，但可增加 PUVA 诱发皮肤癌的危险。

（2）6－巯基嘌呤（purinethol，6－MP）、硫唑嘌呤（azathioprine，Aza 或 AZP）：6－巯基嘌呤是次黄嘌呤的硫酸盐衍生物，而硫唑嘌呤则是用硝咪唑取代 6－MP 的氢而形成的衍生物。比较两者抑制抗小鼠的自发花环形成细胞抗体形成的剂量反应曲线时发现 Aza 在等剂量时比 6－MP 更有效，且毒性更小。本类药物干扰嘌呤代谢的所有环节。因能阻断次黄嘌呤转变为腺嘌呤核苷酸及鸟嘌呤核苷，故抑制嘌呤核苷的合成，进而抑制细胞 DNA、RNA 及蛋白质的合成。本品主要作用于细胞周期的 S 期。口服后迅速被氧化为硫脲酸，在 24～48h 内有 60% 自尿中排出，少量分布于肝、肾、脾，可进入细胞内，有一定蓄积作用。Aza 曾被用于治疗多种皮肤病，一般用于对糖皮质激素疗效不佳者，治疗银屑病的疗效不及甲氨蝶呤，但也有用甲氨蝶呤无效而用 Aza 有效者。一般初始量为每公斤体重每日 1～2mg，分 1～2 次口服。维持量为初始量的一半或最小有效量，需服用 6～8 周才见效。不良反应主要是骨髓抑制和致畸。

（3）羟基脲（hydroxyurea，HU）：羟基脲系尿素的衍生物，为核苷酸还原酶抑制剂。其作用机制是抑制核苷二磷酸还原酶，阻止核苷酸还原为脱氧核苷酸，从而抑制脱氧核糖核酸的合成，而不干扰核糖核酸或蛋白质的合成，杀害 S 期细胞。口服给药吸收较好，血中药物浓度不到 1h 即可达高峰，然后迅速下降，一次给药后在 24h 内排出 50%～80%。本品对顽固性银屑病和脓疱型银屑病均有肯定疗效，能减轻全身性脓疱性银屑病的脓疱、发热和中毒症状。短期用药，其毒性作用较甲氨蝶呤小。成人一般用量为每日 0.5g，分 2 次口服。毒性反应主要有骨髓抑制、胃肠道反应、眩晕、倦怠和性欲减退，但肝、肾很少受累，但肾功能不良者仍需慎用。个别病例可产生畸胎。治疗银屑病多是用于因用 MTX 出现肝损害时，一般在用药后 4～5 周内就可获得疗效。

（4）阿糖胞苷（Cytarabine，Ara－C）：阿糖胞苷又名爱力生、赛德萨、阿扎立平等。阿糖胞苷经脱氧胞苷激酶催化及磷酸化成为胞嘧啶阿糖胞苷及磷酸阿糖胞苷，为一种抗嘧啶类抗代谢物，它能抑制 DNA 多聚酶，阻断胞嘧啶核苷酸还原为脱氧胞嘧啶核苷酸，因而抑制 DNA 合成，但对 RNA 和蛋白质的合成无显著影响。为 S 期的周期特异性药物，并对 G_1/S 及 S/G_2 转换期有作用。治疗银屑病用口服剂，一般用量为每公斤体重每日 125～200mg。

2. 烷化类　如下所述。

（1）环磷酰胺（cyclophosphamide，CPM、CTM、CY）：环磷酰胺又名癌得星、环磷氮芥等。环磷酰胺于 1958 年合成，在未代谢前几乎无烷基化活性，对组织无直接损害，在肝细胞微粒体酶系统作用下分解为活性代谢产物氯乙基磷酰胺等而发挥作用。环磷酰胺有高度细胞毒作用，主要损害正在增殖中的细胞，一次注射 100mg/kg 以上剂量即能减少脾、胸腺、周围血液中的淋巴细胞，且恢复较慢。能有力地抑制抗体反应，包括胸腺依赖与非胸腺依赖性抗体。其作用与用药时间极为重要，在免疫的第1～第4天给一次剂量可以产生最大效应，但如果在免疫前或免疫4d后给药，则几乎不产生抑制作用。对细胞免疫反应的复杂后果是根据它对T效应细胞（Th）及T抑制细胞（Ts）的作用平衡的结果。动物给予高剂量环磷酰胺后可引起淋巴器官的萎缩，尤其是胸腺及脾，以后脾脏即增生，形成脾肿大，而脾肿大时伴有Ts产生。大量长期应用本品，继发感染的发生率很高，这主要由于骨髓抑制后白细胞减少和免疫功能降低的缘故。环磷酰胺的代谢产物对肾小管直至膀胱的上皮细胞均有毒性。本品除有骨髓抑制外，还抑制生殖功能，杀伤精子、损伤卵巢，对于女性还可损伤毛囊引起脱发。因不良反应较多，所以不推荐用于银屑病。

（2）乙亚胺（ethylene diaminetetracetylimide，ICRF154）、丙亚胺（razoxane，ICRF159）、乙双吗啉（bimolan，AT1727）：乙亚胺、丙亚胺、乙双吗啉三者为酰化剂类药，作用机制可能是双哌嗪二酮部分分解开，对氨基发生酰化作用，形成CO－NHR或与巯基形成－CO－SR，抑制细胞周期的G_2和M期，抑制细胞内DNA的合成，阻止细胞分裂，对增殖细胞作用明显。此类药对银屑病有效，曾普遍用治疗寻常性银屑病，但停药后缓解持续时间不长，有骨髓抑制、胃肠反应等副作用，特别是该类药可促发白血病的发生，故临床上已不主张应用。乙亚胺又名双酮嗪，成人一般用量为每日300～400mg，分2～3次口服，一周内服药5～6天，停服1～2天，以减少毒性反应，3～4周为一疗程。丙亚胺又名双哌嗪二酮丙烷，成人一般用量为每日100～150mg，分2～3次口服，该药除对寻常型银屑病有效外，对关节型、脓疱型银屑病也有效，对关节型银屑病的疗效可能优于甲氨蝶呤和乙双吗啉。乙双吗啉的化学名为1，2－双［N4－吗啉甲基－3，5－二氧哌嗪］乙烷，为乙亚胺的衍生物，是在乙亚胺的分子上接上两个对称的吗啉甲基而成，这样可以增加乙亚胺的水解度，并能释出吗啉甲基，从而增加乙亚胺抑制DNA合成的作用，成人一般用量为每日0.6～0.8g，分3～4次口服。

3. 抗生素产物类　如下所述。

（1）环孢素A（cyclosprin A，CyA、CsA）：环孢素A又名环孢霉素A等。环孢素A是山道明的主要成分，是真菌的代谢产物，为第三代新型强力免疫抑制剂。1972年从真菌中提取、1980年完成化学合成的一种环状多肽化合物。本品可逆性地抑制Th细胞功能，抑制其生成各种淋巴因子；抑制T和B淋巴细胞的增殖和分化。体内吸收后，多蓄积于皮肤和脂肪组织，常用于多种组织器官移植的排斥反应的预防及一些免疫性疾病的治疗，对严重型银屑病有较好的疗效，但限于对糖皮质激素无效者。环孢素A在体外试验中显示，能抑制人表皮细胞组织型胞质素原激活物（tPA）mRNA的转录，而tPA涉及细胞的生长、分化和移动。环孢素A可干扰抗原或致裂原触发的T细胞激活过程，因此能抑制细胞及体液免疫，它主要的靶细胞是Th，对B细胞的直接作用很小。环孢素A作用的靶位可能是细胞因子基因，干扰细胞因子的产生及分泌，减少T细胞诱导的巨噬细胞产生IL－1及IL－1诱导的IL－2的产生，进而调节内皮细胞黏附因子ICAM－1的表达，但是却有利于Ts细胞的产生。已证实CsA治疗银屑病性关节炎和银屑病性皮损有效，CsA对银屑病治疗的主要效果不是对角质形成细胞的直接作用，而是针对$CD4^+$T细胞及其有关的细胞因子而产生的作用。CsA与其细胞内的受体蛋白结合形成复合物，然后与钙调磷酸酶结合，抑制IL－2基因转录，阻断T细胞的活化，使T细胞的细胞因子产生下降。体外试验表明口服治疗剂量的CsA对角质形成细胞的增殖无直接影响，主要是通过抑制T细胞及其信号传导物而作用于角质形成细胞。但对移植于裸鼠身上的人表皮角质形成细胞的研究发现，CsA在体内对人角质形成细胞有直接抗增殖作用。该药被认为是短期系统治疗有效的最佳药物，能迅速而完全清除银屑病，但远期疗效不理想。其制剂有口服和静脉注射两种，口服吸收不完全，其生物利用率仅为静脉给药的30%。但治疗皮肤病多用口服制剂，剂量在每公斤体重每日3～5mg，分2次口服。一般认为每公斤体重每日5mg较少引起不良反应，口服后血药浓度在35h达高峰，半衰期为19h。主要在肝脏中代谢，通过胆汁清除。肝酶诱导剂，如利福平、巴比妥类、苯妥英钠、卡马西平、补米酮、灰黄霉素、双苯内酰脲、磺胺类药等可增加其肝脏代谢而降低其血药浓度；红霉素、酮康唑、伊曲康唑、二性霉素乙、甲氰咪胍、地尔硫革、雄激素、雌激素、大剂量强的松龙等，可降低其肝代谢而增加其血药浓度和毒性；氨基苷类、非甾体类抗炎药、二性霉素乙等，可增加其肾毒作用。服用本药期间应避免食用高钾食物

(新鲜果汁、新鲜豌豆、脱脂奶粉等)、避免服用高钾药物、避免饮酒。银屑病皮损内局部注射环孢素A有效，但因注射部位疼痛所以不太现实，现在已有临床试验有效的外用药 ascomycin 即将上市。

该药不良反应的总发生率为30% ~55%，其药效与毒副作用很接近，血浆浓度不能低于100ng/ml，在200ng/ml以上才起到好的治疗效果，但因个体吸收易变，所以血浆浓度波动很大不易掌握。当血中浓度高于400ng/ml时，则易出现肾毒，当高于600ng/ml易出现中枢神经系统毒性。短程治疗者有5% ~26%发生高血压，可用钙离子阻断剂治疗，因钙离子阻断剂不干扰环孢素代谢。肾毒是其严重的不良反应，肾毒性是剂量相关性的，药物浓度的峰值与肾毒性相关，长期使用CsA可引起肾小球滤过率下降25%，仅部分可逆，以间质纤维化和闭塞性血管病变为特点，患者的敏感性是发生肾毒的主要因素。此外还有肝毒、中枢神经系统毒性及致癌性，后者主要见于因器官移植而用本品者，此类患者中淋巴瘤的发生率为其他患者的28 ~49倍，但不排除与糖皮质激素合用有关。

临床治疗结果表明，治疗用药量越大，疗效越好、维持时间越长，但不良反应也越大。中等严重程度的银屑病，以每公斤体重每日3mg的起始量已足够，分2次口服。严重患者以每公斤体重每日4mg为最合适的起始剂量，如病情需要每2周可增加每公斤体重每日0.5mg，最大可增加到每公斤体重每日5mg。为巩固疗效、防止复发不要很快停药，见效后应以每公斤体重每日1.5 ~3mg左右维持效果，若不采用维持量，几乎100%复发。银屑病诱导治疗结束后停用环孢素者大多数在1 ~2个月内复发，而改为维持量可较满意地控制病情，但超过每公斤体重每日1.5mg才能取得维持效果，每公斤体重每日3mg是较合理的维持剂量。但需要注意的是，诱导与维持剂量差越大，复发越快。

为了减少不良反应，寻求治疗的最低有效剂量，以每公斤体重每日7.5mg、5mg、3mg进行临床观察治疗，研究显示皮损改善率别为80%、65%、36%。以每公斤体重每日3mg、1.5mg、安慰剂进行维持剂量治疗时，观察复发的百分率分别是：43%、79%、95%，复发时间分别为（12 ±1）周、(9 ±1)周、(7 ±1）周。

肾毒性是最常见的严重不良反应，可引起肾小动脉收缩，导致肾小动脉永久改变及肾间质纤维化，因肾损害有慢性及不可逆性的危险，故环孢素治疗银屑病时疗程不要超过2年。

(2）他克莫司（tacrolimus，FK506)：他克莫司是一种新的大环内酯类药物，它与细胞内的FK结合蛋白结合形成复合物，该复合物与钙调磷酸酶结合，抑制IL－2产生，选择性地抑制T淋巴细胞增殖及活化，其作用机制与环孢素相似，比环孢素效果强10 ~100倍。体外实验表明本药有强烈的抗炎作用，能干扰IgE受体介导的反应、干扰IL－2 mRNA的产生及T细胞生长因子的蛋白合成；特别是能显著减少在银屑病损害中增高的细胞因子炎症介质IL－8，从而抑制表皮和真皮中中性粒细胞和活化T细胞的聚集。FK506的不良反应与环孢素相同或低于环孢素，但口服造成的系统不良反应仍然过大，故目前倾向于发展其外用制剂，外用疗效与丙酸氯倍他索相似，但不会出现皮肤萎缩现象。最常见的不良反应为轻度至中度的腹泻、感觉异常和失眠，腹泻可能与FK506的大环内酯结构的抗菌成分有关。

(3）SDZ281－240：SDZ281－240是大环内酯类子囊霉素的一种，外用后可使银屑病的临床症状、组织病理等获得明显改善并恢复正常。SDZ281－240具有免疫抑制作用的机制可能与FK506一样，通过阻断钙依赖的细胞内信号及对共同的溶细胞的巨噬细胞素受体的结合性阻断，最终导致对淋巴因子转录的抑制，并可通过干扰T细胞的早期活化达到免疫抑制作用。双盲对照观察治疗银屑病，结果显示：外用1% SDZ281－240、0.1% SDZ281－240的效果与外用0.05%丙酸氯倍他索效果相似。并且发现SDZ281－240对鼠脾细胞增生活化有较强的抑制作用，但对人角质形成细胞增生抑制作用很低。

(4）阿法赛特（alefacept，LFA－3Tip，Amevive)：阿法赛特是一种通过重组技术合成的，主要作用于T细胞上CD2的蛋白质，含有LFA－3膜外第一区部分区和人IgG1－Fc部分。该药作用于人体时，其中LFA－3膜外区部分区与表达CD2细胞表面的CD2结合，Fc部分与NK细胞表面FcγR结合，然后刺激NK细胞释放颗粒酶B，再与穿孔素共同作用使桥联的$CD2^+$靶细胞发生胞内酶联反应使靶细胞凋亡；另外，还可阻断CD2与LFA－3的结合，从而降低促使T细胞活化的协同刺激作用。上述作用的结果，可减少银屑病患者病灶部位以及周围血循环中的活化T细胞和记忆T细胞，达到治疗目的。

(5）昂他克（denileukin diftifox，DAB_{389}IL－2，Ontak)：昂他克是一种通过DNA重组技术合成的

作用于IL－2R的融合蛋白，含有IL－2R结合区和白喉毒素分子部分。该药与IL－2R结合后，使白喉毒素分子进入到表达IL－2R的细胞中，引起细胞的死亡。该药能选择性的杀死活化的T淋巴细胞，因它对活化的T细胞的亲和力是静止T细胞的1 000倍。多中心的Ⅱ期临床显示，治疗严重斑块型银屑病患者的最小剂量可能是每公斤体重每日为5μg，2周内给药3d，连续8周。最常见的不良反应有发热、无力、皮疹、背痛、恶心、呕吐。

（郝　勇）

第二节　副银屑病

一、概述

副银屑病（parapsoriasis）又称类银屑病，是一组病因不明的损害以红斑、丘疹、浸润、鳞屑为主的慢性炎症性皮肤病。目前分型尚不统一，一般分为四型，即点滴型、苔藓样型、斑块型和痘疮样型。常无明显自觉症状，偶有瘙痒者，慢性经过，治愈困难。

二、临床表现

1. 点滴型　又称慢性苔藓样糠疹。皮损呈淡红色或红褐色斑丘疹，散发性其直径为1～5mm，表面有细小鳞屑。大多数皮损在发生后数周自行消退，可遗留下一过性色素减退斑。随后又有一批新皮疹发生，反复不断。好发于躯干四肢，屈侧皮损较明显。一般无自觉症状，偶有轻微瘙痒。病程经过数月或数年不等，大多能自愈。

2. 苔藓样型　皮损呈针头至粟粒大小的红色或红褐色丘疹，顶部扁平，部分皮损有轻度萎缩。好发于颈部两侧，也可发生于躯干及四肢，偶有泛发全身者，但颜面、掌跖及黏膜罕见。自觉症状与点滴型大致相同。

3. 斑块型　此型又分为小斑块型和大斑块型。

（1）小斑块型又称指状皮病（digitate dermatosis）：皮损为淡红色或橙红色斑片，形如指印状，直径1～5cm，表面覆有少许鳞屑。常分布于躯干及四肢近端，中年男性多见。慢性经过，持续存在多年不退甚至伴随终生。一般多无自觉症状，少有轻微瘙痒。

（2）大斑块型：此型可能为蕈样肉芽肿的前驱期，大约有10%的病例在若干年后转变成为蕈样肉芽肿，也有发生系统性淋巴瘤如霍杰金氏病的报告。其皮损形状较大，且不规则，直径5～10cm，边缘清楚呈淡红色或褐红色斑片，表面覆有少许鳞屑，部分陈旧性皮损表面伴有毛细血管扩张，褐红点状色素沉着及萎缩性改变，类似皮肤异色症的表现。好发于躯干及四肢近端。多见于中老年男性。病程冗长。一般无自觉症状或仅有轻微瘙痒，一旦出现剧烈瘙痒，则有可能为蕈样肉芽肿的先兆，若转变为蕈样肉芽肿，其瘙痒反而消失，也有个别病例剧烈瘙痒多年而无恶变。

4. 痘疮样型　又称急性痘疮样苔藓样糠疹，较少见。本型疑与病毒或弓形虫感染有关。有人认为应将本型归属于变应性淋巴细胞性小血管炎类疾病。发病较急，初发疹呈红色粟粒至豌豆大小的圆形丘疹，随后逐渐形成红褐色的斑丘疹、丘疱疹、血疱以及脓疱，并发生坏死、结痂，表面覆盖鳞屑或痂皮，消退后遗留有轻度色素沉着或减退斑，或轻度凹陷性瘢痕。皮损多发于躯干及四肢屈侧，也可泛发全身。多见于青少年。一般无自觉症状，也可伴发热，全身不适、乏力、关节痛及浅表淋巴结肿大的病例，但全身健康无大碍。本型病程数周至数月不等，可自愈。数年内有可能复发，多为良性过程。

三、诊断要点

（1）由于本组疾病形态各异，病理改变无特异性，故有时诊断较为困难。

（2）病程冗长，治疗抵抗，效果不佳者。

（3）多见于中青年，红斑、丘疹、鳞屑、坏死结痂等损害明显，而无明显自觉症状，又难以用其他相关皮肤病解释者，应考虑到本病的诊断。

（4）组织病理前三型病理变化基本相似，均为慢性炎症表现。点滴型可见灶性角化不全，中度棘层肥厚，表皮嵴轻度延长及表皮水肿。苔藓样型真皮浅层呈条带状浸润，可侵入表皮，类似扁平苔藓，但有角化不全，可鉴别。斑块型表皮下呈带状炎性浸润，炎性细胞可侵入表皮，可出现异形细胞。表皮可出现基底细胞液化和色素失禁。痘疮样型则显示急性炎症和坏死。早期表皮细胞水肿变性，表皮内有水疱形成，可产生表皮坏死。真皮内小血管周围淋巴细胞呈血管炎样浸润。

四、鉴别诊断

1. 银屑病　银白色鳞屑较大且厚，刮除表面鳞屑后可见筛状出血点，有不同程度痒感，易复发。

2. 玫瑰糠疹　母斑现象，皮疹长轴与皮纹一致，病程短，有自限性。

3. 扁平苔藓　紫红色多角形扁平丘疹，Wickham 纹，剧痒，黏膜可受累。

4. 血管萎缩性皮肤异色症　好发于颈、胸、四肢，皮损局限性，有明显萎缩，毛细血管扩张和散在色素沉着或减退斑。

5. 丘疹坏死性结核疹　好发于四肢伸侧。绿豆大暗红色丘疹、脓疱，部分中心坏死，上覆暗红色痂皮，痂脱落后留有瘢痕，多伴有其他部位的结核病灶。病理有特征改变。

6. 蕈样肉芽肿浸润期　多呈浸润明显的斑块，瘙痒剧烈，常伴有进行性消瘦、乏力及内脏损害。组织病理有特异性改变。

7. 疾病鉴别　除上述疾病外，还应同二期梅毒疹、脂溢性皮炎、结核样型麻风、药疹、水痘、夏令水疱病、淋巴瘤样丘疹病、皮肤变应性血管炎等疾病鉴别。

五、治疗方案及原则

本病目前尚无特效疗法，但下列方法可有一定疗效。

1. 局部治疗　如下所述。

（1）外用药物：维 A 酸软膏、维胺酯维 E 软膏、冰黄肤乐软膏、10% 尿素软膏以及糖皮质激素软膏可用于各型皮损。0.1% ~0.3% 蒽林软膏和 0.03% ~0.05% 氮芥溶液则对斑块型及苔藓样型有效。

（2）物理疗法：PUVA 和 UVB 照射疗法对斑块型、点滴型和苔藓样型均有一定效果。应注意保护患者眼睛。

（3）浅层 X 线照射疗法：对局部浸润明显或有恶变倾向而其他方法治疗无效时，可考虑选择此疗法。

（4）沐浴疗法：矿泉浴、糠麸浴、药浴均可采用。

2. 全身治疗　如下所述。

（1）维生素 D_2：每日 15 万 ~25 万 U，分 2 ~3 次口服，持续 3 ~4 个月，对点滴型及斑块型有效。

（2）维生素 E、B 族维生素（维生素 B_1、维生素 B_6、维生素 B_{12}）、烟酸及维生素 C：均可按常规剂量应用。

（3）抗组胺类药物：有人认为本病与某些病灶过敏因素有关，因此可酌情选用。

（4）氨苯砜：25 ~50mg，每日 2 ~3 次，对点滴型与痘疮样型有效。

（5）四环素或红霉素：0.25 ~0.5g，每日 4 次，用于痘疮样型。

（6）MTX：每周 3 次，2.5 ~5mg，每日 2 次，连续 3 天，停 4d，连续 3 ~4 周，用于痘疮样型，注意每周查血常规。

（7）雷公藤多苷：20mg，每日 3 次口服，连续 2 ~3 个月，注意查肝肾功能及血常规，可作为治疗本病的首先药物之一。

（8）糖皮质激素：对病情较重的痘疮样型可应用泼尼每日 30 ~40mg，分 2 ~3 次口服，待病情控制后，迅速减量至停药。

（9）中医中药：根据不同患者辨证论治，亦能有一定效果。

（郝　勇）

第三节 多形红斑

多形红斑（erythema multiforme，EM）是一急性炎症性综合征，表现为红斑、丘疹、水疱等两种以巨皮损同时并存，可累及黏膜。病情轻重不一，重者又称 Stevens－Johnson 综合征。

一、病因和发病机制

典型的轻型 EM 通常与单纯疱疹病毒（HSV）感染有关。口唇单纯疱疹相关性多形红斑（HAEM）在疱疹发生后 1～3 周（平均 10d）出现，也有些 EM 发生前并无疱疹。应用聚合酶链反应（PCR）和原位杂交技术，在轻型 EM 皮损处可发现 HSV DNA 和抗原。大多数特发性 EM，尤其是轻型和肢端累及者也与复发性 HSV 感染有关。

Stevens－Johnson 综合征以及无典型靶损害的病例多由药物引起。常见的药物有磺胺、某些抗生素、别嘌呤醇和抗惊厥药，药物的异常代谢及其不良反应导致发病。

支原体感染和放疗也可引起 EM。支原体引起的 EM 多有明显的黏膜累及和大疱，而无典型的虹膜状损害。放疗，尤其在脑瘤同时给予苯妥英而可的松减量时可诱发 EM，常先发生在放疗处，然后泛发全身。

因为在 EM 皮损处发现有活化的 T 细胞，表皮内有细胞毒细胞和抑制细胞，真皮内 T 细胞占优势；轻型 EM 与特异性 HLA 类型（HLA－DQ3）有关，而 Stevens－Johnson 综合征与药物异常代谢有关，所以认为 EM 的发病有遗传因素。

二、临床表现

典型的 EM 是一种自限性、复发性疾病。好发春秋季。青壮年多见。没有或仅有轻度前驱症状（持续 1～4 周）。皮损具有特征性，起初为边界清楚的红斑，24～48h 后变为隆起、水肿性丘疹，皮损直径可达数厘米，单个皮损周边为红色环，中央皮损变平，可有紫癜，色微暗。经典的虹膜状损害包括 3 层：中央为暗淡的紫癜，可有水疱，外围是隆起、水肿性的苍白环，周边是红斑。皮损对称分布，肢端好发，约 10% 的病例可泛发躯干，黏膜累及中轻者常常局限在口腔，较严重者有 2 处或更多处的黏膜受累。可有 Koebner 现象或光敏感。

Stevens－Johnson 综合征为重症 EM，常有明显的发热性疾病的前驱症状。任何年龄均可发病。皮损分布于躯干或黏膜。单个损害为扁平的红斑或瘀斑，形成非典型的虹膜状损害，中央可有水疱。皮损逐渐变大，易融合。黏膜损害突出，大多数患者有 2 处以上黏膜受累。

三、组织病理

早期在虹膜状损害的周围皮肤，真皮炎症较表皮改变明显。表皮改变在虹膜状损害中央，或在紫癜区，或在坏死区较明显。真皮的早期变化因皮损的不同部位而异。表皮角朊细胞坏死，基底细胞空疱变性，形成显微镜下和肉眼水疱。真皮血管周围和表真皮交界处为单核细胞浸润。未见淋巴细胞破碎性血管炎，常见嗜伊红细胞。

四、诊断和鉴别诊断

根据水肿性的多形性皮疹及好发部位，一般不难诊断。如有典型虹膜样皮疹，则更易确诊。当以大疱为主时，应与自身免疫性大疱性疾病鉴别，如以黏膜受损为主时，尤其应与天疱疮区别。当皮损小且水疱周围有红斑时，应与大疱性类天疱疮区别。

五、治疗

取决于致病原因与皮损程度。如明确病因为 HSV 时，预防是基础。面部、口唇外涂防光霜剂、软膏，以防止 UVB 引起 HSV 发作；如皮损反复发作，或为生殖器疱疹引起，可予抗疱疹病毒药物如阿昔洛韦、万乃洛韦、泛昔洛韦等。应选择长期服用的抑制剂量，可预防 90% 以上病例复发。

大多数轻型 EM（HAEM）病程具自限性，仅需支持疗法。严重病例可系统给予皮质激素。当抗病毒药物治疗效果差时，应用氨苯砜和抗疟药偶可有帮助。当其他方法都无效时，硫唑嘌呤可控制疾病，但一旦停用，疾病可能复发。

如皮损累及范围超过人体表面积 10% ~30% 时，应将患者安置在烧伤病房治疗，这将降低病死率和发病率。眼部受累时，应予有效的眼科处理，因为在严重的 EM，视力障碍是常见的并发症。免疫抑制剂的应用，尤其是系统糖皮质激素的使用很有争议。一旦皮肤发生脱落，免疫抑制剂仅能加重病情，如在早期适当剂量应用可使皮损停止发展。是否应用免疫抑制剂应尽早决定，当适当而积极的治疗有效时，免疫抑制剂尽可能迅速停用。

（蒋　冠）

第四节　离心性环形红斑

离心性环形红斑（erythema annulare centrifugum）是一最常见的环状红斑，病因未明，病程慢性，多复发。

一、临床表现

（1）皮损初起为单个或多个水肿性红色丘疹，缓慢向四周扩大（每日 2 ~3mm）而形成不同圆心或同圆心的环状、半环状红斑，直径很少超过 10cm，弧形的边缘隆起。特征性表现足环状红斑的边缘很少是陡直隆起，其内缘缓和倾斜，伴些许鳞屑，可触及坚硬如橡皮样的硬结。单个皮损数周后缓解、消退，新的相同的皮损复又出现。典型病例无痂和水疱，不典型者伴有毛细血管扩张和紫癜。

（2）自觉症状轻微。

（3）好发躯干，尤其是臀部和大腿内侧。

（4）皮损可持续数月至数年，大多数病例可自发缓解。常复发。

（5）不伴黏膜损害。

（6）组织病理示表皮轻度海绵形成或灶性角化不全，但通常是正常的。真皮内见致密淋巴细胞，且与血管有关，称之为“外套袖子”式排列。

（7）病因不明，有些病例与皮肤真菌病有关，极少数与内脏癌肿有关。

二、鉴别诊断

应与有环状损害的疾病，包括环状肉芽肿、二期梅毒、体股癣、亚急性皮肤型红斑狼疮、Hansen 病、边缘性红斑、迁移性红斑、环状等麻疹型药疹、蕈样肉芽肿等鉴别。

三、治疗

明确原发疾病并予相应治疗。对皮损可予抗组胺类和非甾体类抗感染药物治疗，必要时可予糖皮质激素治疗。在活动期时，皮损对局部皮质激素治疗敏感。

（蒋　冠）

第五节　慢性迁移性红斑

慢性迁移性红斑（erthoma chroninum migrans）系一种蜱咬后所发生的疾病，临床所表现的环状红斑为 Lyme 病的早期皮肤损害。

一、临床特点

（1）有蜱咬史，在蜱叮咬处留下一小红斑疹或丘疹，经3～32d（平均7d）后，逐渐向四周扩大，其进行性发展的边缘通常微微隆起，皮温高，色红至紫红，无鳞屑，或质地变硬，有水疱或坏死。皮损中央消退，留下周围一圈红斑而成环状，直径3～68cm（平均15cm）。半数患者有烧灼感，少有瘙痒和疼痛。在红斑处可发生斑秃。

（2）可伴有流感样症状。

（3）好累及大腿、腹股沟和腋窝等部位。

（4）男女均可感染。最常见发病年龄20～40岁。好发季节为5～11月。

（5）病原体为蜱所携带的螺旋体。

（6）皮肤活检显示浅深部血管周围和间隙内有混合细胞浸润，包括淋巴细胞、浆细胞和嗜伊红细胞，后者在皮损中央尤其明显。Warthin－Staroy染色后，在真皮上部可见螺旋体。

（7）67%患者酶联免疫吸附试验（ELISA）阳性。

二、防治

可选择多西环素、阿莫西林等治疗，效果好。青霉素过敏者可予红霉素，疗效差些。局部对症处理。

（蒋　冠）

第六节　红皮病

红皮病（erythroderma）又名剥脱性皮炎（exfoliative dermatitis），是一种由多种因素引起的以全身性或非常广泛的顽固性鳞屑和瘙痒性红斑为特征的慢性皮肤病，常伴脱发。

一、临床特点

（1）皮损初起为局部红色斑块，迅速扩展至全身。广泛分布的皮损呈鲜艳的猩红色，特别是面部和四肢，常有水肿和淡黄色渗液。数天后出现明显的脱屑，鳞屑可小薄，也可以是大片状，后者在手、足处常见。以后皮损变暗红色，上有小片鳞屑反复大量剥脱。头皮表面有厚痂，常伴毛发脱落。在未经治疗的病例中，肤常有化脓性微生物的继发感染。

（2）常伴难以忍受的瘙痒。

（3）初始时全身症状明显。因皮肤血管扩张、体温丧失，患者常伴寒战。结膜和上消化道黏膜因脱屑而易被感染。

（4）病程可长达数年。

（5）易复发。

（6）原发疾病包括银屑病、湿疹、神经性皮炎、药疹、毛发红糠疹、脂溢性皮炎和其他皮肤病（如落叶性天疱疮、皮肤癣菌症、挪威疥），还包括蕈样肉芽肿、Sezary综合征、霍奇金病、白血病及其他内脏肿瘤。

二、防治

（1）局部外用糖皮质激素。

（2）皮损严重者系统给予糖皮质激素治疗。

（3）红皮病型银屑病给予acitretin和环孢素，原发为毛发红糠疹的红皮病给予isotretinoin均有效果。

（4）必要时可给予免疫抑制剂如硫唑嘌呤、甲氨蝶呤、环磷酰胺等。

(5) 积极治疗原发疾病如淋巴瘤和白血病。

(6) 由药物引起者必须禁用致病药物。

(蒋　冠)

第七节　玫瑰糠疹

玫瑰糠疹（pityriasis rosea）是一种常见的、轻度炎症性发疹性皮肤病，原因不明，临床特征为好发于躯干和四肢近端的瘙痒性橙红色丘疹和斑疹。

一、病因

病因未明。与病毒感染可能有关，但仍未证实。

二、临床表现

好发年龄为15～40岁，女性患者更多见。春秋季多发。皮损为橙红色丘疹和斑疹，开始是分离的，以后可互相融合。皮疹呈卵圆形或环行，表面有纤细的皱纹和圈领状脱屑。起病初期的皮损称母斑，母斑通常较以后出现的皮疹大，可持续1周或更长时间。当母斑消退时，皮疹迅速播散，并经过3～8周后，通常会自行消退。

皮损的分布和表现具特征性。斑疹的长轴与卵裂线平行。皮损常常泛发全身，主要累及躯干，常不累及曝光部位，但有时可见头皮累及。有时皮损可局限于某一部位，如颈、大腿、腹股沟或腋窝，并融合成环状斑片，与体癣相似。丘疹型玫瑰糠疹常见于儿童，特别是5岁以下的儿童，黑人儿童尤其好发。紫癜型玫瑰糠疹的皮损是淤点和淤斑，沿着颈、躯干和四肢近端的皮纹分布。玫瑰糠疹的口腔损害不常见，可与皮损同时发生，无自觉症状，表现为黏膜上红斑，边缘隆起，中央有溃疡或已愈合。

患者常感中度瘙痒。本病恶化和复发不常见。

玫瑰糠疹样皮损可出现在某些金属如captopril、砷、金、铋等，以及某些药物如可乐亭、丙嗪（普马嗪）、曲吡那敏（扑敏宁）、盐酸盐或巴比土酸盐等引起的反应中。

三、组织病理

表皮轻度棘层肥厚，局灶性角化不全，红细胞外渗。急性期有海绵状态。真皮内血管周围有轻度淋巴细胞浸润。

四、诊断和鉴别诊断

根据临床特征易于诊断，但需与脂溢性皮炎、体癣、梅毒疹、药疹、病毒疹和银屑病等疾病鉴别。脂溢性皮炎好发前胸、肩胛间和关节曲侧，灰色鳞屑斑，头皮和眼睑常有鳞屑。体癣少见如此广泛分布的皮疹，花斑癣皮疹与本病也有相似之处，取皮屑做直接真菌检查可区分。梅毒疹大小一致呈褐色，无或少鳞屑，不痒或轻痒，且伴全身性腺病，黏膜损害，掌（跖）皮疹，螺旋体检查阳性，常有下疳。疥疮和扁平苔藓与本病丘疹型易混淆。

五、治疗

对症治疗，经过适当治疗可显著缩短病程。

在急性炎症期过后，可应用UVB治疗，以加速皮损的消退。局部加用皮质激素可使症状减轻。

皮质激素洗剂、霜剂或喷雾剂可迅速减轻症状。口服抗组胺药也有效。对严重泛发者，可短期口服或肌内注射激素。单纯润肤剂对皮肤干燥、避免刺激有帮助。

(佟　立)

第八节　单纯糠疹

单纯糠疹是一种病因不明、通常发生在儿童和青少年面部的鳞屑性浅色斑，俗称“虫斑”。

一、临床特点

（1）初起为大小不等圆形或椭圆形、边缘不太明显的淡红斑，1～2周后红色逐渐消退，变成浅色斑，表面干燥，上覆少量灰白色糠状鳞屑。斑片通常为多发性，常对称，直径1～4cm。

（2）一般无自觉症状，有时轻度瘙痒。

（3）好发面部。

（4）病程数月或更长，有些患者鳞屑全部消失后白斑尚可持续1年或更久。

（5）多见儿童和十几岁的青少年。男女均可受累。无季节性。

（6）病因不明。中医学认为与肠寄生虫有关。

（7）组织病理学检查无诊断价值。

二、鉴别诊断

应与白癜风、体癣等鉴别。白癜风为色素消失斑，境界清楚，周边皮肤色素往往加深，表面无鳞屑，无一定好发部位。体癣为环状皮损，且边缘炎症明显，刮取鳞屑做直接真菌镜检可找到菌丝。

三、治疗

局部搽5%硫黄霜或5%硫黄煤焦油软膏。有肠寄生虫时应作驱虫治疗。

（佟　立）

第九节　毛发红糠疹

毛发红糠疹（pityriasis rubra pilaris）是一种慢性皮肤病，病因不明，表现为毛囊性小丘疹、播散性黄红色鳞屑性斑片，常伴掌（跖）角化过度。

一、临床特点

（1）初起头皮常有鳞屑和红斑似脂溢性皮炎：原发皮损为毛囊性丘疹，呈红褐色或橙红色，针头大小，逐渐变尖顶，中央有角质栓，其中常有毛发嵌入。皮损好发于颈部、躯干和四肢伸侧，尤其是第1、第2指骨（趾）背侧。以后丘疹增多，密集融合成边界清楚、大小不同的斑块，粗糙增厚，有轻、中度鳞屑，外观似鹅皮肤，触之锉手。以后毛囊性丘疹逐渐减少、消失，而代之局部或全身红皮病表现。具特征性的变化是在受累部位有小的正常皮肤（称皮岛）。皮损分布通常为对称性和播散性。

（2）常伴掌（跖）角化过度，易皲裂，尤其是跖部角化过度超越跖缘，形成境界清楚的黄红色斑块，又厚又硬如着凉鞋。甲色黯淡、粗糙增厚、易碎裂。

（3）Koobner征阳性。

（4）可有瘙痒。

（5）部分病例与恶性肿瘤有关。

（6）好发年龄为5岁以下及51～55岁，男女无差别。

（7）病因不明：少年发病可能与常染色体异常有关，成年发病可能与维生素A异常有关。

（8）病理显示表皮角化过度，有角质栓，毛囊周围灶性角化不全。真皮内有轻度单核细胞浸润。

二、鉴别诊断

应与银屑病区别，后者为银白色、有光泽、多层的鳞屑，丘疹向四周扩展形成斑片。还应与扁平苔藓鉴别，扁平苔藓为发亮、紫色或暗红色丘疹，扁平、环状的斑块，少有累及头面、掌（跖）。还应与维生素 A 缺乏症、亚急性皮肤型红斑狼疮、皮肌炎等区别。

三、治疗

对症治疗是重要的，可局部外用温和的润滑剂，Lac－Hydrin 尤其有效。

系统予以视黄醇是有效的，合成的视黄醇更好。维 A 酸可缓解或治愈疾病。维生素 A 与维生素 E 合用常有效。

外用皮质激素疗效不一。一般来说，不是很有效，急性期短期内用皮质激素是有益的。

甲氨蝶呤口服疗效好。硫唑嘌呤对小部分患者有效。光化学疗法结合系统视黄醇和环孢素治疗对大多数严重病例有效。另外，预防和治疗继发感染也很重要。

（佟　立）

第十三章

变态反应性疾病

第一节　接触性皮炎

接触性皮炎（contact dermatitis）是由于皮肤接触某些外源性物质后在皮肤、黏膜接触部位发生的急性或慢性炎症反应。本病以急性多见。皮损通常局限于接触部位，表现为红斑、丘疹、水疱、大疱，甚至坏死，伴以瘙痒或烧灼感。职业性皮肤病绝大多数为接触性皮炎。

一、病因

根据致病物的不同可分为原发性刺激物和接触性致敏物。常见原发性刺激物如下。

1. 无机类　如下所述。

（1）酸类：硫酸、硝酸、盐酸、氢氟酸、铬酸、磷酸、氯碘酸。

（2）碱类：氢氧化钠、氢氧化钾、氢氧化钙、碳酸钠、氧化钙、硅酸钠、氨。

（3）金属元素及其盐类：锑和锑盐、砷和砷盐、重铬酸盐、氯化锌、硫酸铜等。

2. 有机类　如下所述。

（1）酸类：甲酸，醋酸、苯酚、水杨酸、乳酸。

（2）碱类：乙醇胺类、甲基胺类、乙二胺类。

（3）有机溶剂：石油和煤焦油类、松节油、二硫化碳、脂类、醇类、酮类溶剂。根据致病物的不同，还可分为动物性、植物性和化学性三大类。

1）动物性：动物的毛、皮可引起变态反应；斑蝥等动物毒素可引起原发刺激。

2）植物性：漆树、荨麻、除虫菊、银杏等可引起变态反应；补骨脂可引起光毒反应。

3）化学性：日常接触的化学物质大多能引起变态反应，部分能引起原发刺激。常致病的主要有以下几类。

生活用品：肥皂、洗衣粉、去污剂。

化妆品：香水、香脂、油彩、唇膏及染发剂。

农药：敌敌畏、乐果等杀虫剂。

外用药：清凉油、红汞、碘酒、抗生素软膏、赋形剂及防腐剂。

重金属及其盐类：镍、铬及汞等。

化工原料及其产品：染料、涂料、有机溶剂、机油、合成树脂、橡胶及塑料制品等。

二、发病机制

根据接触性皮炎的致病机制，可分为原发性刺激反应和接触性致敏反应两类，少数为光毒性或光变态反应。有些物质在低浓度时可以为致敏物，在高浓度时则为刺激物或毒性物质。

1. 原发性刺激反应　接触物本身具有强烈刺激性（如接触强酸、强碱等化学物质）或毒性，任何人接触该物质均可发病。某些物质刺激性较小，但在一定浓度下接触一定时间也可致病。本类接触性皮炎的共同特点是：①任何人接触后均可发病；②无一定潜伏期；③皮损多限于直接接触部位，境界清楚；④停止接触后皮损可消退。

2. 接触性致敏反应　为典型的Ⅳ型变态反应。接触物为致敏因子，本身并无刺激性或毒性，多数人接触后不发病，仅有少数人接触后经过一定时间的潜伏期，在接触部位的皮肤、黏膜发生变态反应性炎症。这类物质通常为半抗原，当它与皮肤表皮细胞膜的载体蛋白以及表皮内抗原呈递细胞即朗格汉斯细胞表面的免疫反应性 HLA - DR 抗原结合后，即形成完全的抗原复合物。朗格汉斯细胞携带此完全抗原向表皮 - 真皮交界处移动，并使 T 细胞致敏，后者移向局部淋巴结副皮质区转化为淋巴母细胞（原淋巴细胞），进一步增生和分化为记忆 T 细胞和效应 T 细胞，再经血流波及全身。上述从抗原形成并由朗格汉斯细胞呈递给 T 细胞，到 T 细胞增生、分化以及向全身播散的整个过程，称为初次反应阶段（诱导期），大约需 4d。当致敏后的个体再次接触致敏因子，即进入二次反应阶段（激发期）。此时致敏因子仍需先形成完全抗原，再与已经特异致敏的 T 细胞作用，一般在 24 ~ 48h 内产生明显的炎症反应。

本类接触性皮炎的共同特点是：①有一定潜伏期，首次接触后不发生反应，经过 1 ~ 2 周后如再次接触同类致敏物才发病；②皮损往往呈广泛性、对称性分布；③易反复发作；④皮肤斑贴试验阳性。

3. 光毒性或光变态反应　少数化学物在接触皮肤后需经一定时间的日光照射后才可引起皮炎。光毒反应系指皮肤中的某些物质，经日光照射后，能量发生跃迁，并随之释放出热能，引起皮肤炎症。光变态反应系指皮肤中的某些物质原本是半抗原，经日光照射后变成完全抗原，通过Ⅳ型变态反应引起皮炎。

三、临床表现

本病可根据病程分为急性、亚急性和慢性，此外还存在一些病因、临床表现等方面具有一定特点的临床类型。

1. 急性接触性皮炎　起病较急。皮损多局限于接触部位，少数可蔓延或累及周边部位。典型皮损为境界清楚的红斑，皮损形态与接触物有关（如内裤染料过敏者，皮损可呈现裤形分布；接触物为气体、粉尘，则皮损弥散分布于身体暴露部位），其上有丘疹和丘疱疹，严重时红肿明显并出现水疱和大疱，后者疱壁紧张、内容清亮，破溃后呈糜烂面，偶可发生组织坏死。常自觉瘙痒或灼痛，搔抓后可将致敏物质带到远隔部位并产生类似皮损。少数病情严重的患者可有全身症状。去除接触物后经积极处理，一般 1 ~ 2 周内可痊愈，遗留暂时性色素沉着；交叉过敏、多价过敏及治疗不当易导致反复发作、迁延不愈或转化为亚急性和慢性。

2. 亚急性和慢性接触性皮炎　如接触物的刺激性较弱或浓度较低，皮损开始可呈亚急性，表现为轻度红斑、丘疹，境界不清楚。长期反复接触可导致局部皮损慢性化，表现为皮损轻度增生及苔藓样变。

3. 特殊类型接触性皮炎　如下所述。

（1）化妆品皮炎：系由接触化妆品或染发剂后所致的急性、亚急性或慢性皮炎。病情轻重程度不等，轻者为接触部位出现红肿、丘疹、丘疱疹，重者可在红斑基础上出现水疱，甚至泛发全身。

（2）尿布皮炎：尿布更换不勤，产氨细菌分解尿液后产生较多的氨刺激皮肤导致皮炎。多累及婴儿的会阴部，有时可蔓延至腹股沟及下腹部。皮损呈大片潮红，亦可发生斑丘疹和丘疹，边缘清楚，皮损形态与尿布包扎方式一致。

（3）漆性皮炎：油漆或其挥发性气体引起的皮肤致敏，多累及暴露部位。表现为潮红、水肿、丘疹、丘疱疹、水疱，重者可融合成人大疱。自觉瘙痒及灼热感。

四、诊断和鉴别诊断

主要根据发病前接触史和典型临床表现进行诊断。去除病因后经适当处理，皮损很快消退也提示本病。斑贴试验是诊断接触性皮炎的最简单、可靠的方法。

应注意鉴别原发刺激性接触性皮炎和变态反应性接触性皮炎。

五、治疗

本病的治疗原则是寻找病因、迅速脱离接触物并积极对症处理。变态反应性接触性皮炎治愈后应尽量避免再次接触致敏原，以免复发。因日光引起的应避免日晒。

1. 内用药物治疗　视病情轻重可内服抗组胺药或糖皮质激素。

2. 外用药物治疗　可按急性、亚急性和慢性皮炎的治疗原则处理。急性期红肿明显应外用炉甘石洗剂，渗出多时用冷湿敷。亚急性期有少量渗出时，外用糖皮质激素糊剂或氧化锌油。无渗液时用糖皮质激素霜剂；有感染时加用抗生素（如莫匹罗星、新霉素）。慢性期一般选用具有抗炎作用的软膏。尿布皮炎应注意随时更换尿布，保持阴部、臀部清洁及干燥，少用肥皂以免加重刺激，局部可外用氧化锌油等。

（赵晓秋）

第二节　颜面再发性皮炎

一、概述

颜面再发性皮炎（facial recurrent dermatitis），又称颜面部复发性皮炎，是一种好发于女性颜面部，以糠状鳞屑及红斑为主要表现的皮炎，故有学者称之为女子颜面再发性皮炎，实际上男性也可发生。本病病因尚不清楚，可能与化妆品或花粉等过敏、光线刺激、温热和尘埃等刺激有关。此外，卵巢功能障碍、自主神经功能紊乱、消化功能障碍等也被认为与该病相关。

二、临床表现

（1）本病多于春、秋季发病，其他季节也可发病。

（2）以 20～40 岁女性最为常见。

（3）发病突然，感轻度瘙痒，有皮肤干燥或绷紧感；初发于眼睑周围，逐渐向颧颊部、耳前扩展，有时累及整个面部。皮损为轻度局限性红斑，可有轻度肿胀，上覆细小糠状鳞屑，皮损时轻时重，病程 1 周或更长，可反复发生。再发病例皮损消退后可留色素沉着。有学者认为该病绝无丘疹、水疱发生。

该病尚无特殊检测用于诊断，但是过敏原检测有助于了解其诱因。曾有学者对颜面再发性皮炎患者的血清过敏原和 IgE 进行检测发现，过敏原检测阳性率和血清总 IgE 明显高于健康对照组，季节性发病患者主要对花粉过敏。

三、诊断要点

（1）春、秋季发病较多。

（2）发生于颜面部位。

（3）皮损为细小鳞屑的红斑，轻微瘙痒，皮肤干燥。

（4）好发 20～40 岁女性。

（5）可反复发作。

四、鉴别诊断

本病需与面部接触性皮炎、脂溢性皮炎和面部湿疹相鉴别。

1. 面部接触性皮炎　皮损红肿明显，常有密集丘疱疹，境界清楚，有明确接触史，与季节无关，任何年龄皆可发生。

2. 脂溢性皮炎　该病以毛囊周围红色丘疹及油腻鳞屑为主要特点。

3. 颜面单纯糠疹　儿童多见，糠状鳞屑，无红斑，有色素脱失。

4. 面部湿疹　皮损呈多形性，可有丘疹、水疱、糜烂、渗出、红斑、鳞屑等，瘙痒明显。

5. 皮质类固醇皮炎　有长期使用糖皮质激素的病史，可见局部血管扩张、色素沉着甚至轻度皮肤萎缩等。

五、治疗方案及原则

颜面再发性皮炎系病因不明的过敏性疾病，易复发。因此，应注意避免各种可疑的致病因素，避免日晒和接触刺激性化妆品及各种有害因子，通过过敏原检测了解诱因有助于治疗和预防。

1. 外用疗法　外用单纯无刺激性霜剂、保湿霜和防晒霜。此外可用生理盐水或1%～3%硼酸液冷敷。对症状较重的患者，可以短期使用中、低效激素霜剂如0.1%糠酸莫米松乳膏或者醋酸氢化可的松霜剂。

2. 内用疗法　可服用维生素B、维生素C。酌情使用免疫抑制剂如海棠合剂每日3次，每次20ml，或者昆明山海棠片，每日3次，每次3片；抗组胺药物如咪唑斯汀10mg，每日1次；西替利嗪10mg，每日1次等。

（赵晓秋）

第三节　口周皮炎

一、概述

口周皮炎（perioral dermatitis）是指发生在上唇、颏、鼻唇沟、鼻等处的炎症性皮肤病，发生在眼眶周围又称为眶周皮炎（periorbital dermatitis）。病因不清楚，可能与蠕形螨、使用含氟牙膏或含氟的糖皮质激素有关。

二、临床表现

（1）本病绝大多数发生于女性，以青、中年好发。

（2）皮损为散在的针头至粟粒大小的丘疹、丘疱疹，基底发红或融合成斑片，亦可见分散的小脓包，有少许脱屑。多对称分布，在皮损与唇红缘之间围绕约5mm宽不受累及的皮肤区域。病程呈周期性发作，可伴有轻度到中度瘙痒和烧灼感。

三、诊断要点

（1）特定的发生部位。

（2）特有的多形性皮损。

（3）好发年龄及性别。

（4）可反复发作。

四、鉴别诊断

1. 接触性皮炎　有明确的接触史，皮损以接触部位为中心，边界清楚，主要为水肿性红斑、表面可有密集的小水疱或出现大疱，亦可发生糜烂、渗出或继发感染，瘙痒多明显。

2. 脂溢性皮炎　主要发生在面部中线皮脂溢出部位，以油腻性鳞屑为主，基底呈红斑。瘙痒一般不明显。

3. 类固醇皮炎　有长期使用糖皮质激素的病史，可见局部血管扩张、色素沉着甚至轻度皮肤萎缩等。

五、治疗方案及原则

（1）口服红霉素或四环素，每日4次，每次0.25g。

（2）急性期可用生理盐水、1% ~3% 硼酸液冷敷，如感染较重时可用 0.1% 依沙吖啶或（1 ：5 ~ 1 ：10）聚维酮碘液冷敷。其他可短期使用复方皮质激素霜，如查到蠕形螨，可外用过氧化苯甲酰洗剂。

（赵晓秋）

第四节　汗疱症

一、概述

汗疱症（pompholyx）又称出汗不良性湿疹（dyshidrotic eczema），是一种发生于手掌、足跖部的水疱性皮肤疾病。

病因及发病机制尚不完全清楚，过去认为是由于手足多汗，汗液潴留于皮内而引起；现在多认为汗疱为一种内源性皮肤湿疹样反应。近来还注意到镍、铬等金属的系统性过敏及精神因素与其发病有关。

二、临床表现

典型损害为位于表皮深处的米粒大小水疱，呈半球形，略高出皮面，无炎症反应，散在或成群发生于手掌、手指侧面及指端，少见于手背、足底，常对称分布。水疱内容清澈、发亮，偶尔可变混浊。水疱一般不自行破裂，干涸后形成脱皮，露出红色新生上皮，薄而嫩，此时有疼痛感。周围皮肤正常。本病有不同程度的瘙痒及烧灼感。一般于春末夏初开始发病，夏季加剧，入冬自愈。常每年定期反复发作。

三、诊断要点

根据季节性发作、对称发生于手掌、损害多为小水疱、干后脱皮等特点诊断并不困难。

四、鉴别诊断

1. 水疱型手癣　有足癣病史，皮损多为一侧性，一般不对称，可侵犯指甲引起甲真菌病，侵犯到手背引起边缘成弧形的皮损，真菌检查阳性。

2. 汗疱型癣菌疹　水疱较浅、疱壁较薄，常有活动的皮肤癣菌病灶，病灶治愈后癣菌疹即自愈，癣菌素试验阳性。

3. 剥脱性角质松解症　主要表现为表皮剥脱，与汗疱症十分相似，有时很难区别。但剥脱性角质松解症无明显的深在性小水疱。

五、治疗方案及原则

1. 治疗原则　镇静、止痒，预防继发损害。

2. 治疗方案　如下所述。

（1）全身治疗：短程口服泼尼松可迅速收效，一般泼尼松每日 30mg，连服 5 ~7d。对情绪紧张的患者可适当应用镇静剂。

（2）局部治疗：早期水疱性损害的治疗以干燥止痒为主，可用1% 酚炉甘石洗剂或3% ~5% 甲醛或乌洛托品溶液外搽；开始脱皮时可用皮质类固醇霜剂或软膏、曲安西龙尿素软膏等；局部反复脱皮、干燥疼痛者，可外用10% 尿素酯、肝素软膏、2% ~5% 水杨酸软膏等。

（吉木斯）

第五节　湿　疹

湿疹（eczema）是由多种内外因素引起的真皮浅层及表皮炎症。病因复杂，一般认为与变态反应有关。临床上急性期皮损以丘疱疹为主，有渗出倾向；慢性期以苔藓样变为主，易反复发作。

一、病因和发病机制

尚不清楚，可能与以下因素有关。

1. 内部因素　慢性感染病灶（慢性胆囊炎、扁桃体炎、肠寄生虫病等）、内分泌及代谢改变（如月经紊乱、妊娠等）、血液循环障碍（如小腿静脉曲张等）、神经精神因素（如精神紧张、过度疲劳等）、遗传因素（如过敏素质），其中遗传因素与个体的易患性及耐受性有关。

2. 外部因素　本病的发生可由食物（如鱼，虾，牛、羊肉等）、吸入物（如花粉、屋尘螨、微生物等）、生活环境（如日光、炎热、干燥等）、动物毛皮、各种化学物质（如化妆品、肥皂、合成纤维等）所诱发或加重。

本病的发病机制与各种外因、内因相互作用有关，某些患者可能由迟发型变态反应介导。

二、临床表现

根据病程和临床特点可分为急性、亚急性和慢性湿疹。

1. 急性湿疹　好发于面、耳、手、足、前臂、小腿外露部位，严重者可弥漫全身，常对称分布。皮损多形性，常表现为红斑基础上的针头至粟粒大小丘疹、丘疱疹，严重时出现小水疱，常融合成片，境界不清楚。皮损周边丘疱疹逐渐稀疏，常因搔抓形成点状糜烂面，有明显浆液性渗出。自觉瘙痒剧烈，搔抓、热水洗烫可加重皮损。如继发感染则形成脓疱、脓痂、淋巴结肿大，甚至出现发热等全身症状；如并发 HSV 感染，可形成严重的疱疹性湿疹。

2. 亚急性湿疹　因急性湿疹炎症减轻或不适当处理后病程较久发展而来，表现为红肿及渗出减轻，但仍可有丘疹及少量丘疱疹。皮损呈暗红色，伴少许鳞屑及轻度浸润；仍自觉有剧烈瘙痒。再次暴露于致敏原、新的刺激或处理不当，可导致急性发作。如经久不愈，则可发展为慢性湿疹。

3. 慢性湿疹　由急性湿疹及亚急性湿疹迁延而来，也可由于刺激轻微、持续而一开始就表现为慢性化。好发于手、足、小腿、肘窝、股部、乳房、外阴、肛门等处，多对称发病。表现为患部皮肤浸润性暗红斑上有丘疹、抓痕及鳞屑，局部皮肤肥厚、表面粗糙，有不同程度的苔藓样变、色素沉着或色素减退。亦有自觉明显瘙痒者，常呈阵发性。病情时轻时重，延续数月或更久。

4. 几种特殊类型的湿疹　如下所述。

（1）手部湿疹：手部接触外界各种刺激的机会较多，故湿疹发病率较高，但一般很难确定确切原因。多数起病缓慢，表现为手部的干燥暗红斑，局部浸润肥厚，边缘较清楚，冬季常形成裂隙。除特应性素质外，某些患者发病还可能与职业、情绪等因素有关。

（2）乳房湿疹：多见于哺乳期妇女。表现为乳头、乳晕、乳房暗红斑，其上有丘疹和丘疱疹，边界不清楚，可伴糜烂、渗出和裂隙。可单侧或对称发病，瘙痒明显，发生裂隙时可出现疼痛。仅发生于乳头部位者称为乳头湿疹。

（3）外阴、阴囊和肛门湿疹：局部瘙痒剧烈，常因过度搔抓、热水烫洗而呈红肿、渗出、糜烂。长期反复发作可慢性化，表现为局部皮肤苔藓样变。

（4）钱币状湿疹：好发于四肢。皮损为密集小丘疹和丘疱疹融合成的圆形或类圆形钱币状斑片，边界清楚，直径为 1～3cm 大小，急性期潮红，渗出明显，慢性期皮损肥厚、色素增加，表面覆有干燥鳞屑，自觉瘙痒剧烈。

三、组织病理

急性湿疹表现为表皮内海绵形成，真皮毛细血管扩张，血管周围有淋巴细胞浸润，少数为中性粒细胞和嗜酸性粒细胞；慢性湿疹表现为角化过度与角化不全，棘层肥厚明显，真皮浅层毛细血管壁增厚，胶原纤维变粗。

四、诊断和鉴别诊断

根据急性期多形性、对称性皮损、有渗出倾向、瘙痒剧烈等特点，慢性期苔藓样变等特征，本病一般诊断不难。

五、治疗

应注意避免各种可疑致病因素，发病期间应避免食用辛辣食物及饮酒，避免过度洗烫。

1. 内用药物治疗　目的在于抗炎、止痒。可用抗组胺药、镇静安定剂等，一般不宜使用糖皮质激素，有继发感染者加用抗生素。

2. 外用药物治疗　应充分遵循外用药物的使用原则。急性期无渗出液或渗出不多者可用氧化锌油，渗出多者可用冷湿敷，渗出减少后用糖皮质激素霜剂，可和油剂交替使用；亚急性期可选用糖皮质激素乳剂、糊剂，为防止和控制继发性感染，可加用抗生素；慢性期可选用软膏、硬膏、涂膜剂；顽固性局限性皮损可用糖皮质激素作皮损内注射。

（吉木斯）

第六节　特应性皮炎

特应性皮炎又称异位性皮炎（atopic dermatitis）、遗传过敏性皮炎。目前认为本病是与遗传、免疫功能紊乱有关的特发性皮肤炎症性疾病。近年有增加趋势。本病患者细胞免疫功能异常，Th_1 细胞活性下降，而 Th_2 淋巴细胞活性增加，IL－4、IL－5 表达增加，促进了 B 细胞分泌 IgG。由于 Th_1 细胞活性低及皮肤屏障功能障碍，容易发生各种皮肤感染。

异位性本身的含义是：①常有易患哮喘、过敏性鼻炎、湿疹的家族性倾向；②对异种蛋白过敏；③血清中 IgE 水平升高；④外周血嗜酸性粒细胞增多。本病表现为瘙痒、多形性皮损并有渗出倾向，常伴发哮喘、过敏性鼻炎。

一、病因和发病机制

病因尚不完全清楚，可能与下列因素有关。

1. 遗传学说　根据流行病学调查，儿童发病与其父母过敏素质相关。母亲有特应性皮炎者，其子女出生后 3 个月内发病率可达 25% 以上，2 岁内发病率可达 50% 以上。如果父母双方均有特应性疾病史，其子女特应性皮炎发病率可高达 79%。双生子研究也支持特应性皮炎的遗传学说。有研究显示同卵双生子与异卵双生子，如果一方患特应性皮炎，另一方患病的概率分别为 77% 和 15%。研究发现特应性皮炎患者存在以下 5 个易感基因位点：20p、17q25、13q12～q14、5q31～33 和 3q21。

2. 免疫学说　其实验室依据有：约 80% 患者血清 IgE 水平增高，患者外周血单核细胞可产生大量前列腺素 E_2，后者又可直接刺激 B 细胞产生 IgE。患者 Th_2 细胞在皮损中显著增高，其产生的 IL－4 和 IL－5 也可导致 IgE 增高和嗜酸性粒细胞的增多；皮肤朗格汉斯细胞数量异常，后者可激活 Th_2 细胞并刺激其增殖。高亲和力 IgE 受体发生突变，这种突变的遗传来自母方，其突变结果导致子女出现特应性素质。该受体存在于肥大细胞、单核细胞和朗格汉斯细胞表面，对于调节 IgE 介导的变态反应非常重要。

3. 环境因素　外界环境中的变应原（如屋尘螨、花粉等）可诱发特应性皮炎，某些患者用变应原进行皮试可出现皮肤湿疹样改变。

总之，特应性皮炎的病因与发病机制目前还不很清楚，一般认为可能是遗传因素与环境因素相互作用，并通过免疫途径介导产生的结果。

二、临床表现

本病临床表现多种多样，可表现为急性和慢性反复发作。本病在不同年龄阶段有不同临床表现，通常可分为婴儿期、儿童期、青年成人期。

1. 婴儿期　约60%患者于1岁以内发病，以出生2个月以后为多。初发皮损为颊面部的瘙痒性红斑，继而在红斑基础上出现针头大小的丘疹、丘疱疹，密集成片，皮损呈多形性，境界不清，搔抓、摩擦后很快形成糜烂、渗出和结痂等；皮损可迅速扩展至其他部位（如头皮、额、颈、腕、四肢屈侧等）。病情时重时轻，某些食品或环境等因素可使病情加剧，可出现继发感染。一般在2岁以内逐渐好转、痊愈，部分患者病情迁延并发展为儿童期特应性皮炎。

2. 儿童期　多在婴儿期特应性皮炎缓解1~2年后发生，并逐渐加重。少数自婴儿期延续发生。皮损累及四肢屈侧或伸侧，常限于肘窝、腘窝等处，其次为眼睑、颜面部。皮损暗红色，渗出较婴儿期为轻，常伴抓痕等继发皮损。久之形成苔藓样变。此期瘙痒仍很剧烈，形成“瘙痒-搔抓-瘙痒”的恶性循环。

3. 青年成人期　指12岁以后青少年期及成人阶段的特应性皮炎，可以从儿童期发展而来或直接发生，好发于肘窝、腘窝。皮损常表现为局限性苔藓样变，有时可呈亚急性湿疹样改变，部分患者皮损表现为泛发性干燥丘疹。瘙痒剧烈，搔抓出现血痂、鳞屑及色素沉着等继发皮损。

三、实验室检查

多数患者血清IgE升高，外周血嗜酸性粒细胞增多，对多种变应原过敏等，细胞免疫功能可低下。

四、诊断和鉴别诊断

婴儿期、儿童期皮损多见于面部和肘窝、腘窝等处，呈红斑、丘疹、丘疱疹、渗出、糜烂等多形性皮损；青年成人期皮损常表现为肢体屈侧或伸侧的苔藓样变，且呈慢性复发性经过，结合患者本人及其家族中有遗传过敏史（哮喘、过敏性鼻炎、特应性皮炎）、嗜酸性粒细胞增高和血清IgE升高等特点应考虑本病的可能。目前国际上常用的特应性皮炎诊断标准为William。于1994年制定的标准。

Williams诊断标准：持续12个月的皮肤瘙痒加上以下标准中的3项或更多。

（1）2岁以前发病。

（2）身体屈侧皮肤受累（包括肘窝、腘窝、踝前或颈周，10岁以下儿童包括颊部）。

（3）有全身皮肤干燥史。

（4）个人史中有其他过敏性疾病或一级亲属中有过敏性疾病史。

（5）有可见的身体屈侧湿疹样皮损。

本病需与湿疹、慢性单纯性苔藓、婴儿脂溢性皮炎等进行鉴别。

（1）湿疹：常无家族史，无一定好发部位。

（2）慢性单纯性苔藓：皮损为苔藓样变和多角形扁平丘疹，无个人和家族遗传过敏史，无特殊的皮损发生和发展规律，无血清和皮肤点刺试验的异常发现。

（3）婴儿脂溢性皮炎：常发生于婴儿的头皮、耳后、肩间及鼻唇沟处，以灰黄色或棕黄色油腻性鳞屑为特征性皮损，无遗传过敏性家族史。

五、治疗

注意发现可能加重病情的环境因素（如搔抓、刺激性食物等），并尽量避免；适当减少洗澡及使用肥皂的次数，以免过多去除皮脂膜，同时可外用保湿剂。

1. 外用药物治疗　原则与湿疹相同（参见湿疹）。糖皮质激素是控制病情、缓解症状的主要药物，应根据年龄和皮损状况适当选用，同时应注意长期使用可能引起的不良反应。近年来外用免疫调节剂（如他克莫司和子囊菌素软膏）治疗本病取得较好疗效。

2. 内用药物治疗　口服抗组胺药可不同程度地缓解瘙痒和减少搔抓；继发细菌感染时需加用抗生素；除皮损明显渗出外，一般不提倡使用抗生素预防感染。

（吉木斯）

第七节 荨麻疹

荨麻疹（urticaria）俗称“风疹块”，是由于皮肤，或黏膜小血管反应性扩张及渗透性增加而产生的一种局限性水肿反应。本病较常见，15% ~25%的人一生中至少发生过一次。

一、病因

多数患者不能找到确切原因，尤其是慢性荨麻疹。常见病因如下。

1. 食物 主要包括动物性蛋白（如鱼、虾、蟹、贝、肉类、牛奶和蛋类等）、植物性食品（如蕈类、可可、番茄和大蒜等）以及某些食物调味品和添加剂，这些食物中有的可作为变应原引起机体变态反应，有的则可刺激肥大细胞释放组胺。

2. 药物 许多药物通过引起机体变态反应而导致本病［常见的如青霉素、血清制剂、各种疫苗、呋喃唑酮（痢特灵）和磺胺等，有些药物叫为组胺释放物（如阿司匹林、吗啡、可待因、奎宁，肼苯达嗪、阿托品、毛果芸香碱、罂粟碱和多黏菌素B等）］。

3. 感染 各种病毒感染（如病毒性上呼吸道感染、肝炎、传染性单核细胞增多症和柯萨奇病毒感染等）、细菌感染（如金黄色葡萄球菌及链球菌引起的败血症、扁桃体炎、慢性中耳炎、鼻窦炎等）、真菌感染（包括浅部真菌感染和深部真菌感染）和寄生虫感染（如蛔虫、钩虫、疟原虫、血吸虫、蛲虫、丝虫和溶组织阿米巴等）均可能引起荨麻疹。

4. 物理因素 各种物理性因素（如冷、热、日光、摩擦及压力等）均可引起某些患者发病。

5. 动物及植物因素 如动物皮毛、昆虫毒素、蛇毒、海蜇毒素、荨麻及花粉等。

6. 精神因素 精神紧张可通过引起乙酰胆碱释放而致病。

7. 内脏和全身性疾病 风湿热、类风湿关节炎、系统性红斑狼疮、恶性肿瘤、代谢障碍、内分泌紊乱等疾病均可成为荨麻疹尤其是慢性荨麻疹的病因。

二、发病机制

一般可分为免疫性与非免疫性两类。

1. 免疫性 多数为Ⅰ型变态反应，少数为Ⅱ型或Ⅲ型。

Ⅰ型变态反应以急性荨麻疹多见。主要是由IgE介导的肥大细胞脱颗粒，释放组胺、白三烯、血小板活性因子（PAF）、细胞因子等引起。具体的机制为变应原诱导机体产生IgE，该抗体以Fc段与肥大细胞和嗜碱性粒细胞表面相应的受体结合，使机体处于对该变应原的致敏状态。当相同变应原再次进入体内，通过与致敏肥大细胞或嗜碱性粒细胞表面的IgE特异性结合，促使其脱颗粒，释放一系列生物活性介质（组胺、缓激肽、花生四烯酸代谢产物），引起小血管扩张，通透性增加，平滑肌收缩和腺体分泌增加，从而产生皮肤、黏膜、呼吸道和消化道等一系列局部或全身变态反应症状。

根据变态反应发生的快慢和持续时间的长短，可分为速发相反应和迟发相反应两种类型。速发相反应通常在接触变应原数秒钟内发生，可持续数小时。该反应的化学介质主要是组胺。迟发相反应发生在变应原刺激后6 ~12h，可持续数天。参与该相反应的化学介质为白三烯、血小板活化因子、前列腺素D2和细胞因子等。

Ⅱ型变态反应性荨麻疹多见于输血反应。

Ⅲ型变态反应引起的荨麻疹是由补体介导，多见于血清病及荨麻疹型血管炎。抗原抗体复合物沉积于血管壁，激活补体，使肥大细胞和中性粒细胞释放组胺等活性介质，引起血管通透性增加及水肿。

抗IgE受体抗体可使肥大细胞脱颗粒引起慢性荨麻疹。

2. 非免疫性 药物、感染和生物源物质等还可通过非免疫途径使肥大细胞脱颗粒，释放组胺等介质。常见的药物有放射造影剂、阿片制剂、非甾体抗感染药（NSAID）、血管紧张素酶抑制剂；常见的感染有乙型肝炎病毒、EB病毒等感染。常见的生物源物质有蛇毒、细菌毒素、蛋白胨等。

三、临床表现

根据病程可分为急性和慢性荨麻疹，前者在短时间内能治愈。

1. 急性荨麻疹　起病常较急。患者常自觉皮肤瘙痒，很快于瘙痒部位出现大小不等的红色风团，呈圆形、椭圆形或不规则形，开始为孤立或散在，逐渐扩大并融合成片；微血管内血清渗出急剧时，压迫血管；风团可呈苍白色，皮肤凹凸不平，呈橘皮样。数小时内水肿减轻，风团变为红斑并逐渐消失，持续时间一般不超过24h。但新风团可此起彼伏，不断发生。病情严重者可伴有心慌、烦躁、恶心、呕吐，甚至血压降低等过敏性休克样症状。胃肠道黏膜受累时可出现恶心、呕吐、腹痛和腹泻等，累及喉头、支气管时，出现呼吸困难，甚至窒息。感染引起者可出现寒战、高热、脉速等全身中毒症状。

2. 慢性荨麻疹　皮损反复发作超过6周以上者称为慢性荨麻疹。全身症状一般较急性者轻，风团时多时少，反复发生，常达数月或数年。偶可急性发作，表现类似急性荨麻疹。部分患者皮损发作时间有一定规律性。

慢性特发性荨麻疹是指原因不明的慢性荨麻疹。有的资料显示，该型荨麻疹可能不是由变态反应引起，而是肥大细胞超敏反应释放组胺、白三烯、前列腺素等炎性介质引起。患者的IgE水平正常，血白细胞数和血沉正常。外部抗原不参与其发病过程，不并发其他全身疾病。组织病理显示血管周围淋巴细胞浸润，肥大细胞比正常人增加10倍。近期也有资料显示，该型荨麻疹有相当的比例是由自身免疫引起的，确切机制尚不清楚。

3. 特殊类型荨麻疹　如下所述。

（1）皮肤划痕症：亦称人工荨麻疹。表现为用手搔抓或用钝器划过皮肤后，沿划痕出现条状隆起，伴瘙痒，不久后可自行消退。本型可单独发生或与荨麻疹伴发。

（2）寒冷性荨麻疹：可分为两种类型。一种为家族性，为常染色体显性遗传，较罕见，出生后不久或早年发病，皮损终身反复出现；另一种为获得性，较常见，表现为接触冷风、冷水或冷物后，暴露或接触部位产生风团或斑块状水肿，病情严重者可出现手麻、唇麻、胸闷、心悸、腹痛、腹泻、晕厥，甚至休克等。有时进食冷饮可引起口腔和喉头水肿。寒冷性荨麻疹患者被动转移试验可阳性，冰块可在局部诱发风团。本病可为某些疾病的临床表现之一，如冷球蛋白血症、阵发性冷性血红蛋白尿症等。

（3）胆碱能性荨麻疹：多见于青年。主要由于运动、受热、情绪紧张、进食热饮或酒精饮料后，躯体深部温度上升，促使乙酰胆碱作用于肥大细胞而发病。表现为受刺激后数分钟出现风团，直径为2～3mm。周围有1～2cm的红晕，常散发于躯干上部和上肢，互不融合。自觉剧痒，有时仅有剧痒而无皮损，可于0.5～1h内消退。偶伴发乙酰胆碱引起的全身症状（如流涎、头痛、脉缓、瞳孔缩小及痉挛性腹痛、腹泻）等，头晕严重者可致晕厥。以1∶5 000乙酰胆碱作皮试或划痕试验，可在注射处出现风团，周围可出现卫星状小风团。

（4）日光性荨麻疹：较少见，常由中波、长波紫外线或可见光引起，以波长300nm左右的紫外线最敏感。风团发生于暴露部位的皮肤，自觉瘙痒和刺痛；少数敏感性较高的患者接受透过玻璃的日光亦可诱发。病情严重的患者可出现全身症状（如畏寒、乏力、晕厥和痉挛性腹痛等）。

（5）压力性荨麻疹：本病发病机制不明，可能与皮肤划痕症相似。常见于足底部和长期卧床患者的臀部，表现为皮肤受压4～6h后局部发生肿胀，可累及真皮及皮下组织，一般持续8～12h消退。

四、诊断和鉴别诊断

根据发生及消退迅速的风团，消退后不留痕迹等临床特点，本病不难诊断。但多数患者的病因诊断较为困难，应详细询问病史、生活史及生活环境的变化等。

本病应与丘疹性荨麻疹、荨麻疹性血管炎等进行鉴别；伴腹痛或腹泻者，应与急腹症及胃肠炎等进行鉴别；伴高热和中毒症状者，应考虑并发严重感染。

五、治疗

物理性荨麻疹可用抗组胺药治疗，迟发性压力性荨麻疹可选糖皮质激素治疗。

寒冷性荨麻疹常用赛庚啶，胆碱能性荨麻疹常用羟嗪治疗。

绝大部分荨麻疹患者用抗组胺药有效，常首选第2代抗组胺药，也可合用第1代抗组胺药。

急性荨麻疹用 H_1 受体拮抗剂，严重者加皮质激素，有休克征象可用肾上腺素皮内注射。

慢性荨麻疹首选 H_1 受体拮抗剂，无效者可2~3种合用，并可加量或换用药物，顽固者联用 H_1 受体拮抗剂 + H_2 受体拮抗剂 + 抗白三烯制剂；症状控制后减少用药种类和剂量。

慢性荨麻疹不能每日用皮质激素治疗。

脓毒血症或败血症引起者应立即使用抗生素控制感染，并处理感染病灶。

伴有过敏性休克及喉头水肿者，应立即抢救。方法为：① 0.1%肾上腺素0.5~1ml皮内注射。注射后患者可有心动过速引起的心慌，应事先给患者说明。如注射后血压不升，必要时可重复注射。②地塞米松5~10mg肌内注射或静脉注射。

夏季可选止痒液、炉甘石洗剂等，冬季则选有止痒作用的乳剂（如苯海拉明霜）。 **（吉木斯）**

第八节 血管性水肿

一、概述

血管性水肿（angioedema）又称巨大性荨麻疹、血管神经性水肿、Quincke病。本病是一种发生于皮下组织较疏松部位或黏膜的局限性水肿。分获得性和遗传性两种类型，后者罕见。

二、临床表现

1. 获得性血管性水肿 最常见于皮肤组织疏松的部位如眼睑、口唇、舌及外阴，亦常见于手足肢端。呈突然发生的皮肤或黏膜局限性肿胀，边界不甚清楚，可单个或多个。皮损呈肤色、淡红色或稍显苍白，患者不痒或有轻度烧灼和不适感，有明显的肿胀感，但压之无凹陷，持续数小时至数日后自行消退，不留任何痕迹，亦可在同一部位反复发生。风团可有可无。根据黏膜受累部位的不同，可发生声音嘶哑、呼吸困难，严重的喉头水肿可造成窒息；也可出现吞咽困难或腹痛、腹泻等症状。

2. 遗传性血管性水肿 有家族史，大多在10岁前发病，可反复发作，甚至终生罹患，但在中年后发作的次数及发病严重程度逐渐减少及减轻。患者主要表现为突然出现单个局限性、非凹陷性皮下水肿，伴有肿胀不适感，无瘙痒，水肿持续1~2天后自行消退。水肿常发生在面部或肢体一侧，亦可发生在外生殖器。先有感染或外伤时，可伴发暂时性匐形、环状或网状红斑。除皮肤外，如消化道黏膜受累，可出现恶心、呕吐、腹胀、腹痛、腹泻等症状，严重时可发生肠梗阻。偶有喉头或咽喉部水肿导致呼吸困难，或发生暂时性咳嗽、胸膜渗出、胸痛等。实验室检查其特征为C1酯酶抑制物（C1 INH）、补体C2和C4含量下降，皮损发作时检测尤为显著。

三、诊断要点

（1）根据好发部位。

（2）突然出现的无症状性肿胀，在数小时及数日后自行消退。

（3）儿童期发病，且有家族史，同时伴有早期出现的消化道和呼吸道症状，血清学检查发现血中C1酯酶抑制物、C2和C4降低则应诊断遗传性血管性水肿。

四、鉴别诊断

1. 接触性皮炎 有明确的过敏物质接触史。皮损多单一，局限在接触部位，脱离接触后皮损很快痊愈，病因较易明确。

2. 虫咬皮炎 由于昆虫叮咬、刺蛰引起的急性风团样反应，除局部肿胀外尚有发红、灼热和痛痒等。

3. 丹毒　局部为紧张发亮的水肿性红斑，局部有疼痛、灼热，压痛明显，可伴有畏寒发热等全身中毒症状，血白细胞及中性粒细胞数增高等。

五、治疗方案及原则

（1）获得性血管性水肿的治疗与荨麻疹治疗相同。

（2）遗传性血管性水肿用一般的抗组胺药物治疗效果不佳。可使用：

1）抗纤溶药物，具有阻止纤溶酶原转化成纤溶酶，抑制 C1 酯酶的活性。6-氨基己酸，每次 2～4g，每日 3～4 次，同时有预防及减少复发的作用。

2）雄性激素（腺垂体阻滞剂——达那唑有轻度抗雄性激素作用）可以刺激机体 C1 酯酶抑制物的合成而产生疗效。常用达那唑每日 0.2～0.6g 或司坦唑醇（康力龙）每日 2mg，两者疗效相近。有些患者舌下含服睾酮有效。

3）桂利嗪可抑制 C4 活化，有一定效果。每次 25mg 口服，一日 3 次。

4）对急性严重发作病例，可使用新鲜血浆输注。有喉头水肿导致窒息时应及时吸氧、采取气管切开或气管插管。必要时可使用肾上腺素及糖皮质激素。

（吉木斯）

第十四章

大疱及疱疹性皮肤病

第一节　天疱疮

一、概述

天疱疮（pemphigus）是一组累及皮肤和黏膜的自身免疫性表皮内大疱性疾病。其共同特征有。①临床为薄壁、松弛易破的大疱；②组织病理为棘层松解所致的表皮内水疱；③免疫病理显示表皮细胞间 IgG、IgA、IgM 或 C3 呈网状沉积；④血清中存在有致病性的自身抗体。

天疱疮是表皮细胞间抗体介导的自身免疫性大疱性皮肤病。临床分为四型，各型天疱疮患者血循环中均存在针对正常皮肤上皮结构蛋白的特异性天疱疮抗体，且抗体滴度与病情的活动程度平行。天疱疮抗体与角质形成细胞结合后，使细胞释放纤维蛋白酶原激活物，引起纤维蛋白酶系统活化，从而导致细胞间黏合物质降解，引起表皮棘层细胞松解。天疱疮抗原是桥粒的糖蛋白成分，寻常型天疱疮的抗原为桥粒芯糖蛋白Ⅲ（分子质量 130kD）和桥斑珠蛋白（85kD）。落叶型天疱疮抗原为桥粒芯糖蛋白Ⅰ（分子质量为 160kD）。桥粒芯糖蛋白是桥粒的组成成分，是一种表皮细胞间黏合分子，天疱疮患者大疱的产生是由于血清抗体与桥粒芯糖蛋白结合的结果。

二、临床表现

天疱疮基本损害为薄壁、松弛的浆液性大疱，大多在外观正常皮肤黏膜上出现。发病年龄以 40 ~ 60 岁居多，损害可见于皮肤黏膜的任何部位。常有口腔黏膜的损害，通常口腔黏膜损害出现在皮肤受累之前，口腔内水疱破裂形成慢性、疼痛性糜烂面。病情发展较为迅速，严重时皮损泛发全身，压迫疱顶水疱向周围扩展，即 Nikolsky 征（尼氏征）阳性，水疱破裂后留下糜烂面及结痂，糜烂面上体液的大量丢失，使患者出现低蛋白血症及水、电解质紊乱等一系列问题，最终可能因严重的感染而死亡。天疱疮临床可分为寻常型、落叶型和副肿瘤型三类，寻常型又包括增生型和药物诱导型等变异型，落叶型又包括红斑型、巴西（Brazilian）天疱疮和药物诱导型。

1. 寻常型天疱疮（pemphigus vulgaris）　是最常见且较严重的一型，好发于中年人，儿童罕见。常发于口腔、胸、背、头颈部，严重者可泛发全身。约 60% 的患者初发损害在口腔黏膜，表现为水疱和糜烂。4 ~ 6 个月后发生皮肤损害，表现为外观正常的皮肤发生水疱或大疱，或在红斑的基础上出现浆液性大疱，疱壁薄，尼氏征阳性。大疱松弛易破，形成糜烂面，渗液较多，部分可结痂，若继发感染则伴有难闻臭味。如不及时给予有效的治疗，皮损不断扩展，大量体液丢失，可发生低蛋白血症，并发感染、败血症而危及生命。

2. 增殖型天疱疮（pemphigus vegetans）　是寻常型天疱疮的良性型，较少见，分为轻型（Hallopeau 型）和重型（Neumann 型）。患者一般是免疫力较强的年轻人。皮损好发于腋窝、乳房下、腹股沟、外阴、肛门周围、鼻唇沟及四肢等部位。损害最初为薄壁的水疱，尼氏征阳性。破溃后在糜烂面上渐渐出现乳头状的增殖性损害，边缘常有新生水疱，使损害面积逐渐扩大。皱褶部位温暖潮湿，易继发细菌及念珠菌感染，常有臭味。陈旧的损害表面略干燥，呈乳头瘤状。病程慢性，预后较好。

3. 落叶型天疱疮（pemphigus foliaceus） 好发于中老年男性，皮损开始主要发生在头、面及胸、背上部，口腔黏膜受累少见。水疱常发生于红斑的基础上，尼氏征阳性。与寻常型天疱疮相比，病情较轻。黏膜受累罕见而轻微，疱壁更薄，更易破裂，在浅表的糜烂面上覆有黄褐色，油腻性疏松的叶片状表皮剥脱、结痂和鳞屑，如落叶状。由于痂下分泌物被细菌分解而产生臭味。病情缓慢发展，渐累及全身。患者亦可因衰竭或继发感染而死亡。

4. 红斑型天疱疮（pemphigus erythematosus） 是落叶型天疱疮的良性型。皮损主要发生于头皮、面及胸、背上部，下肢和黏膜很少累及。早期局部损害类似红斑狼疮的蝶形红斑，水疱常不明显，轻度渗出，上覆鳞屑和结痂，胸背部红斑上可出现散在大小不等的浅表性水疱，壁薄易破，结痂，尼氏征阳性。一般无黏膜损害。病情发展缓慢，水疱反复发作。偶可发展至全身转化成落叶型天疱疮。本型日晒后可加重。

三、诊断要点

1. 临床表现 发生于30~50岁中青年，好发于口腔黏膜糜烂，且长期不愈合的病例要提高警惕。出现皮肤松弛性水疱和糜烂，尼氏征阳性对诊断很有帮助。

2. 组织病理 天疱疮基本病理变化是棘层松解、表皮内裂隙和水疱，疱腔内有棘层松解细胞（Tzanck cell），这种细胞较正常棘细胞大、圆形、核大而深染、疱浆均匀而呈嗜碱性。不同类型天疱疮棘层松解的部位不同。寻常型天疱疮的水疱位于基底层上方，疱底有一层“墓碑”状的基底细胞。增殖型天疱疮的棘层松解部位与寻常型相同，但晚期病变有明显的棘层肥厚和乳头瘤样或疣状增生。落叶型和红斑型天疱疮的水疱位于棘层上部或颗粒层，颗粒层内可见角化不良细胞。

3. 免疫病理 显示IgG、IgA、IgM或C3在棘细胞间隙内呈网状沉积。寻常型天疱疮主要沉积在棘层中下方，落叶型天疱疮主要沉积在棘层上方甚至颗粒层。间接免疫荧光检查显示70%~90%的患者血清中存在天疱疮抗体，药物诱导型阳性率稍偏低。

四、鉴别诊断

1. 大疱性类天疱疮 该病多发于中老年人。基本损害为疱壁紧张性水疱或大疱，不易破裂，尼氏征阴性，黏膜损害少。组织病理为表皮下大疱，免疫病理检查见皮肤基膜带IgG和/或C3呈线状沉积。

2. 疱疹样皮炎 中青年发病，大多伴有谷胶敏感性肠病，皮损以水疱为主的多形性损害，瘙痒剧烈，尼氏征阴性。组织病理为表皮下水疱，真皮乳头有中性粒细胞微脓肿，免疫荧光检查可见真皮乳头及基膜带IgA呈颗粒状沉积。

3. 线状IgA大疱性皮病 该病好发于儿童和青少年，皮损为紧张性大疱，呈特征性的“串珠样”排列，尼氏征阴性，组织病理为表皮下水疱，免疫荧光显示基膜带IgA呈线状沉积。

4. 瘢痕性类天疱疮 本病好发于老年人，有皮肤黏膜（尤其是眼结合膜）反复起水疱或大疱、愈后遗留萎缩性瘢痕等特点。组织病理为表皮下水疱，表皮内无棘层松解现象，直接免疫荧光显示基底膜带IgG、C3呈线状沉积，免疫电镜显示其主要沉积在透明板下部近致密板处。

5. 中毒性表皮坏死松解症 本病发生前多有明确的用药史，表现为表皮大片剥脱、萎缩、坏死，呈棕红色烫伤样外观，尼氏征阳性，表皮剥脱后形成大片鲜红色糜烂面，常伴严重的内脏损害。

6. 多形红斑 本病以集簇或散在型水疱、大疱或血疱为主要皮损，常有黏膜损害，可伴显著全身中毒症状。组织病理可见角质形成细胞坏死，基底细胞液化变性，表皮下水疱形成。

7. 大疱性接触性皮炎 本病有明显的刺激物接触史，瘙痒显著，可引起水疱、大疱、脓疱，多无全身症状。组织病理表现为细胞间及细胞内水肿、海绵形成乃至表皮内水疱形成，疱内无棘层松解细胞。

8. 其他 口腔损害需与阿弗他口腔炎和扁平苔藓进行鉴别，糜烂面涂片和活检可协助诊断。

五、治疗方案及原则

1. 治疗原则 早诊断，早治疗，规律服药，长期随访。

2. 全身用药 如下所述。

（1）糖皮质激素：为治疗天疱疮的首选药物，常用泼尼松，用量视皮损范围及病变严重程度而定。起始用量要足够，对皮损小于体表面积10%的患者或损害仅限于口腔黏膜的患者，首剂量以每日30～40mg为宜；皮损占体表面积30%的患者，以每日60mg为宜；占50%以上重症病例，则以每日80mg为宜。用药2～5天后根据有无新水疱出现、糜烂面是否干燥、尼氏征是否转阴以及天疱疮抗体滴度下降情况来判断用药是否达到足量。如疗效不好，则应酌情增加剂量，应按原剂量的40%～50%增加，待皮损控制2周后开始减量，起初每2～3周减一次，以后可3～6周减一次，减至维持量持续2～3年或更长。首次可减原量的1/4～1/3，以后每次减当前用量的1/6～1/10，维持量一般为每日5～15mg；突然停药或减药过快常导致复发。

（2）免疫抑制剂：在特殊情况下可选择免疫抑制剂，如：①有糖尿病或对使用糖皮质激素有禁忌的患者；②重症天疱疮，单用糖皮质激素不能控制症状时；③为了减少糖皮质激素用量，可单独或并发使用免疫抑制剂，如甲氨蝶呤（10～20mg，肌内注射，每周一次），环磷酰胺（200mg静脉滴注，隔日一次或600mg静脉点滴，每周一次），环孢素A［4～5mg/（kg·d），口服］，雷公藤多甙（20mg口服，每日3次）等。使用免疫抑制剂应注意定期检查肝肾功能、血常规等变化，若有异常应调整剂量，或暂停使用；可根据病情随时调整用药剂量。

（3）糖皮质激素冲击治疗：对糖皮质激素和免疫抑制剂治疗反应不好者可考虑采用糖皮质激素冲击疗法，如甲基泼尼龙每日500mg或地塞米松每日100mg静脉滴注，连续3～5天。

（4）全身支持疗法：对糖皮质激素和免疫抑制剂治疗反应不好者也可采用大剂量丙种球蛋白静脉滴注和血浆置换疗法；

（5）抗感染治疗：天疱疮并发细菌感染者常见，由于长期应用糖皮质激素，并发真菌感染亦多见，是天疱疮死亡的原因之一，应及时选用有效的抗生素或抗真菌药。

3. 局部治疗 由于治疗所用的皮质激素量较大，在治疗过程中应加强皮肤护理，防止继发感染。对皮损广泛者采取暴露疗法，用1：5 000高锰酸钾溶液、0.1%依沙吖啶溶液或0.5%小檗碱（黄连素）液清洁创面，继发感染者选用有效的抗生素软膏，如莫匹罗星软膏；红斑或无明显感染处可外用卤米松软膏等糖皮质激素制剂；顽固不消退的局限性损害可局部或皮损内注射糖皮质激素；加强口腔护理，防止继发感染。

（赵 欣）

第二节 大疱性类天疱疮

一、概述

大疱性类天疱疮（bullous pemphigoid，BP）是一种好发于老年人的慢性、瘙痒性大疱性皮肤病，主要特点是皮肤发生厚壁的紧张性水疱、大疱，组织病理为表皮下大疱，基膜带有免疫球蛋白和补体沉积。

由于患者血清和皮肤组织中存在抗基底膜带的抗体，因此该病是一种自身免疫性疾病。大疱性类天疱疮抗原（BPAG）有两个：一是BPAG1，为细胞内蛋白，是构成半桥粒的主要成分，分子质量为230kD；二是BPAG2，是一个跨膜蛋白，分子质量为180kD，氨基端位于基底细胞内半桥粒附着斑处，羧基端位于基底细胞外的透明板内。BP抗原与血清抗体结合导致基膜在透明板部位的分离，临床上出现表皮下疱。

二、临床表现

本病好发于50岁以上中老年人，儿童也可发病；无性别差异。好发于胸腹、腋下、腹股沟及四肢屈侧。基本损害为在正常皮肤或红斑基础上发生浆液性水疱或大疱，疱壁厚而紧张，疱壁不易破裂，疱液初期澄清，后变混浊，有时为血疱，尼氏征阴性。水疱破溃后成为糜烂面，上附结痂，较易愈合。早期皮损可仅表现为水肿性的红斑而没有水疱，约8% ~39%的患者有口腔黏膜的损害，表现为口腔上颚黏膜、颊黏膜等的水疱或糜烂面，但比天疱疮的口腔损害轻。患者自觉瘙痒。病程缓慢，反复发作，无瘢痕形成，预后较天疱疮好。

大疱性类天疱疮可有多种表现形式：①局限型：水疱可局限于某些部位，以小腿伸侧多见，可自行消退，该型多见于中老年妇女；②多形性：皮损可表现为多形性，有红斑、丘疹、丘疱疹、水疱或大疱，常伴明显瘙痒，四肢、躯干均可发生；③小水疱型：皮损可类似疱疹样皮炎，小水疱呈簇集性分布，疱壁紧张；④结节痒疹型：即水疱可在角化过度的结节和斑块上发生；⑤瘢痕性类天疱疮。

三、诊断要点

（1）发病年龄：好发于中老年人，80%以上患者的发病年龄在50岁以上，其次则是幼童。

（2）典型皮损：在正常皮肤或红斑基础上出现张力性水疱，尼氏征阴性，口腔黏膜损害程度较轻，愈合快；瘙痒症状较常见。

（3）组织病理：可见表皮下水疱，疱顶表皮大致正常，水疱内含嗜酸性粒细胞、中性粒细胞，疱底真皮乳头呈指状突入腔内。

（4）免疫病理：直接免疫荧光检查，在基底膜带可见免疫球蛋白和补体呈线状沉积，主要为IgG和C3，其次是IgM、IgA、IgE和IgD，IgG沉积在盐裂皮肤的表皮侧。

（5）患者血清中可有循环抗表皮基膜带抗体，主要是IgG，其次有IgM和IgA；血清抗体滴度与病情活动性之间无平行关系。

四、鉴别诊断

1. 获得性大疱性表皮松解症（EBA）　本病与大疱性类天疱疮的共同之处是成年人多见，为紧张性水疱、大疱；病理为表皮下水疱；免疫病理为基底膜带可见IgG和/或C3呈带状沉积。鉴别要点：①发病部位：大疱性类天疱疮好发于四肢屈侧，而获得性大疱性表皮松解症好发于易受摩擦和外伤的肢端及肘、膝等关节伸侧；②组织病理：大疱性类天疱疮的浸润细胞以嗜酸性粒细胞为主，而获得性大疱性表皮松解症以中性粒细胞为主；③以“盐裂皮肤”作免疫荧光检测，大疱性类天疱疮荧光染色在盐裂皮肤的表皮侧，而获得性大疱性表皮松解症的荧光染色在盐裂皮肤的真皮侧。

2. 天疱疮　皮损为松弛性水疱、大疱，尼氏征阳性，常伴黏膜损害，水疱基底涂片可见棘刺松解细胞；组织病理显示表皮内水疱，有棘层松解；直接免疫荧光检查示表皮细胞间IgG和C3沉积；间接免疫荧光检查示血清中存在高滴度天疱疮抗体；可容易与大疱性类天疱疮鉴别。

3. 线性IgA大疱病　本病儿童或成人发病；水疱为张力性，呈串珠状排列，尼氏征阴性；直接免疫荧光检查示基膜带有IgA呈线状沉积，而大疱性类天疱疮则是IgG和C3在基膜带沉积。

4. 多形红斑　该病好发于儿童和青年人，皮损为多形性，可见典型的“虹膜”样损害，免疫荧光显示真皮浅层小血管壁IgM和C3沉积，无IgG在基底膜带沉积。

5. 疱疹样皮炎　本病少见，主要发生于中青年；以水疱为主的多形性损害，常簇集成群或呈环形排列，疱壁紧张，尼氏征阴性，瘙痒剧烈；组织病理示表皮下水疱及中性粒细胞为主的细胞浸润；免疫病理示真皮乳头有颗粒状IgA、C3沉积；多数患者伴有谷胶过敏性肠病。

五、治疗方案及原则

1. 治疗原则　早诊断，早治疗。治疗越及时，皮损控制越快，预后越好。

2. 全身用药　如下所述。

（1）糖皮质激素：此为首选药物，常采用泼尼松，用量视皮损范围及病变严重程度而定。对皮损小于体表面积10%的患者，初始剂量一般为每日30mg，对皮损占体表面积30%的患者，为每日40 ~50mg，对皮损超过体表面积50%的患者，则需每日60 ~80mg。病情控制后逐渐减量维持，在减药过程中应密切观察病情变化，一旦有新出疹，则应暂停减药。维持量因人而异，一般为每日 5～15mg。

（2）免疫抑制剂：对重症患者当使用了大剂量皮质激素仍不能控制病情，可并发使用免疫抑制剂如甲氨蝶呤 10～20mg，肌内注射，每周一次；环磷酰胺 1.5～2mg/（kg·d），硫唑嘌呤 1.5～2mg/（kg·d），环孢素 A 4～5mg/（kg·d），雷公藤多甙 20mg 每日 3 次口服等。

（3）其他：对患有糖尿病、结核等不能使用糖皮质激素的患者，可采用口服氨苯砜每日 50～150mg，四环素 500mg，每日 4 次，米诺霉素 100mg，每日 2 次，烟酰胺 200mg，每日 3 次，对部分患者有效。

3. 支持治疗　由于患者大多年迈，应注意加强营养，保持水、电解质平衡。在治疗期间应注意糖皮质激素的不良反应及并发症。

4. 局部治疗　注意创面清洁，糜烂面可用 1 ∶ 5 000 高锰酸钾溶液湿敷；局限性类天疱疮可外用糖皮质激素制剂。

（赵　欣）

第三节　疱疹样天疱疮

一、概述

疱疹样天疱疮（pemphigus herpetiformis，PH）由 Jablonska 于 1975 年首先命名，临床上较少见。该病被认为是天疱疮的变异，其独特性在于显示与疱疹样皮炎相似的临床特征，具有不同的组织病理模式，可见表皮内和角质层下微脓肿，嗜酸性粒细胞性海绵水肿、浅表水疱，常有少量棘层松解细胞。临床表现多变，常有环状或回状水疱脓疱性损害。

二、临床表现

（1）本病多见于中老年人，男女发病率相等。

（2）好发部位是胸、腹、背部及其四肢近端。

（3）常见皮损为散发的片状红斑，呈环状或回状，边缘稍隆起，表面分布绿豆或更大的水疱，虽然也是表皮内疱，但疱壁较紧张，疱液清亮，尼氏征阴性。

（4）口腔黏膜少有受累。

（5）病程反复，瘙痒剧烈，其表现类似于不典型的疱疹样皮炎。

（6）病程缓慢，反复发作，预后较好，多数病例能用药物长期控制，少数转变成寻常型天疱疮或红斑性天疱疮。

三、诊断要点

1. 临床表现　好发于中老年人，临床上类似疱疹样皮炎或天疱疮，为环形或多环形红斑，其上分布绿豆或更大的水疱，尼氏征阴性。

2. 组织病理　表皮棘层中部有水疱形成，其周围有海绵形成，可见嗜酸性粒细胞浸润，甚至形成嗜酸性粒细胞小脓肿。常有少量棘层松解细胞，这种细胞胞体大、呈球形，胞核大而深染，胞质均匀而嗜碱性。

3. 免疫病理　直接免疫荧光检查可见表皮细胞间有 IgG 或 C3 沉积；间接免疫荧光检查可见血清中有循环抗角质形成细胞表面抗体 IgG，靶抗原大多是桥粒芯糖蛋白 1（Dsg1），少数是桥粒芯糖蛋白 3（Dsg3）。

四、鉴别诊断

本病诊断主要通过病理检查与以下疾病鉴别。

1. 红斑型天疱疮　本型天疱疮水疱位于颗粒层或棘层上部，无表皮内和角质层下微脓肿，嗜酸性细胞浸润少见。

2. 大疱性类天疱疮　该病多发于中老年人，基本损害为疱壁紧张性大疱，不易破裂，尼氏征阴性，黏膜损害少。组织病理为表皮下大疱。免疫病理检查可见基膜带 IgG 和/或 C3 呈线性沉积。

3. 疱疹样皮炎　基本损害为环形红斑、丘疹和水疱，尼氏征阴性，瘙痒剧烈。有谷胶过敏性肠病。水疱在表皮下，真皮乳头有中性粒细胞微脓肿，IgA 和 C3 呈颗粒状沉积在真皮乳头内。

五、治疗方案及原则

1. 一般治疗　给予高蛋白、高维生素饮食，注意纠正水、电解质平衡；注意创面感染。

2. 系统药物治疗　本病对氨苯砜治疗反应良好，可以单独应用，每日 100mg；中、重症患者必要时与皮质类固醇并用以提高疗效，泼尼松宜用较小剂量，每日 20～40mg 即可，氨苯砜每日 100mg。皮损控制后泼尼松要小剂量维持。

（赵　欣）

第四节　线状 IgA 大疱性皮肤病

一、概述

线状 IgA 大疱性皮肤病（linear IgA bullous dermatosis）是一种自身免疫性疾病，临床表现和组织病理改变类似疱疹样皮炎或大疱性类天疱疮而直接免疫荧光检查发现沿基底膜带有均质型线状 IgA 沉积，少数患者有 IgA 循环抗基底膜带抗体。

二、临床表现

（一）儿童型线状 IgA 大疱性皮病

本病又称儿童良性慢性大疱性皮病。在儿童慢性非遗传性大疱性皮肤病中本病最多见。

（1）发生于 12 岁以内的儿童，常 10 岁前发病，男女发病率相等。

（2）发病常较急。

（3）皮损泛发，好发于口周、躯干下部、腹股沟、大腿内侧和外生殖器。四肢损害以关节伸面为主。

（4）表现为红斑或正常皮肤上张力性水疱和大疱，尼氏征阴性，内含浆液或血液，呈腊肠样环形排列，中心糜烂、结痂，边缘围以小疱或丘疹，糜烂面愈合迅速，可留下色素沉着斑。

（5）无口腔黏膜损害。

（6）伴不同程度瘙痒感。

（7）病变周期性发作与缓解。2～3 年内可自行缓解。

（8）小肠黏膜活检无异常。

（二）成人型线状 IgA 大疱性皮病

（1）成人发病，男女发病年龄相等。

（2）无典型发病部位，躯干、四肢多见。

（3）皮肤损害呈多形性，如红斑、丘疹、丘疱疹、水疱或大疱，有时在外观正常皮肤或红斑基础上发生水疱，成群分布，常呈弧形串珠状排列，类似疱疹样皮炎或大疱性类天疱疮。分布可不对称。

（4）伴轻到中度瘙痒。

（5）可有口腔黏膜损害。

（6）没有或仅有轻度谷胶敏感性肠病。

（7）慢性经过，部分病例可自行缓解。

三、诊断要点

（1）儿童或成人发病，皮损和组织病理改变类似疱疹样皮炎或大疱性类天疱疮。

（2）直接免疫荧光检查发现沿基底膜带有均质型线状 IgA 沉积，部分患者有 IgA 循环抗基膜带抗体。

四、鉴别诊断

1. 疱疹样皮炎　皮疹对称性分布，瘙痒显著。常有谷胶敏感性肠病。直接免疫荧光检查真皮乳头有颗粒状 IgA 沉积，HIA－B8，HLA－DR3 和 HLA－DQW2 阳性率高。

2. 大疱性类天疱疮　表皮基膜带为 IgG（而不是 IgA）呈线状沉积；循环抗基膜带抗体为 IgG，而不是 IgA。

五、治疗方案及原则

（1）一般治疗：可口服 B 族维生素，维生素 E。

（2）氨苯砜：首选，成人 100～150mg/天，儿童 2mg/（kg·d），1～2 周后病情改善，减量维持。

（3）糖皮质激素：服用氨苯砜 2 周无效者应改用或并用皮质激素。可用泼尼松，成人30～40mg/天，儿童 0.5～1mg/（kg·d）。

（4）必要时可加免疫抑制剂如环磷酰胺、甲氨蝶呤等。

（5）部分病例用磺胺嘧啶或长效磺胺有效。

（6）根据皮损类型应用不同剂型外用药物。

（赵　欣）

第五节　获得性大疱性表皮松解症

一、概述

获得性大疱性表皮松解症（epidermolysis bullosa acquisita，EBA）是一种慢性自身免疫性大疱性皮肤病，血循环中有抗Ⅶ型胶原的 IgG 抗体，HLA－DR2 发生率高。

二、临床表现

本病多见于成年人，儿童和老年人也可发病。临床上可有两种类型。

（一）经典型获得性大疱性表皮松解症

（1）好发于手足、四肢关节伸面等易受外伤、受压及易摩擦部位。

（2）表现为在无炎症的皮肤上出现水疱、大疱、糜烂，愈后留下萎缩性瘢痕及粟丘疹，临床上类似皮肤迟发型卟啉症。

（3）有些病例有瘢痕性脱发、甲营养不良及甲萎缩。

（4）1/3 患者可伴有黏膜损害，少数患者有广泛的黏膜损害，口腔和食管黏膜被累及。

（二）大疱性类天疱疮样获得性大疱性表皮松解症

（1）皮损分布广泛。

（2）表现为在红斑基础上出现紧张性的水疱、大疱，波及躯干和四肢屈侧，愈后可无瘢痕及粟丘疹形成。

（3）20%～60%患者血清中可检测到抗Ⅶ型胶原的 IgG 抗体。67%～82%的患者HLA－DR2 阳性。

Ⅶ型胶原的抗原分子量为29万的糖蛋白和14.5万的胶原体。

三、诊断要点

（1）多成人发病。

（2）易受外伤部位发生水疱、瘢痕、粟丘疹。

（3）无大疱性表皮松解症家族史。

（4）直接免疫荧光检查见基底膜带有IgG呈线状沉积。

（5）排除大疱性类天疱疮和大疱型系统性红斑狼疮。

四、鉴别诊断

1. 大疱性类天疱疮　该病一般不形成瘢痕，水疱位于透明板内，抗原分子质量为24万和18万KDA，HLA－DR2阳性率不高，用氯化钠分离表、真皮，IgG沉积在表皮侧。

2. 大疱型系统性红斑狼疮　该病为荨麻疹样损害上，出现水疱或血疱，此是皮损基底细胞层的水肿变性加上真皮上部严重水肿，引起表皮下水疱。除此外有SLE的其他临床表现，如面部蝶形红斑、光敏感、口腔溃疡、关节炎等以及血清免疫学检查异常。直接免疫荧光检查见真皮与表皮连接处有局限性免疫球蛋白和补体沉积带，呈黄绿色荧光，即狼疮带试验阳性。

3. 疱疹样皮炎　皮疹对称性分布，呈多形性损害，以水疱为主，瘙痒显著。常有谷胶敏感性肠病。直接免疫荧光检查真皮乳头有颗粒状IgA沉积，HLA－B8、HIA－DR3和HIA－DQW2阳性率高。

五、治疗方案及原则

应注意避免外伤，减少摩擦，预后良好。

（1）糖皮质激素：本病对此治疗不敏感，仅适用于皮损广泛者，用泼尼1～1.25mg/(kg·d)，皮损控制后减量。

（2）免疫抑制剂：可选硫唑嘌呤或甲氨蝶呤单独用，或与泼尼松联合应用。国外报道环孢素6mg/kg治疗有效。

（3）有报道大剂量免疫球蛋白静脉滴注有效。

（4）中医药治疗：可试服健脾利湿，疏肝活血之剂。如茯苓15g，泽泻15g，白术15g，柴胡12g，陈皮12g，枳壳12g，当归15g，益母草30g，扁豆12g，黄芩12g，栀子9g，赤芍9g，水煎服，每日1剂。

（赵　欣）

第六节　连续性肢端皮炎

一、概述

连续性肢端皮炎（acrodermatitis continua）又名固定性肢端皮炎、匐行性皮炎，是一种慢性、复发性、无菌性脓疱性皮肤病，好发于指、趾，常在外伤后发病，病因不明。

二、临床表现

本病好发于中年人。多数在外伤后诱发。本病分为两型。

（一）局限性连续性肢端皮炎

（1）初发于指、趾一侧，然后波及他侧，皮损逐渐蔓延，侵犯整个指、趾、手背及足背，但超越腕、踝关节上方者比较少见。

（2）早期皮损表现为化脓性甲沟炎，以后渐扩大，出现群集小脓疱，数日后干燥形成黄色痂，脱落后为红色糜烂面，或有光泽的红斑，不久又有新脓疱在原处发生，此起彼伏，且病灶周围的红斑或正常皮肤上也发生类似脓疱，病变逐渐向外扩展。小脓疱可以排列呈环形或特殊的图形。偶尔可出现Kobner现象。个别患者可以先起水疱，以后变成脓疱，或水疱及脓疱同时发生。

（3）病久后患者皮下组织萎缩，指、趾变尖细或末节缺失，骨骼有脱钙、骨萎缩。骨纤维化等异常改变。

（4）甲改变：甲板失去光泽，呈灰白色、污秽色，有纵横沟。病变持续或较重时则甲脱落。甲床上可以红肿糜烂，反复出现小脓疱。

（5）黏膜损害：可以侵犯舌背、口腔、鼻腔、尿道、女阴等处黏膜，发生红斑、脓疱、白色假膜、皲裂，或沟纹加深为沟纹舌。

（6）自觉灼痛、灼热感，轻度瘙痒，陈旧萎缩性病灶有紧缩感，如发生屈曲挛缩，在伸展活动时有抽痛。一般无全身症状，但有时并发化脓性病变时，可有全身症状。

（二）泛发型连续性肢端皮炎

（1）多数先有局部病灶，长时间后，四肢、躯干、外阴部、头面部发生对称性红斑，表面有脓疱，皮疹与泛发性脓疱型银屑病及疱疹样脓疱病相似。在皮疹同时或之前有黏膜损害。

（2）自觉灼痛、灼热感。

（3）伴有高热、肝脾肿大、关节炎、白细胞轻度升高、中性粒细胞增多或一过性嗜酸性粒细胞升高（0.13～0.25）。

（4）一般经过较短治疗后皮疹可以消退，残留的指、趾原发病灶可以长期存在，但皮疹仍可复发，个别要发生红皮病，最后可因并发症死亡。

三、诊断要点

（1）指、趾外伤后发病。

（2）一般侵犯指、趾、手背、足背，有时可波及全身。

（3）反复起水疱、脓疱、糜烂。

（4）可有黏膜损害。

（5）有灼痛、灼热感，轻度瘙痒。

（6）慢性经过，治疗抵抗。

四、鉴别诊断

1. 泛发型脓疱型银屑病　患者常有银屑病史或同时有寻常型银屑病损害，或家属有银屑病病史，Kogoj海绵状脓疱周围有银屑病的病理改变。

2. 疱疹样脓疱病　中年女性多见，尤其在妊娠期，好发于皮肤皱褶处，血钙常低。

3. 角层下脓疱性皮病　好发于中年女性，脓疱液上部澄清，下部浑浊，无全身症状及黏膜损害，为角质层下脓疱。

五、治疗方案及原则

（1）寻找及根除感染病灶。

（2）四环素小剂量长期口服，0.5～1g/天，4周为一个疗程，最长达3个月，部分患者有效。

（3）糖皮质激素：皮疹泛发伴有全身症状时，口服泼尼松40mg/天，症状控制后10～15mg/天维持；或用曲安西龙40mg，3～4周肌内注射1次。

（4）阿维A酯：50mg/天，对部分病例有效，亦可与PUVA并发应用。

（5）外用：局部外用煤焦油，皮质类固醇或抗生素与皮质类固醇并用。

（6）浅层X线、境界线、核素局部照射有一定疗效。

（赵晓秋）

第十五章

苔藓类皮肤病

第一节　扁平苔藓

扁平苔藓（lichen planus，LP）是一种原因未明的炎症性皮肤病，目前认为精神神经、内分泌、自身免疫、药物和肝病等因素与本病的发生有密切关系，病程慢性，有自限性，大多可自然消退。

一、诊断要点

（一）临床特点

好发于青年及成人，主要累及皮肤、黏膜，其次为毛发、指趾甲。典型皮疹形状为多角形、圆形、红色或紫红色扁平丘疹或斑丘疹，边界清楚，表面有一层角质薄膜，具蜡样光泽，以放大镜观察可见灰白色斑点或网状纹，称 wickham 纹。丘疹孤立，散在或融合成片，皮疹可散发全身，但以腕屈侧，前臂、股内侧、胫前和腰臀部多见，常对称发生，偶可急性泛发全身。

扁平苔藓有几种特殊的临床形态：①线状扁平苔藓：皮疹排列成线状或带状，多位于肢体的一侧；②环状扁平苔藓：皮疹排列成环状，多见于龟头，亦可见由较大的丘疹中央消退后形成；③肥厚性扁平苔藓：皮疹集聚成肥厚增殖性斑块，多见于胫前及踝部；④疱性扁平苔藓：在扁平丘疹或正常皮肤上出现水疱或大疱；⑤光化性扁平苔藓：与日晒有关，多见于暴露部位，皮疹特征为浅褐色或紫色圆形或椭圆形斑，可呈环状外观；⑥掌跖部扁平苔藓：多发生于掌跖缘，呈限局性黄色角质增厚的斑块或结节，在足部的皮疹可发生大疱。破后形成慢性溃疡。可癌变；⑦色素性扁平苔藓：皮疹炎症不明显，为黑褐色或紫褐色色素沉着斑。

黏膜扁平苔藓多与皮损伴发，也可单独发生。多见于颊黏膜上下咬合部，口唇、舌背等处，也可见于外生殖器黏膜如龟头处。多为呈网状的细纹，也可为白色斑点或呈环状。有时损害可出现糜烂溃疡。

甲扁平苔藓可累及几个或全部的指（趾）甲，表现为甲板变形、粗糙、无光泽，表面可有细微平行纵嵴或线状沟纹，甲板脆弱、变薄，可出现甲翼状胬肉，此为扁平苔藓甲损害的特征。如甲母质被破坏，则指（趾）甲难以恢复。

扁平苔藓侵犯毛发称毛发扁平苔藓，累及头皮及光滑皮肤的毛发；最初表现为红斑、毛囊性丘疹。逐渐发展为瘢痕性秃发，多呈斑片状。偶为弥漫性。

患者自觉症状因人而异，有的瘙痒显著，也可不痒；糜烂、溃疡性皮损疼痛明显。

一般人认为扁平苔藓是一自限性疾病，多在几个月及数年内消退。但黏膜扁平苔藓，尤其是糜烂、溃疡性和肥厚性扁平苔藓常持续多年。

（二）组织病理

表皮角化过度，颗粒层楔形增厚，棘层变薄或不规则增生，皮突呈锯齿状，基底细胞液化变性。真皮上部单一核细胞带状浸润，可见噬黑素细胞及嗜酸性胶样小体。

二、治疗

由于扁平苔藓可自然消退，对限局无症状的可不必治疗。但急性泛发性、症状严重，累及毛发和甲的患者则需要治疗，本病无特效疗法，以对症为主，目的是缓解症状、减轻炎症反应、减少及预防继发改变等。应根据每个患者皮疹多少、部位、轻重等来制定具体治疗方案。

（一）一般疗法

注意休息，消除精神紧张，减轻忧虑，解除心情郁闷；消除能使敏感组织损伤的因素如酗酒、吸烟、尖锐或粗糙的牙托及不合适的矫口器等，积极治疗磨牙症；对光化性 LP 可应用遮光剂；忌用可能激惹本病的药物如链霉素、金剂、砷剂及磺胺类药物、氯噻嗪等。

（二）全身治疗

1. 糖皮质激素　急性泛发、重症、甲或毛发严重受累以及黏膜有继发性溃疡患者可使用皮质激素治疗，泼尼松 40～60mg/d，症状消失或缓解后逐渐减量，一般在 4～6 周内减至 5～10mg/d，至最后停药。

2. 维 A 酸类　使用较多的是异维 A 酸 10～60mg/d、阿维 A 20～50mg/d，以后者疗效为佳。疗程可达 8 周，症状改善后减半药量，维持治疗至最后停用。使用时应注意其不良反应：黏膜干燥、皮肤瘙痒、毛发脱落、转氨酶升高、皮疹、甲沟炎等。维 A 酸类有致畸作用，服异维 A 酸期间和停药后半年内应避孕，服阿维 A 则应延长至停药后 2 年。

3. 抗真菌药物　如下所述。

（1）灰黄霉素：对口腔部严重糜烂以及 LP 皮损有效。用法：500～600mg/d，分 1～3 次口服。总量 18g，其治疗作用可能是和干扰角质形成细胞的核酸代谢有关，对大疱性 LP 疗效较好，一般用药 6～12 周见效，以后减为 250mg/d，继续治疗，总疗程达 6～12 个月。不良反应有恶心、呕吐、头痛、嗜睡、疲乏、白细胞减少，荨麻疹及光敏感，肝功能损害等。

（2）二性霉素 B：国外有人在治疗念珠菌培养阳性的口腔 LP 中使用；并获得良效。

4. 氨苯砜（DDS）　DDS 治疗大疱性 LP 有效，对皮肤口腔糜烂型 LP 及 LP 脱屑性齿龈炎治疗有帮助。用法：50～100mg，每周 2 次，疗程据病情而定。不良反应有贫血、药物性皮炎、嗜中性粒细胞减少、肝肾损害。

5. 免疫抑制剂　如下所述。

（1）环胞素 A：用法为：3～6mg/（kg·d），疗程 6～8 周。大部分患者在 2 周内见效。不良反应有高血压、感觉异常及肾功能不全等。勿与非甾体类抗炎药同时使用。环胞素 A 口腔含漱（每日 1～5ml，每毫升含 100mg），治疗口腔 LP 有效。

（2）雷公藤多苷片：0.5～1mg/（kg·d）口服对口腔黏膜网状斑纹型病变疗效较好，疗程 2 个月。不良反应有白细胞减少、贫血、血小板减少，男性抑制精子形成以及女性闭经等。

（3）其他：如硫唑嘌呤、环磷酰胺、甲氨蝶呤等治疗 LP 成功的也有报道，硫唑嘌呤对类天疱疮样 LP 和严重的口腔糜烂型 LP 有良效。也有报告用昆明山海棠治疗口腔糜烂型 LP 有卓效。

6. 免疫增强剂　如下所述。

（1）左旋咪唑：对口腔 LP 有效，用法：20mg，每日 3 次，连用 3 日，停 3 日，21 天为一个疗程。糜烂型可加苯丙酸诺龙 25mg，每周肌内注射一次。泛发性 LP 50mg，每日 3 次，连服 3 天，间隔 7 天，疗程1～2 个月。

（2）转移因子：治疗口腔 LP 有效，用法：每次 1U～2U，每周 2 次，皮下注射于上臂内侧或腹股沟下端淋巴回流丰富处，10 天为一个疗程。

（3）组胺球蛋白：2ml 皮下注射。隔日 1 次，连续使用平均 12～20 天可使损害消退或改善，不良反应有面部充血、恶心、呕吐、头痛等，少数患者第一次注射后，使原有的皮疹恶化或哮喘发作加重，此时应及时停药。

（4）聚肌胞：每次 2mg，每周 2 次，肌内注射。

（5）免疫核糖核酸：2mg，每周 1 次上臂内侧淋巴回流丰富处皮下注射，3 个月为一个疗程。通常在用药 6 周后病变消退或缓解。

7. 抗疟药物　如下所述。

（1）氯喹（chloroquine）：对光线性 LP 和 LP 甲病有效；对大疱型 LP、光化 LP、线状 LP 和黏膜 LP 有帮助，剂量为 500mg/d，共 2 周，以后改为 250mg/d 维持。

（2）羟氯喹（hydroxychloroquine）：对口腔 LP 有效，剂量为 200mg～400mg/d。

8. 苯妥英钠　100～200mg/d，疗程 2～8 周。

9. 抗组按类药物及镇静剂　对瘙痒显著、精神紧张焦虑的患者有效。抗组胺药及镇静剂可按常规量使用，睡前可给羟嗪 50mg。

（三）局部治疗

对限局、小面积皮损，单纯使用外用药即可获得满意疗效。

1. 糖皮质激素　常用的剂型有软膏、霜剂，如 0.1% 曲安奈德霜等。限局肥厚性皮疹用封包可增强疗效或用硬膏如肤疾宁贴敷。对于口腔扁平苔藓病变广泛、有症状或形成糜烂、溃疡者必须积极治疗，常用的有气雾剂如戊酸倍他米松每次 100mg，每日 3～4 次，糖丸或用糖浆漱口如倍他米松糖浆 0.6mg/5mL，或地塞米松糖浆，口含 10 分钟，每日 4 次。还可用药膜（如 0.1% 曲安奈德药膜等）。药膜能在水浸后成为溶胶，进而黏附在口腔黏膜的表面。在口腔局部使用皮质激素的过程中。若患者突然出现口腔肿痛或声音嘶哑。应怀疑并检查口腔是否并发了真菌感染。如白色念珠菌感染，并给予抗真菌治疗。

2. 维 A 酸类　对高度性角化皮疹疗效较好。常用的为 0.1% 维 A 酸霜。对口腔黏膜过度角化、树枝状斑纹可用 0.1% 维 A 酸口腔膜或复方维 A 酸口腔膜（含维甲酸及皮质激素等成分）治疗。对糜烂、溃疡性病变禁用。一般每日早晚用药两次。用药前先漱口。

3. 皮损内注射　糖皮质激素皮损内注射，对限局肥厚性皮疹，甲损害及口腔黏膜的损害均有效。对限局性肥厚性扁平苔藓、口腔黏膜小面积糜烂损害局部用药疗效差的、少数甲受累的情况下行皮损内注射。用 10mg/ml 的曲安奈德溶液局部注射，0.1mg/cm 每周 1 次，通常注射 2～3 次可见效。也可用醋酸泼尼松龙皮损内注射，剂量视皮损大小而定，一般每次可注射 0.5～1ml。注射时可加等量的 2% 利多卡因或盐酸普鲁卡因，以减轻疼痛。

4. 他克莫司和匹美莫司　近年来他克莫司软膏和匹美莫司霜作为免疫调节剂，局部外用于扁平苔藓的治疗，有一定疗效。

5. 其他　依济复（重组人表皮生长因子 thEGF）局喷治疗口腔黏膜糜烂性扁平苔藓。也有报道 2% 苯妥英钠软膏治疗 LP 有效；另外各种焦油制剂可用于肥厚限局性 LP，如 5%～10% 的黑豆馏油软膏等。对瘙痒者除了皮质激素制剂外，还可外用炉甘石洗剂含樟脑、薄荷或石碳酸的酊剂等。

（四）物理疗法

（1）PUVA 疗法：适用于泛发性和毛发扁平苔藓，方法同银屑病，但在皮疹消退后多数不需维持治疗。头皮扁平苔藓在照射时要剃除毛发。与口服维 A 酸类药物联合应用可提高疗效。

（2）CO_2 激光、冷冻：适用于肥厚性扁平苔藓的皮损。

（3）浅层 X 线、境界线以及放射性核素 ^{32}P、^{90}Sr 照射皮损处。

（五）外科手术

累及口腔黏膜和足跖的持久性糜烂、溃疡性扁平苔藓不仅影响进食和行走，且常对治疗抵抗，此时可行外科切除，范围较大者行植皮术。癌变者应及时手术切除。

（六）中医药治疗

本病中医称“紫癜风”。常分四种证型论治：①风湿热蕴阻证：起病突然，皮疹泛发，表面光泽，呈紫红色，甚或起水疱、舌质红、苔薄黄，脉滑。治宜疏风清热，祛湿止痒。方用消风散加减，防风 10g、蝉衣 6g、牛蒡子 10g、苦参 10g、生石膏 30g、知母 10g、当归 10g、赤芍 10g、苍术 10g、生甘草 6g。水煎服，每日 1 剂。外用三黄洗剂。②气血瘀滞证：病程较长，多发于四肢，皮损增厚，颜色紫暗，表面粗糙，舌紫暗有瘀斑，脉弦。治宜化瘀通经、搜风清热。方用通络活血方加减，当归尾 10g、赤芍 15g，桃仁 10g、红花 10g、王不留行 10g、泽兰 10g，牛膝 10g、鬼箭羽 15g、乌蛇 10g、僵蚕 10g、首乌藤 15g、黄芩 10g。水煎服，每日 1 剂。外用土大黄膏涂搽。③肝肾阴虚内热证：多发于口腔、唇部，伴急躁、少寐、咽干、舌红少苔，脉细，治宜滋补肝肾、滋阴降火。方用知柏地黄汤加枸杞子、金莲花、藏青果、丹参。外用养阴生肌散吹撒患处。④肾虚湿热下注证：多发于阴部、肛门、龟头等处，有灰白色丘疹和网状条纹、溃疡，伴小便短赤、尿道口刺痛，苔黄腻，脉滑数。治宜滋补肾阴、清利湿热。方用六味地黄汤合龙胆泻肝汤加减。外用养阴生肌散扑撒患处。

（张雁来）

第二节　线状苔藓

线状苔藓（lichen striatus）是一原因不明的自限性、炎症性皮肤病，因皮疹常沿肢体的血管或神经分布，有人提出本病与脊髓神经的机能障碍有关，或与患处的末梢神经对外来刺激反应性增强有关。

一、诊断要点

（一）临床特点

多见于儿童，皮损为多数针尖至粟粒大扁平多角形或圆形丘疹，形成长短、宽窄不一的条纹状或带状，皮疹多为淡红色或肤色，表面覆有少量鳞屑，略有光泽，多单侧分布于四肢或颈侧，一般无自觉症状。病起较急，通常在 3 ~ 6 个月内消退，不留痕迹。偶有迁延者。

（二）组织病理

缺乏特异性。表皮有不同程度的角化不全，细胞内、细胞间水肿，偶有少数角化不良细胞。真皮浅层血管周围有中等密度淋巴组织浸润。

二、治疗

（1）本病可自行消退，多无症状，一般不需治疗，外涂糖皮质激素软膏，口服维生素 B_2 有一定疗效。

（2）中医药治疗：由于线状皮损多见于肺、脾二经循行处，故中医辨证为脾肺二经风湿蕴阻，治宜健脾除湿、清肺疏风。可用苍白术各 10g、茯苓 10g、陈皮 10g、泽泻 10g、黄芩 10g、桑白皮 10g、赤芍 10g、白蒺藜 10g、白鲜皮 15g。水煎服，每日一剂。也可用大枫子油，或蛋黄油外涂。

（张雁来）

第三节　毛发苔藓

毛发苔藓（lichen pilaris）又称毛周角化病，是一种慢性毛囊口角化性皮肤病，病因不明，似与先天性素质有关，常有家族发病史，可能为常染色体显性遗传。本病常与鱼鳞病、掌跖角化病并发。

一、诊断要点

（一）临床特点

少年发病，至青春期达高峰，以后逐渐减轻。常见于皮肤干燥者，丘疹为针尖大、正常皮色或暗红色、散在性、与毛孔一致的尖顶状丘疹，丘疹顶部有一灰褐色角栓，中央有一根毳毛穿出或卷曲在内。除去角栓可见漏斗状小凹，不久角栓又新生。常对称分布于上臂及股部伸侧，也可见于前臂、肩胛、臂和面颊。本病经过缓慢，冬重夏轻，一般无症状或微痒。

（二）组织病理

表皮角化过度，毛囊口扩张，内有角栓，角栓内常有毳毛。真皮浅层血管周围轻度炎症细胞浸润。

二、治疗

本病无自觉症状，对健康无碍，一般不需治疗或仅做对症处理。

（一）全身治疗

对皮疹广泛的病例可大剂量服用维生素 A 及维生素 E，有提出每日口服维生素 A 10 万 IU 及维生素 E 800mg，但长期应用要注意维生素 A 中毒反应的发生，如头痛、厌食、皮肤瘙痒、唇炎、易激动、肌肉和骨疼痛等。一旦出现立即减量或停用。儿童和孕妇不宜大剂量应用。

（二）局部治疗

外用角质松解剂如 5% 水杨酸软膏，10% ~20% 尿素软膏，此外 10% ~20% 鱼肝油软膏，5% ~10% 硫黄软膏、0.1% 维 A 酸或求偶素软膏也可使用。轻者可仅用润肤剂。

（三）物理疗法

矿泉浴，紫外线照射可使部分患者好转。

（四）中医药治疗

本病中医认为系脾虚营血不足、血虚风燥、肌肤失养所致。治宜健脾养血、润燥息风。方用养血润肤饮加减，生熟地各 10g、当归 10g、天麦冬各 10g、黄芪 10g、苍白术各 10g、焦三仙 10g、僵蚕 10g、首乌藤 15g，水煎服，每日 1 剂。也可配成丸药，每服 9g，每日 2 次。外用天麻膏涂搽。

（张雁来）

第四节　小棘苔藓

小棘苔藓（lichen spinulosus）病因未明，有人认为它是毛发苔藓的亚型，也可能与维生素 A 缺乏有关。

一、诊断要点

（一）临床特点

好发于儿童，损害为针头大毛囊性角质丘疹，中央有一丝状、长数毫米、灰白色或肤色的角质性棘突。皮疹大多簇集成直径为 2 ~5cm 的斑片，常对称分布于颈、臀、股、腹、腘窝及上臂伸侧。起病急性或亚急性，进展缓慢、多无症状或微痒。

（二）组织病理

表皮角化过度，毛囊口扩张，内有角栓。毛囊周围轻度的淋巴组织细胞浸润。

二、治疗

（一）全身治疗

给富含维生素 A 的饮食，口服维生素 A 2.5 万 ~5 万 IU/次，每日 3 次，及维生素 E 100mg，每日 3 次。

（二）局部治疗

局部外用角质剥脱剂，如 0.1% 维 A 酸软膏，5% ~10% 水杨酸软膏，或 10% ~20% 尿素软膏。

（三）中医药治疗

本病属中医“肌肤甲错”范畴。中医认为本病多因失健运、营血不足、血虚风燥夹瘀所致，治宜健脾养血、活血润燥。方用三妙丸合四物汤加减，苍白术各 10g、黄柏 10g、牛膝 10g、当归 10g、白芍 10g、丹参 10g、熟地 10g、焦三仙各 10g。水煎服，每日 1 剂。也可配成丸药，每服 6g，日服 2 次。外用天麻膏涂搽。

（张雁来）

第十六章

皮肤脉管性皮肤病

第一节　变应性皮肤血管炎

一、概述

变应性皮肤血管炎（alleric cutaneous vasculitis）又叫白细胞碎裂性血管炎（allergic leukocytoclastic vasculitis）。白细胞碎裂性血管炎实际上是一种病理学诊断，它包含后面介绍的多种皮肤血管炎。变应性皮肤血管炎多种，病变侵犯真皮上部和（或）内脏组织毛细血管及小血管，发生坏死性血管炎。临床上常见紫癜、红斑、风团、结节、溃疡等多形性皮损，可伴有发热、乏力、关节痛及系统损害，也可与系统性疾病伴发。病程为急性、亚急性或慢性过程。目前认为该病是由免疫复合物介导所致的一组血管炎性疾病，病理改变以血管壁的纤维素样坏死，中性粒细胞浸润与核碎裂为特征。

二、临床表现

1. 皮肤损害　典型者皮损呈多形性，表现为红斑、丘疹、风团、紫癜、血疱、出血性大疱、结节、溃疡等损害。紫癜性斑丘疹是最常见的也是特征性的表现，常呈鲜红色至紫红色，压之不褪色。紫癜及紫癜样斑丘疹上可发生血疱、坏死及溃疡，有的发展为真皮结节。皮疹直径从 1cm 到数厘米不等，偶尔可见环状多形红斑样损害。最常侵犯小腿，也可广泛分布其他部位，特别是病情较重的患者，包括臀部、上臂、双足、踝部、躯干和面部，常呈对称性分布。皮损也可见于卧床不起的患者的受压部位，如背部和臀部。常伴小腿和踝部水肿。皮损中度瘙痒或疼痛。单个皮损持续 2～4 周可反复发作，使病程迁延数月至数年。

2. 黏膜损害　可侵犯黏膜而发生鼻衄、咯血、便血。

3. 系统损害　2/3 的病例有发热、关节痛及关节肿胀，1/3 的病例有肾脏受累。胃肠受累时可发生腹痛和便血。肺部受损时可出现弥漫性或结节样浸润性损害，可有胸腔积液。周围和中枢神经系统也可受侵犯，表现为头痛、复视、出血性视网膜炎以及咽下困难、感觉或运动机能障碍等，亦可侵及心、脾、肝脏而表现为多脏器损害。

三、诊断要点

1. 皮疹呈多形性　为红斑、丘疹、风团、紫癜、血疱、出血性大疱、结节、溃疡等损害，其中具有特征性的是紫癜性斑丘疹。

2. 实验室检查　血常规白细胞一般无明显变化，有时可增高，严重者伴贫血。约有 1/5 的病例嗜酸性粒细胞增高，一般占 4%～8%，少数可达 56%。急性发疹时有血小板暂时性降低、血沉快。肾脏受累者可有蛋白尿、血尿及管型尿。血清总补体可降低。

3. 组织病理　主要侵犯真皮浅层毛细血管后微静脉和毛细血管袢，严重病例炎症改变可扩展至真皮网状层甚至皮下脂肪层血管系统。组织学上特征性的改变是血管壁纤维素样坏死，伴内皮细胞肿胀；

血管壁中性粒细胞浸润及明显的核尘；可见不等量的单核细胞及嗜酸性粒细胞。

四、鉴别诊断

1. 过敏性紫癜　过敏性紫癜皮损形态较单一，主要为紫癜或有风团样皮疹，可伴关节疼痛、胃肠症状和血尿、蛋白尿。一般不出现结节、溃疡，可与本病鉴别。

2. 结节性血管炎　多发于中青年妇女，皮损为疼痛性结节，分布在臀部以下，小腿居多，结节可排列为线状，反复发作，不破溃。很少有全身症状，无内脏受累症状及体征。关于本病的组织病理同结节性红斑，有作者认为是结节性红斑的一个特殊类型。

3. 持久性隆起红斑　病因不甚清楚。皮损为红色或暗红色斑块、结节，分布于手背关节处，亦可分布于头面，少数可出现水疱、溃疡。病程可持续多年。早期组织病理表现为血管周围密集的中性粒细胞浸润，可见破碎的中性粒细胞形成核尘。新近有人主张归为白细胞破碎性血管炎类。

4. 结节性结核性静脉炎　好发于青年人下肢，尤其是小腿、足缘、足背或手背，为豌豆太小沿浅静脉分布的结节，无明显症状，亦不破溃。组织病理为肉芽肿性血管炎表现。本病不同于结节性红斑和硬红斑，亦无证据认为是一种血源性皮肤结核。

五、治疗方案及原则

1. 治疗原则　①一般治疗。②寻找并祛除过敏和感染因素。③抗过敏治疗。④免疫抑制剂。⑤对症治疗。

2. 治疗方案　如下所述。

（1）休息，重者应住院治疗：补充多种维生素，5% 葡萄糖注射液 250ml + 10% 葡萄糖酸钙 10ml + 维生素 C 1g 静脉滴注，每日 1 次。

（2）停止应用一切可疑的致敏药物和食物：仔细系统查体，寻找体内的急、慢性感染灶，采用相应抗生素控制感染。

（3）抗过敏：西替利嗪 10mg，每日 1 次，氯苯那敏 4mg，每日 3 次。控制患者的瘙痒。泼尼松每日 30 ~ 40mg，能较好地控制症状，稳定病情，发热及关节痛亦可得到改善，皮疹停止发展，病情稳定后可逐渐减至维持量。

（4）免疫抑制剂：雷公藤多苷 20mg，每日 3 次。

（5）氨苯砜：每日 100 ~ 150mg，有一定的疗效。

（6）外用药物：地塞米松霜外搽于红斑、丘疹、结节处，1 ∶ 40 聚维酮碘溶液或 3% 硼酸溶液湿敷于糜烂或溃疡处，每日 4 次。

（韩赛楠）

第二节　色素性紫癜性皮肤病

一、概述

色素性紫癜性皮肤病（pigmentary purpuric dermatosis）是一组以瘀点和含铁血黄素沉着为特征的慢性毛细血管炎症性皮肤病。包括进行性色素性紫癜性皮炎（progressive pigmentary purpunc dermatosis）、色素性紫癜性苔藓样皮炎（pigmented purpuric lichenoid dermatosis）及毛细血管扩张性环状紫癜（purpura annularis telangiectodes）。本病病因不明。

二、临床表现

1. 进行性色素性紫癜性皮炎　如下所述。

（1）多见于成年男性。

（2）皮损为针尖大小红色瘀点，为辣椒粉样，皮损逐渐密集成片，向外扩展，中心部逐渐变成棕褐色，新的瘀点不断发生，散在于陈旧皮损的边缘。

（3）好发于胫前、踝部及足背部。常单侧首发，病程进展可致双侧。

（4）一般无自觉症状病程缓慢，可自愈。

2. 色素性紫癜性苔藓样皮炎　如下所述。

（1）多发于 40～60 岁男性。

（2）皮损为细小铁锈色苔藓样丘疹，丘疹表面光滑，伴紫癜样损害，可融合成境界不清的苔藓样斑块，伴有毛细血管扩张。

（3）好发于小腿伸侧，可扩展至大腿、躯干和臀部。

（4）自觉痛痒，慢性病程。

3. 毛细血管扩张性环状紫癜　如下所述。

（1）多见于青壮年，男女均可发病。

（2）皮损开始为紫红色环状斑疹，斑疹中见点状暗红色毛细血管扩张或辣椒粉样小点，皮损由于含铁血黄素沉积而呈暗紫色、黄色或褐色。边缘慢慢向四周扩展，呈同心样或环形、多环形。皮损中央可有轻度萎缩，常旧皮损消失、新皮疹又出现。

（3）多发于小腿伸侧，可至大腿、躯干和臀部。

（4）无自觉症状，病程慢性，有自愈倾向。

三、诊断要点

（1）多好发于双下肢及典型皮损。

（2）组织病理三种病的组织病理变化基本相似，表现为真皮毛细血管内皮细胞肿胀；毛细血管周围红细胞外溢，有淋巴细胞、组织细胞浸润及不同程度的水肿，偶见少数中性粒细胞浸润，有含铁血黄素沉着。

（3）实验室检查毛细血管脆性试验常为阴性。

四、鉴别诊断

1. 静脉曲张性淤积性皮炎　有静脉曲张，多发生在一侧下肢，皮疹为湿疹样损害，有时可出现溃疡。

2. 过敏性紫癜　多发生于儿童，皮损以大小不等瘀点和瘀斑为主，常伴有腹痛及关节和肾脏的改变。组织病理无含铁血黄素沉着。

3. 三病之间的主要区别　毛细血管扩张性环状紫癜是以毛细血管扩张及环状损害为特点；色素性紫癜性苔藓样皮炎的特征是丘疹、紫癜、苔藓样损害及瘙痒；进行性色素性紫癜性皮炎是以点状、斑片状红斑，紫癜，色素沉着为主要表现。

五、治疗方案及原则

（1）注意休息，避免持重或长久站立。

（2）降低血管壁渗透性药物：维生素 C 0.2g，每日 3 次口服；葡萄糖酸钙 1.0～2.0g，每日 3 次口服。

（3）有感染病灶存在，可适当应用抗生素治疗。

（4）有瘙痒者可外涂糖皮质激素制剂。

（韩赛楠）

第三节　荨麻疹性血管炎

一、概述

荨麻疹性血管炎（urticarial vasculitis）为一种新的免疫复合物疾病，其特点是皮疹表现为风团，持续时间长，还可出现血管性水肿、关节疼痛、肠胃道症状及肾脏受累。多见于 21 ~ 50 岁女性。组织学特征为白细胞破碎性小静脉炎。

二、临床表现

1. 皮肤损害　皮损主要表现为风团，持续时间长达 24 ~ 72 小时，甚至数天不消退。风团触之有浸润感，有时损害可见点状出血，风团消退后留有含铁血黄素的色素沉着。少数病例有水疱，自觉瘙痒、烧灼感或疼痛，起病时常伴有发热。

2. 系统损害　常伴有关节疼痛、僵硬和肿胀，特别是在手、肘、双足、踝和膝部；但症状明显的关节炎罕见。也可出现胃肠道症状，如腹痛、恶心、呕吐、腹泻。晚期可出现肾脏损害可见蛋白尿和血尿。

三、诊断要点

1. 皮损主要表现　持续 24 小时以上的风团，风团消退后留有含铁血黄素的色素沉着。皮损伴有疼痛，常伴有关节症状。

2. 验室检查　周围血白细胞正常或增加，中性粒细胞比例增加，血沉快。严重而持久的低补体血症最为最常见的异常，特别是 C4 降低更明显。

3. 组织病理　血管炎主要侵犯浅表血管丛并以白细胞破碎性模式为特征。红细胞渗出表明有血管损害。真皮可见水肿。组织学特征比较隐晦，仅有局部纤维蛋白样血管改变、少数中性粒细胞及稀少的核碎裂。

四、鉴别诊断

荨麻疹风团持续时间短，24 小时内自行消退，消退后不留痕迹。血沉、血清补体正常，组织病理无血管炎变化。

五、治疗方案及原则

1. 治疗原则　①一般治疗。②抗过敏治疗。③糖皮质激素。④对症治疗。
2. 治疗方案　如下所述。

（1）休息，重者应住院治疗补充多种维生素，5% 葡萄糖注射液 250ml + 10% 葡萄糖酸钙 20ml + 维生素 C 1 ~ 3g 静脉滴注，每日一次。芦丁 20mg，每日 3 次。维生素 E 0. 1g，每日 3 次。

（2）抗过敏：用抗组胺药止痒：西替利嗪 10mg，每日 1 次；氯苯那敏 4mg，每日 3 次。

（3）要使风团消退、疼痛减轻，首选糖皮质激素。泼尼松每日 40 ~ 60mg 口服，病情重者可选用静脉使用的糖皮质激素制剂。

（4）氨苯砜（DDS）对本病有一定的疗效。

（韩赛楠）

第四节　结节性多动脉炎

一、概述

结节性多动脉炎（polyarteritis nodosa）是一种临床表现丰富的多系统疾病。为累及中、小动脉全层的炎症和坏死性血管炎，随受累动脉的部位不同，临床表现多样，可仅局限于皮肤（皮肤型），也可波及多个器官或系统（系统型），以肾脏、心脏、神经及皮肤受累最常见。20% ~25% 的病例仅表现为皮肤症状。好发于中年男性。结节性多动脉炎的病因尚不完全清楚，一般认为外源性物质是主要诱发因素，许多物质均可引起血管炎性改变，如血清、细菌、药物、病毒等。病理表现为累及真皮深部或皮下脂肪肌性动脉的坏死性血管炎。发病率为每年 0.7/10 万人，患病率 6.3/10 万人。

二、临床表现

1. 典型症状　见于各年龄组，40 ~60 岁为高峰。男女比例为 2 ：1，起病缓急不一，典型者以发热、乏力、体重减轻、肌痛、关节痛起病。

2. 皮肤型　病变局限在皮肤，皮损呈多形性和混杂性，如结节、红斑、丘疹、风团、水疱、网状青斑、肢端皮肤坏死和隆起性紫癜等。皮下小结节为常见症状，并以此为特征。结节一般为 0.5 ~2.0cm 大小，坚实，单个或多个，沿表浅动脉排列或不规则地聚集在血管近旁，呈玫瑰红、鲜红或近正常皮色，可自由推动或与其上皮肤粘连，有压痛，结节中心可发生坏死形成溃疡，边缘不齐。其他皮损为好发于小腿、前臂、躯干、面、头皮和耳垂等部位，发生在两侧但不对称。一般无全身症状，也可伴有低热，关节痛、肌痛等不适。

3. 系统型　急性或隐匿起病，常有不规则发热、乏力、关节痛、肌痛、体重减轻等全身不适症状。皮损表现与皮肤型所见相似，但皮疹急性发生时，有出血、大疱、急性栓塞及溃疡，表现为明显急性炎症。部分患者伴雷诺现象。系统损害有：①肾脏病变最为常见，可有蛋白尿、血尿，少数呈肾病综合征表现，肾内小动脉广泛受累时可引起严重肾功能损害。肾内动脉瘤破裂或有梗死时可出现剧烈肾绞痛和大量血尿。高血压较常见，有时为唯一临床表现。高血压加重了肾脏损害，尿毒症为本病主要死亡原因之一。②消化系统受累随病变部位不同而表现各异，腹痛最为常见，还可出现呕吐、便血等。如为小动脉瘤破裂可致消化道或腹腔出血，表现为剧烈腹痛、腹膜炎体征。肝脏受累可有黄疸、上腹痛、转氨酶升高，部分病例并发乙型肝炎病毒感染呈慢性活动性肝炎表现。当胆囊、胰腺受累时可表现出急性胆囊炎、急性胰腺炎的症状。③心血管系统也较常累及，除肾性高血压可影响心脏外，主要因冠状动脉炎产生心绞痛，严重者出现心肌梗死、心力衰竭、各种心律失常均可出现，以室上性心动过速常见，心力衰竭为本病主要死亡原因之一。④神经系统中周围神经和中枢神经均可受累，以周围神经病变常见，出现分布区感觉异常，运动障碍等多发性单神经炎、多神经病等。累及中枢神经时，可有头晕、头痛，脑动脉发生血栓或动脉瘤破裂时可引起偏瘫。脊髓受累较少见。⑤肺脏血管很少受累，眼部症状约占 10%。其他如生殖系统，睾丸和附睾 80% 受累，但临床表现者仅 20% 左右。⑥关节受累时，关节痛和关节炎常见。关节炎通常不对称，主要累及下肢。其他表现有非特异性肌痛和肌无力。

三、诊断要点

1. 症状与体征　典型的临床表现是多系统损害，特别是肢端皮肤坏死性病灶、网状青斑、外周神经病变及尿异常。血管造影见内脏小动脉多个瘤样扩张。

2. 实验室检查　白细胞总数及中性粒细胞常增高，因失血或肾功能不全可有不同程度贫血，血沉多增快，尿检常见蛋白尿、血尿、管型尿，肾脏损害较重时出现血清肌酐增高，肌酐清除率下降。免疫学检查：丙种球蛋白增高，总补体及 C3 补体水平下降常反映病情处于活动期，类风湿因子、抗核抗体呈阳性或低滴度阳性，ANCA 偶可阳性，约有 30% 病例可测得 HBsAg 阳性。

3. 组织病理　主要侵犯中、小动脉，病变为全层坏死性血管炎，好发于动脉分叉处，常呈节段性为特征，间或可累及邻近静脉，各脏器均可受累，以肾、心、脑、胃肠道常见，较少累及肺及脾脏。全层可有中性粒细胞、单核细胞、淋巴细胞及嗜酸性细胞浸润引起内弹力层断裂，可有小动脉瘤形成。后期内膜增厚，血栓形成，管腔狭窄致供血的组织缺血，随着炎症逐渐吸收，纤维组织增生，血管壁增厚甚至闭塞，炎症逐渐消退，肌层及内弹力层断裂部由纤维结缔组织替代，形成机化。

四、鉴别诊断

1. 结节性血管炎　多见于双足背及侧缘和小腿下1/3，表现为豆大的皮下结节，多呈线状和串珠状排列，可有压痛，有的表面皮肤红斑不明显，一般无系统症状，可鉴别。

2. 重型过敏性紫癜　此病症状与结节性多动脉炎很相似，但亦有不同之处：①紫癜的皮疹多见于下肢，且较短暂，而结节性动脉炎的皮疹往往累及全身，持续较久；②前者的腹部症状较重而后者则较轻；③前者预后较后者的好。

3. 多发性大动脉炎（无脉症）　以高血压为突出的临床表现。如同时还有大动脉闭塞症状以及发热、皮疹、关节炎或血沉增快等，应考虑此病。

4. 系统性红斑狼疮　多有肾损伤，应与结节性多发性动脉炎鉴别，但系统性红斑狼疮多见于女性，有典型皮疹，抗核抗体及狼疮细胞检查阳性，可以鉴别。

5. 川崎病　又称皮肤黏膜淋巴结综合征，婴幼儿多见，其主要临床特点是持续发热、皮肤多形性红斑、口腔黏膜充血、双眼结膜充血、手足硬肿及颈淋巴结肿大，常有冠状动脉损伤。川崎病与婴儿型结节性多动脉炎相似，但前者为自限性疾病，预后较好。

五、治疗方案及原则

1. 治疗原则　①糖皮质激素；②免疫抑制剂；③抗病毒；④对症治疗。

2. 治疗方案　现代治疗，包括使用糖皮质激素与环磷酰胺，已使5年生存率由过去的13%升至48%。首选糖皮质激素，开始宜用大剂量，泼尼松每日60～100mg，症状改善后，逐渐降至维持剂量，每日10～20mg。对糖皮质激素疗效差者，可用免疫抑制剂。病因如为乙肝病毒，可试用抗病毒治疗。对于系统性症状需对症治疗。

（韩赛楠）

第五节　变应性肉芽肿病

一、概述

变应性肉芽肿病（allergic granulomatosis），是一种有肉芽肿形成的系统性血管炎，以哮喘、坏死性血管炎、血管外肉芽肿、外周血嗜酸性粒细胞增多和多器官组织嗜酸性粒细胞浸润为特征。临床少见，根据组织病理确诊的病例统计，发生率约2.4/100万人。因首先由Churg和Strauss两位病理学家描述，通常又称Churg－Strauss综合征（Churg－Strauss syndrome，CSS）。

二、临床表现

（1）变应性肉芽肿病多在中年发病，男性稍多，可呈典型Ⅲ期进展。

Ⅰ期：变应性前驱期。以过敏性鼻炎和哮喘为主要表现。常伴副鼻窦炎，副鼻窦炎具有症状重、反复发生及常需手术治疗的特点。

Ⅱ期：外周血嗜酸性粒细胞增多和组织嗜酸性粒细胞浸润期。外周血嗜酸性粒细胞计数平均 > 10^{10}/L。

Ⅲ期：威胁生命的系统性血管炎期。可累及全身多种器官。

（2）皮肤损害不常见，可于四肢伸面、头皮出现结节，指端可有硬的丘疹，无压痛，亦可见紫癜等皮损。

（3）CSS属系统性疾病，肺脏、心脏、外周神经系统等均可不同程度受累，出现相应的临床表现。其中肺部受累最常见，肺外脏器中心脏受累是死亡主要原因。

三、诊断要点

由于CSS的三种病理改变难以在同一组织活检标本中同时查见，严格遵循三条病理标准作为诊断依据只能使不足20%的CSS患者得以诊断。为避免大量患者漏诊，应更强调临床诊断，将临床诊断与病理诊断相结合。1990年美国风湿病协会血管炎分会提出了以临床为主的六条诊断标准。

（1）哮喘。

（2）外周血嗜酸性粒细胞分类计数 >10%。

（3）单发性或多发性神经炎。

（4）鼻旁窦病变。

（5）X线显示肺内游走性浸润影。

（6）组织活检证实有血管外嗜酸性粒细胞浸润。

以上6条标准中，只要符合其中4条，即可诊断为CSS。

四、鉴别诊断

1. 慢性嗜酸性粒细胞增多性肺炎及过敏性支气管肺曲菌病　均可有哮喘、外周血嗜酸性粒细胞增多及肺部嗜酸性粒细胞浸润性肺炎表现，但二者均无肺外多器官受累，无坏死性血管炎及坏死性肉芽肿病理改变。

2. 嗜酸性粒细胞增多综合征　有外周嗜酸性粒细胞增多及全身多脏器嗜酸性粒细胞浸润，但无哮喘症状，亦无坏死性血管炎及坏死性肉芽肿病理改变。

3. Wegner肉芽肿　上呼吸道病变以溃疡、坏死及鼻痛为主，肺内病变易形成空洞，肾脏病变较重，没有哮喘症状，可以鉴别。

4. 结节性多动脉炎　极少累及肺，没有哮喘症状，肾损害重，主要死于肾衰竭，可作鉴别。

五、治疗方案及原则

（1）糖皮质激素是治疗CSS的主要药物，多数患者效果良好。

（2）急性期、有多脏器受累，如有急性肾功能衰竭、呼吸窘迫者，可大剂量给药，给予甲泼尼龙1g静脉滴注，每日1次，连用3天。

（3）一般情况下，无威胁生命表现，则可用泼尼松每日40～60mg口服，直到症状好转。胸部X线、外周血嗜酸性粒细胞计数、血沉、C反应蛋白等指标显示病情活动得到控制，1个月后，逐渐减量，以维持量治疗1年以上。

（4）若糖皮质激素疗效欠佳或产生依赖，可加用免疫抑制剂。常用环磷酰胺或硫唑嘌呤，可提高缓解率，协助激素减量或停药，并降低复发率。若对环磷酰胺反应差，可在激素基础上加用环孢素A。

（韩赛楠）

第十七章

结缔组织病

第一节　红斑狼疮

红斑狼疮是一种慢性病情反复发作的自身免疫性疾病。病因及发病机制尚不十分清楚，发病多与遗传、病毒感染、药物、物理因素、免疫异常、雌激素等有关，系在遗传基础上受环境因素影响诱发的自身免疫性疾病。本病为一病谱性疾病，盘状红斑狼疮和系统性红斑狼疮为病谱的两个端型，中间有亚急性皮肤型红斑狼疮、深在性狼疮等多个类型。

一、诊断要点

（一）盘状红斑狼疮（DLE）

1. 好发年龄　多见于20～40岁的中青年女性，男女比例约为1∶2，且男性发病年龄较女性稍大。

2. 好发部位　皮损好发于两颧部、鼻背、口唇、前额、头皮、耳郭、手背、胸前等处，偶可发生于四肢、躯干、掌跖皮肤和口腔黏膜。

3. 典型损害　如下所述。

（1）皮肤损害：为持久性境界清楚的盘状红斑，边缘微隆起，中央轻微凹陷，伴毛细血管扩张，表面覆黏着性鳞屑，去除鳞屑后可见角质栓和扩大的毛孔，发生日久的损害可见萎缩性瘢痕、浸润肥厚性斑块和色素减退，少数患者指尖、耳郭、足跟可出现冻疮样损害，偶可播散至四肢和躯干。皮损多对称性分布，两颧和鼻梁处损害连接呈蝶形，具有特征性。

少数皮损可发生钙质沉着、基底细胞癌、鳞状细胞癌、角化棘皮瘤等，1%～5%患者可发展成系统性红斑狼疮。

（2）黏膜损害：口腔黏膜损害呈淡红色斑，边缘发红，表面浸渍发白，可糜烂或形成浅溃疡，最后出现萎缩。唇部尤其是下唇出现暗红色斑，表面覆灰白色鳞屑或黏着性痂，轻微挛缩，唇纹可消失。

（3）头发改变：头皮损害可引起头发局限性永久性脱落。

（4）指（趾）甲改变：一般无明显改变，少数可有甲变色、甲板轻微增厚、甲表面脱屑、甲床角化过度等，可呈红－绿色甲板伴纵向条纹和甲碎裂。有时一个或数个指（趾）甲萎缩。

4. 自觉症状　多无自觉症状，少数可有轻微瘙痒和皮肤紧缩感，日晒后症状加重。偶有低热、关节痛等全身症状。

5. 病程　病情进展缓慢，病程可持续数年至数十年。

6. 实验室检查　约35%患者血清抗核抗体阳性，少数7球蛋白增高、类风湿因子阳性、血沉增快和白细胞总数轻微降低。

皮损处活检组织病理示：表皮角化过度，角栓形成，基底细胞液化变性；真皮灶性淋巴细胞浸润。90%患者狼疮带试验阳性。

（二）亚急性皮肤型红斑狼疮（SCLE）

1. 好发年龄　患者多见于中青年女性，也可见于老年人。

2. 好发部位 皮损主要发生于面、颈、肩和躯干部，少数可发生于前臂和手背。偶可累及口腔黏膜，腰以下部位很少受累。

3. 典型损害 如下所述。

(1) 皮肤损害：损害以丘疹鳞屑型和环状红斑型为主。

丘疹鳞屑型皮损初为红色丘疹，逐渐向周围扩展形成浅表暗红色斑块，表面覆少量灰白色鳞屑，似银屑病或糠疹样，消退后可留有色素沉着。

环状红斑型皮损初为水肿性淡红色至暗红色斑疹及丘疹，边缘不断向外扩展，而中央逐渐消退，形成境界清楚、大小不等的环状或多环状损害，边缘隆起且覆少量鳞屑，中央消退后留有毛细血管扩张及色素沉着，周围可见少数水疱和结痂。

两型皮损数量均较多且表浅，散在或有融合倾向，无毛囊角栓和萎缩。

(2) 黏膜损害：口腔黏膜损害呈淡红色斑，表面浸渍发白，可糜烂或形成浅表性溃疡。

(3) 系统损害：可伴有关节炎、雷诺征、浆膜炎、骨骼肌及中枢神经系统受累，但症状轻微。约65%丘疹鳞屑型患者可发生狼疮性肾炎，而环状红斑型患者极少有肾脏受累，且损害轻微。

(4) 头发改变：一般无头发脱落。

(5) 指（趾）甲改变：伴有雷诺现象者的甲皱襞可轻微萎缩，甲板可凹凸不平。

4. 自觉症状 皮损轻微瘙痒，部分患者可有低热、关节酸痛、肌痛、乏力等全身症状。

5. 病程 病情进展缓慢，日晒后加重，皮损可持续数月。

6. 实验室检查 约60%患者血清抗核抗体阳性，60%～70%抗Ro抗体和约40%抗La抗体阳性，部分患者狼疮细胞阳性和IgG、γ球蛋白及免疫复合物增高，血沉可增快，白细胞和血小板数量减少。

皮损处活检组织病理表现与盘状红斑狼疮相同，狼疮带试验阳性。

（三）深在性红斑狼疮（LEP）

1. 好发年龄 患者多为中青年女性，也可见于老年人。多数患者伴有盘状红斑狼疮，也见于2%～5%的系统性红斑狼疮患者。

2. 好发部位 好发于面颊部，也可见于臀部、上臂、股部和胸部，损害单侧或双侧分布。不累及内脏器官及黏膜。

3. 典型损害 为深在质韧如橡皮样硬的结节和斑块，直径1～3厘米或更大，触诊与周围组织界限较清楚。表面皮肤正常或呈淡红色，身体其他部位可有盘状红斑狼疮皮损。

4. 自觉症状 患处常有不同程度疼痛，并发盘状或系统性红斑狼疮者可有相应局部和全身症状。

5. 病程 损害可自行消退，但多倾向于持久存在。

6. 实验室检查 约30%患者血清抗核抗体阳性，部分患者抗dsDNA、抗ssDNA、抗SSA、抗SSB抗体阳性。

深在性结节或斑块活检组织病理示：真皮深部和脂肪层为淋巴细胞性脂膜炎；免疫显微镜下可见线状基底膜带；直接免疫荧光可见真皮小血管及深部血管有免疫复合物沉积。

（四）系统性红斑狼疮（SLE）

1. 好发年龄 患者多为中青年女性，也可见于儿童。多数患者伴有盘状红斑狼疮或由2%～5%的盘状红斑狼疮发展而来。

2. 好发部位 皮损好发于面、颈、胸前、双手背、前臂外侧、耳郭等暴露部位，少数泛发。多数患者伴有内脏器官、头发、黏膜及指（趾）甲损害。

3. 典型损害 如下所述。

(1) 皮肤损害：见于80%～90%患者。面部特征性蝶形水肿性红斑，颜色鲜红或紫红，境界清楚，表面光滑或覆少量灰白色黏着性鳞屑，偶有渗出和水疱，消退后留褐色斑。指（趾）及甲皱襞水肿性暗红色斑、多形红斑样或冻疮样损害，可见短线状毛细血管扩张，指（趾）末端可见少数紫红色斑点、瘀点、紫斑、溃疡、坏死及点状萎缩等。

身体其他部位可有红色丘疹、斑丘疹、疱疹、多形红斑、皮下结节、网状青斑、毛细血管扩张等多形性损害。多数患者具有光敏性，日光照射后症状加重或皮疹数量增多、面积扩大。

（2）黏膜损害：约25%患者有口腔、口唇、鼻、眼及外阴黏膜受累。损害为点片状红斑和瘀斑，可糜烂或形成浅表性溃疡，表面浸渍发白，边缘绕有轻度浸润性红晕。唇部常有水肿、痂皮和皲裂，外阴损害可继发感染出现脓性分泌物。

（3）头发损害：多数患者的头发稀疏、易断、干燥、无光泽、长短不一，约50%患者在疾病进展期有局限性或弥漫性脱发，以前额及头顶处最为明显，但多数可恢复。

（4）甲损害：可有甲板变色、脱屑、轻微增厚、纵嵴，部分甲半月处变薄或分层。

（5）肾损害：约80%患者有肾脏受累，主要表现为肾炎或肾病综合征，后期可发生肾功能衰竭，出现尿毒症。

（6）其他脏器损害：约30%患者有其他脏器损害，如关节炎、肌炎、心肌炎、心包炎、冠状动脉炎、肝大、脾大、肠系膜血管炎、肠穿孔、贫血、急性肺炎、间质性肺炎、胸膜炎、癫痫、卒中、眼底出血、雷诺现象、浅表淋巴结肿大，以及情绪波动、性格改变等。

4. 自觉症状　皮损可有轻微瘙痒和灼热感，日晒后加重；伴有深在性狼疮者，患处可有疼痛。常有不规则发热、寒战、乏力、倦怠、食欲缺乏、体重下降、关节痛、肌痛、头痛等全身症状。内脏器官受累者可出现相应症状。

5. 病程　皮损加重与缓解相互交替，部分可自行消退。内脏可为慢性进行性损伤，病程可达数年甚至数十年。

6. 实验室检查　患者血清90%～95%抗核抗体、60%～70%抗dsDNA抗体、35%～40%抗Sm抗体、20%～25%抗nRNP抗体、60%以上抗Ro抗体阳性。其他可有全血细胞减少、血沉增快、RPR阳性、γ球蛋白明显增高、白蛋白减少、血清IgG和IgM升高、总补体降低、类风湿因子阳性等。

约92%皮损处狼疮带试验阳性，玫瑰花形成率及淋巴细胞转化率均降低。伴有内脏受累者可出现相应阳性检测指标。

二、治疗

1. 一般治疗　避免日光照射，外出时着长袖、撑遮阳伞或戴长檐帽，暴露部位皮肤涂搽指数较高的防晒霜，脱离寒冷潮湿环境。加强营养，多食用高蛋白、高维生素、高能量饮食，忌食灰菜、小白菜、油菜、芥菜、莴苣、无花果等具有光感作用的蔬菜。禁用肼苯哒嗪、利舍平、青霉素、灰黄霉素、苯妥英钠、异烟肼、氯丙嗪、磺胺类、保太松、对氨基水杨酸、避孕药和疫苗等可能引起LE的药物。

注意休息，避免劳累，急性期伴有全身症状者应卧床休息，加强皮肤和黏膜护理，伴有肾或其他脏器损伤的孕妇，应及早终止妊娠。减轻心理压力，消除思想顾虑，积极配合治疗，树立与疾病长期斗争的信心。

2. 全身治疗　如下所述。

（1）盘状红斑狼疮

1）抗疟药：常选用氯喹250～500mg/d、羟氯喹400mg/d或氯酚喹林0.4～0.6g/d，分次口服，症状缓解后逐渐减量，用最小有效量维持治疗，疗程不小于6个月，并定期进行眼底检查。

2）糖皮质激素：单纯抗疟药和外用药治疗无效者，可系统应用小剂量糖皮质激素，常选用醋酸泼尼松5～20mg/d，分次或1次口服。

3）免疫抑制剂：一般治疗无效或顽固性手足损害，可选用硫唑嘌呤2～3mg/（kg·d）、环磷酰胺100～200mg/d或甲氨蝶呤7.5～15mg/周，分次或1次口服。亦可选用雷公藤6～9片/d、雷公藤总苷30～60mg/d或雷公藤糖浆30～45ml/d（每日总用量相当于雷公藤生药20～40g）；昆明山海棠与雷公藤作用相似，常用量为1.5～2.5g/d，分次口服。

4）沙利度胺：初始用量为50～400mg/d，分次口服，症状控制后减至25～50mg/d，维持治疗3～5个月。该药对多数患者有效，但停药可复发。

5）抗麻风药：该类药物对大疱性盘状红斑狼疮疗效较好，可选用氨苯砜或氯法齐明100mg/d，分次口服，症状控制后减量维持治疗一段时间。应注意氯法齐明有使衣服和皮肤染色的不良反应。

6）维A酸类：可选用阿维A酸或阿维A酯0.5～1mg/（kg·d），分次或1次口服。常与抗疟药联用治疗有慢性肥厚性皮损的红斑狼疮。

7）β－胡萝卜素：对头皮损害及脱发疗效较好，常用量为150mg/d，分次口服。

8）其他：如维生素E、维生素C、金制剂、达那唑、铋剂、氯苯吩嗪、泛酸钙、复合维生素B等，可酌情选用。

（2）亚急性皮肤型及深在性红斑狼疮

1）糖皮质激素：病情进展期可系统应用小剂量糖皮质激素，常选用醋酸泼尼松20～40mg/d，分次口服，一般每周减量1次，每次减量10mg，直至停用。病情严重者可行糖皮质激素冲击治疗，常选用甲泼尼松龙1g/d，缓慢静脉滴注，每日1次，连用3天后改为醋酸泼尼松30～45mg/d口服，并逐渐减量至停用。

2）非甾体类抗炎剂：用于关节痛及伴有全身症状者，常选用阿司匹林0.9～1.8g/d、吲哚美辛75～150mg/d或布洛芬1.2～1.8g/d，分次口服。

3）人免疫球蛋白：用于病情严重或其他药物疗效不佳者，常用量为0.2～0.4g/（kg·d），连用3～5天，部分患者可收到较好疗效。

4）其他：如抗疟药、抗麻风药、维A酸类、沙利度胺等，用法用量同盘状红斑狼疮。维生素E、维生素C、烟酸、泛酸钙、维生素B_{12}等可作为辅助治疗药物。

（3）系统性红斑狼疮

1）非甾体类抗感染药：伴有关节痛及轻症患者，可给予阿司匹林2～3g/d、吲哚美辛75～150mg/d或布洛芬1.2～1.8g/d，分次口服。

2）糖皮质激素：为治疗系统性红斑狼疮的首选药物，用法、用量依病情而定，但早期、足量、规律、逐渐减量是其原则。轻症者可给予醋酸泼尼松20～40mg/d，分次口服；病情较重者可给予醋酸泼尼松60～80mg/d，分次口服，症状缓解后逐渐减量并用最小有效量维持治疗。

重症者可给予氢化可的松5～10mg/（kg·d）、地塞米松15～30mg/d或甲泼尼龙40～120mg/d，加入到5%～10%葡萄糖溶液2 000～4 000ml中，静脉滴注，尽可能维持24小时。病情稳定和缓解后逐渐减量，每次减量以当时用量的10%～20%为宜，最后用醋酸泼尼松0.5～1mg/（kg·d）口服维持治疗；病情有恶化倾向者，应用甲泼尼松龙0.5～1g/d或地塞米松100～200mg/d，加入5%～10%葡萄糖溶液250～500ml中，30～60分钟静脉注入，连用3天，以后改为醋酸泼尼松0.5～1mg/（kg·d）口服，病情稳定或缓解后逐渐减至最小量维持治疗。

糖皮质激素初始用量若足够，则发热、关节痛及中毒症状等在1～2天内消退，一般情况好转，若第3天症状无好转，则应将剂量增加当时用药量的25%～50%，多数2～3周病情能够最大程度得到控制，然后逐渐减少用药量，并用最小量维持治疗。用药过程中可给予雷尼替丁或氢氧化铝预防应激性溃疡、地西泮用于糖皮质激素引起的精神症状、抗生素预防继发感染等。

3）免疫抑制剂：与糖皮质激素联用可提高疗效、减少糖皮质激素用量，改善肾脏、中枢神经、心肺的损伤。常选用硫唑嘌呤1～3mg/（kg·d）、环磷酰胺100～200mg/d、甲氨蝶呤7.5～15mg/周、苯丁酸氮芥0.1～0.2mg/（kg·d）、吗替麦考酚酯1.5～2g/d、环孢素3～5mg/（kg·d）、他克莫司0.15～0.3mg/（kg·d）或雷公藤总苷1～1.5mg/（kg·d）等，分次服用。病情最大程度得以控制后，一般先减糖皮质激素用量，后减免疫抑制剂，疗程视病情而定。该类药物中以硫唑嘌呤和环磷酰胺的疗效较为确切。

4）人免疫球蛋白：用于病情严重、身体极度虚弱或并发全身感染者，一般用量为0.2～0.4g/（kg·d），连用3～5天。

5）免疫调节剂：可选用胸腺肽10～20mg（肌内注射，2～3次/周）、转移因子2～4ml（肌内注射，每周1次）、异丙肌苷3g/d分次口服，或左旋咪唑100～150mg/d（每2周连服3天，停药11天）。其他如多抗甲素、薄芝片和薄芝注射液等也可选用。

6）抗疟药：常选用氯喹 0.25 ~ 0.5g/d、羟氯喹 400mg/d 或氯酚喹林 0.4 ~ 0.6g/d，分次口服，症状缓解后可逐渐减量，用最小有效量维持治疗，疗程不小于 6 个月。用药过程中应定期进行眼底检查。

7）其他：如异维 A 酸 0.5 ~ 1mg/（kg · d）能促进皮损消退和口腔溃疡愈合；盐酸酚苄明 10 ~ 20mg/d 用于雷诺综合征者；有精神症状者可给予地西泮；伴有荨麻疹样损害者可给予氨苯砜 100mg/d；贫血者给予铁剂；秋水仙碱用于狼疮性血管炎患者。维生素 E、维生素 C、烟酸、泛酸钙、维生素 B_{12} 等可作为辅助治疗药物。

3. 血浆置换及透析疗法　血浆置换是用正常人血浆或血浆代制品、白蛋白、人免疫球蛋白等，置换患者血浆，每日或隔日置换 1 次，每次置换血浆 2 ~ 3 升，可置换 5 ~ 10 次，用于狼疮性肾炎伴循环免疫复合物及自身抗体滴度明显升高者。透析疗法适用于肾功能衰竭患者。

4. 局部治疗　各型皮损均可选用 0.025% 醋酸氟氢可的松软膏、0.0125% ~ 0.05% 氟轻缩松霜或软膏、0.025% 醋酸氟轻松乳膏或软膏、0.1% 哈西奈德乳膏或软膏、0.05% 卤米松霜或 0.05% 丙酸氯倍他索软膏等强效糖皮质激素封包，每日 2 次。肢端血管炎样损害可涂搽肝素软膏或喜疗妥软膏，每日 3 次。

5. 封闭疗法　深在性结节和顽固难退的皮损，可选用醋酸泼尼松龙混悬液 25mg/ml、甲泼尼龙醋酸酯混悬液 20mg/ml、复方倍他米松混悬液 7mg/ml 或曲安奈德混悬液 40mg/ml，加 1% 普鲁卡因或利多卡因溶液 2 ~ 5ml 混匀，根据皮损面积和结节大小，每个损害内注射1 ~ 2ml，每周或每月 1 次。

皮损内注射 α－干扰素也有较好疗效。鞘内注射甲氨蝶呤和糖皮质激素适用于狼疮脑病。

6. 物理疗法　局限性顽固难退的皮损可激光或液氮冷冻治疗；毛细血管扩张可进行脉冲激光或氩激光治疗；胸腔积液或腹腔积液可进行音频电疗。

7. 外科疗法　终末期狼疮肾炎可进行肾移植；局限性皮损在应用其他方法治疗无效时，可手术切除后植皮；狼疮性秃发可进行毛发再植。

8. 造血干细胞移植　适用于免疫抑制剂及糖皮质激素疗效不佳，但重要脏器功能仍处于代偿期的患者。目前国内多采用自体外周血干细胞移植。

9. 免疫吸附　即用葡聚糖硫酸酯纤维素柱去除致病性抗体。该方法可使约 60% 的患者狼疮活动指数明显降低，且可减少糖皮质激素用量。

10. 新型生物制剂　可选用抗 CD40L 单克隆抗体、细胞毒性 T 淋巴细胞相关抗原 4－免疫球蛋白融合蛋白（CTLA－41g）、B7－1、B7－2 单克隆抗体，以及治疗性 Th 细胞表位疫苗、重组 DNAase 等。

11. 基因治疗　该疗法可能是纠正自身免疫性疾病患者免疫紊乱最为有效的方法之一，但目前仍处于探寻阶段。

12. 中医治疗　患处可涂搽黄连膏、清凉膏、生肌玉红膏、黄柏膏等，每日 2 次；糜烂或溃疡处可扑撒五倍子散（五倍子 5g，白矾、枯矾各 0.5g，共研细末而成），每日 3 次。

（佟　立）

第二节　皮肌炎

皮肌炎是一种以横纹肌和皮肤非化脓性炎症为主要临床表现、可累及多系统的自身免疫性疾病。病因尚未完全清楚，目前多认为与感染、自身免疫、遗传和恶性肿瘤等有关。

一、诊断要点

1. 好发年龄　成人和儿童均可发病，其中成人患者大于 40 岁者约半数合并恶性肿瘤。

2. 好发部位　皮损多见于面部、胸前和四肢关节伸侧面。全身骨骼肌均可受累，但多见于四肢近心端和躯干部。

3. 典型损害　皮肤和肌肉症状出现前可有上呼吸道感染症状，如发热、咽痛、困乏疲倦、食欲缺乏、低热、腹痛等前驱症状，持续时间长短不一，少数开始即表现为皮肤和肌肉症状。

（1）皮肤损害：眶周及眼睑对称性淡紫红色水肿性斑，肘膝、指背及内踝处紫红色鳞屑性或无鳞屑的斑点或斑片即 Gottron 征，以及指关节伸侧面对称性紫红色扁平丘疹即 Gottron 丘疹等，较具特征性。其他损害主要有双手掌侧缘及掌面皮肤角化、裂纹及脱屑；颧部、额前、耳郭、颈部、上胸 V 字区等曝光部位紫红色斑片及毛细血管扩张；四肢、躯干少数境界不清的暗红色斑片，常伴有萎缩、毛细血管扩张、色素加深或减退，以后皮损可发生硬化；甲皱襞弥漫性红斑、毛细血管扩张，间有萎缩、瘢痕、瘀点、色素沉着及色素减退，有时可见短而直的扩张血管等。

此外，病程中可出现一过性红斑、多形红斑、风团、晒伤、甲小皮角化、坏死性血管炎、慢性溃疡等，部分患者可有多汗、脱发、皮肤多毛及雷诺现象，20% ~60% 青少年患者可发生皮肤、关节周围及肌肉钙质沉着。

（2）肌肉损害：四肢近心端及躯干部肌群，尤其是肩胛带肌、四肢近端三角肌、股四头肌、颈肌及咽部肌群等最易受累，表现为肢体运动障碍、活动受限，严重者行走、上楼、下蹲、抬头、翻身困难。咽肌和食管肌肉受累可出现吞咽困难，膈肌和呼吸肌受累可出现呼吸困难，颈肌受累抬头困难，眼肌受累可出现复视等。

晚期可使受累肌肉萎缩变性、纤维化，甚至钙质沉着而硬化，可致关节挛缩、畸形，丧失运动功能。

（3）皮肤肌肉外损害：可发生关节炎、肌腱瘢痕、关节挛缩、心包炎、弥漫性间质肺纤维化、心律不齐、心脏扩大、消化道功能紊乱、肝脾肿大、贫血、发热、淋巴结肿大等，儿童可发生肠坏死、肠穿孔等。

15%~54% 成人患者伴有内脏恶性肿瘤，国内资料以鼻咽癌最为多见，其次为肺癌、乳腺癌和胃癌。

（4）无肌病性皮肌炎：患者具有典型皮肌炎的皮肤损害，但无肌肉病变，如缺乏近心端肌无力表现、血清肌酶正常等，一般在皮损出现 2 年或更长时间不出现肌肉损害，则称之为无肌病性皮肌炎，但患者仍有患恶性肿瘤的高伴发率。

4. 自觉症状　皮肤损害可有轻微瘙痒，部分患者有光敏现象。骨骼肌受累出现肌无力及肌痛症状，平滑肌和心肌受累出现相应症状。病程中可有不规则发热、乏力、疲倦、关节痛、消瘦等。

5. 病程　一般皮肤损害进展缓慢，肌肉损害常呈进行性发展趋势，有效治疗后多数患者预后良好，心肌受累及伴发恶性肿瘤者预后较差。

6. 实验室检查　病情进展期患者白细胞增高、血沉增快、CRP 可阳性，血浆肌酸可增高，50% ~60% 患者血清抗核抗体阳性。血清肌酸激酶（CK）、醛缩酶（ALD）、天门冬氨基转氨酶（AST）、丙氨基转氨酶（ALT）及乳酸脱氢酶（LDH）升高，其中 CK、ALD 特异性较高。抗 Jo－1 抗体为多发性肌炎的特异性抗体阳性率 25% ~45%，但皮肌炎阳性率小于 15%。肌电图检测为肌源性损伤。

肌肉活检组织病理示：肌纤维变性及再生，肌纤维横纹消失，伴单核细胞浸润。

二、治疗

1. 一般治疗　急性期患者应卧床休息，给予高蛋白、高维生素饮食，伴有钙质沉着者应给予低钙饮食。吞咽困难者给予易消化的流食，体质特别虚弱者可静脉补充营养。重症患者应加强护理，保持呼吸道通畅，避免外伤和呛咳。恢复期患者可逐步进行适量活动和体能训练，防止肌肉萎缩和肌腱挛缩。

妊娠可加重病情，还可引起早产和死胎，故患者在病情活动期应采取避孕措施。成人患者应定期全面体检，以便早期发现肿瘤。

2. 全身治疗　如下所述。

（1）糖皮质激素：为治疗本病的首选药物，原则为早期、足量、规律和逐渐减量维持，因地塞米松、曲安西龙及曲安奈德可导致类固醇性肌病和易使肌肉萎缩，故不宜选用。常选用醋酸泼尼松 1 ~2mg/（kg·d）或甲泼尼龙 0.8 ~1.6mg/（kg·d），最高初始用量常不超过醋酸泼尼龙 100mg/d，一般足量糖皮质激素应用2~4周，若症状缓解、肌力恢复、血清肌酶下降，以后每2周可减少10%~15%糖皮质激素用量，若在减量过程中出现病情反复，则需增加当时糖皮质激素用量的50%，直至逐渐减至最小有效量维持治疗。

若治疗初始已应用足量糖皮质激素，但肌肉症状无缓解反而加重，需考虑肌炎病情发展抑或糖皮质激素诱发肌炎加重的可能。若减少糖皮质激素用量后肌肉症状得以缓解，则为糖皮质激素诱发肌炎加重，需减量或停用；若减少糖皮质激素用量后病情仍进行性加重，则应加大糖皮质激素用量，或用甲泼尼松龙0.5~1g/d冲击治疗，连续3天，然后改为醋酸泼尼松30~45mg/d口服。

（2）免疫抑制剂：适用于大剂量糖皮质激素治疗效果不显著或出现糖皮质激素明显不良反应者，可联用或单独应用免疫抑制剂，常选用硫唑嘌呤2~3mg/（kg·d）、甲氨蝶呤7.5~15mg/d、环磷酰胺100~200mg/d、环孢素7.5~10mg/（kg·d）或雷公藤总苷1~1.5mg/（kg·d）等，分次服用。

硫唑嘌呤对硬化性皮肌炎及伴有功能性残疾者效果较好；环孢素可明显减轻肌溶解和改善轻瘫症状。

甲氨蝶呤对皮肌炎和多发性肌炎均有较好的疗效，长期应用可致肝纤维化、肝硬化和坏死性过敏性肺炎，但应与多发性肌病所致的肝、肺损害相鉴别。

（3）人免疫球蛋白：大剂量静脉滴注入免疫球蛋白0.2~0.4g/（kg·d），连用3~5天，可明显改善重症患者的病情，尤其对身体虚弱者效果显著。

（4）抗生素：抗链“O”阳性者可进行咽拭子培养和药敏试验，并选用敏感抗生素，如头孢唑林钠1~4g/d、头孢拉定1~2g/d、头孢曲松1~2g/d、红霉素2~4g/d或阿奇霉素500mg/d等，口服、肌内注射或静注。

（5）抗钙化剂：可选用丙磺舒1~2g/d、依地酸钠1~2g/d、秋水仙碱1~9mg/d、氢氧化铝2~3g/d、华法令1mg/d、阿仑膦酸钠10mg/d或盐酸地尔硫2~8mg/（kg·d）等，分次口服。

（6）蛋白同化剂：可选用苯丙酸诺龙或丙酸睾酮25~50mg/次肌内注射，每周2次，或司坦唑醇2~4mg/d口服，可促进蛋白合成，减少蛋白分解和尿肌酸排泄，有利肌力恢复。

（7）血浆置换：适用于有脏器损伤或大剂量糖皮质激素疗效不显著的重症患者，一般每日或隔日进行血浆置换1次，每次置换血浆2~3升，可置换5~10次。

（8）其他：如阿司匹林、吲哚美辛、雷尼替丁、多潘立酮、氯喹、羟氯喹、硝苯地平、双嘧达莫、维生素E、薄芝液、能量合剂等，可作为对症和辅助治疗药物。

3. 局部治疗　光感性患者暴露部位可涂搽防晒霜或润滑剂。顽固难退性皮损，可涂搽0.1%他克莫司软膏，每日2次。肢端血管炎性损害可涂搽肝素软膏或喜疗妥软膏，每日3次。

4. 中医治疗　发病初期，可选用透骨草30g、桂枝25g、红花10g，加水适量，水煎熏洗患处，每日1次，每次15~20分钟。

（佟　立）

第三节　无肌病性皮肌炎

一、概述

无肌病性皮肌炎（amyopathic dermatomyositis，AMD）是一种特殊类型的皮肌炎。临床上常具有皮肌炎典型的皮肤损害，但持续24个月以上无肌痛、肌无力等肌肉受累的症状。

二、临床表现

（1）水肿性紫红斑：上眼睑最多见，对称性分布。在颈、肩、上胸、前臂、上臂部有皮肤异色症样改变，可以表现为毛细血管扩张、色素沉着或是色素减退。

（2）Gottron征：在指关节、指掌关节背面，肘、膝关节伸侧出现对称性分布的紫红色丘疹，称为

Gottron 丘疹，这些丘疹处出现毛细血管扩张，潮红和鳞屑等的现象称为 Gottron 征。

（3）甲皱襞处有毛细血管扩张。

（4）光敏感：曝光部位出现皮肤红斑。常见于面部、胸部 V 字区或圆领衫的圆领外皮肤，可出现境界清楚的萎缩性皮炎、红斑、毛细血管扩张、雪茄烟纸样皱缩表现，为光敏所致。

（5）临床无肌炎表现，无肌无力和肌痛。

（6）肌酶谱、肌电图、肌肉活检、肌炎特异性抗体检查均正常。

三、诊断要点

（1）6 个月以上的典型皮肤损害：①上下眼睑及周围对称性分布水肿性紫红色斑。②Gottron丘疹和 Gottron 征。③甲皱襞有潮红和毛细血管扩张。④曝光部位出现境界清楚的水肿性红斑，最典型表现为胸部 V 字区或圆领衫的圆领外皮肤的萎缩性红斑、毛细血管扩张、雪茄烟纸样皱缩，此为光敏所致。

（2）皮肤损害出现后 24 个月，肩、髋近端骨骼肌无炎症症状，如肌无力、肌肉疼痛等。

（3）在皮肤损害出现后 24 个月内实验室肌酶检查无异常，特别是肌酸激酶（CK）和醛缩酶（ALD）。

（4）皮肤活检符合 DM 组织病理学改变。

（5）除外别的皮肤病，最初 6 个月内经过系统免疫抑制剂治疗连续 2 个月以上者以及使用了能导致皮肌炎样皮肤损害的药物，如羟基脲、他汀类降脂药者。

四、鉴别诊断

1. 系统性红斑狼疮　系统性红斑狼疮多为蝶形红斑，往往有口腔溃疡、关节疼痛等症状，自身抗体谱及病例组织活检可以排除。

2. 日光性皮炎　日光性皮炎和皮肌炎均可与日光照射有关，但是日光性皮炎发生于日光照射后，不再照射 2 周左右可恢复，但是无肌病性皮肌炎不会消失。

3. 脂溢性皮炎　脂溢性皮炎主要为油腻性或糠状鳞屑、红斑、丘疹，无萎缩，好发于皮脂溢出部位，往往有瘙痒，抑制皮脂分泌治疗有效。

五、治疗方案及原则

1. 皮质类固醇　为治疗本病的首选药物，治疗应早期、足量，减量要稳妥。以泼尼松为例，急性期剂量 1～1.5mg/（kg·d），待病情稳定后逐渐减量。若能配合能量合剂治疗则效果更好。

2. 免疫抑制剂　对激素不敏感者可配合免疫抑制剂治疗。如甲氨蝶呤（MTX），每周口服 1 次，每次 20～30mg；或每周静脉滴注 1～2 次，每次 10～25mg。环磷酰胺及中药雷公藤也有一定疗效。

3. 抗疟药（羟氯喹）　对光敏感者可以加用抗疟药。

4. 维生素 E　口服 50mg，一日 3 次。

另外，该病属于副肿瘤性结缔组织病，所以要定期随访，最少 24 个月，做全面体检和实验室、影像学检查，及早发现体内是否伴发恶性肿瘤，如果查出体内有恶性肿瘤，应考虑手术切除或做相应处理，如果演变成 DM，则要按 DM 治疗。

（佟　立）

第四节　硬皮病

硬皮病是一种以皮肤纤维化、硬化并可伴内脏器官受累为特征的结缔组织病。发病与遗传、感染、免疫功能异常、血管病变及胶原合成异常等有关。

一、诊断要点

1. 好发年龄　任何年龄均可发病，儿童和青年人较为多见，女性患者显著多于男性，男女之比为

1 : (3 ~8)。

2. 好发部位　皮损可局限于身体某一部位或泛发周身，可有内脏多器官受累。

3. 典型损害　如下所述。

(1) 局限性硬皮病：皮损初为点滴状、线状或片状淡红色或紫红色斑点和斑块，境界清楚，略隆起于皮面，初始数量较少，以后可逐渐增多，甚或泛发周身。皮损缓慢向周围扩展并逐渐变硬，颜色蜡黄或乳白，弹性和韧性降低，不易抓捏和褶皱，表面光滑无皮纹、干燥无汗、毳毛脱落，发生较久的皮损硬度减轻、变薄萎缩，甚至凹陷，并出现色素沉着或减退。

病情活动期硬斑四周绕有淡紫红色晕，病情稳定或好转后紫红色晕明显变淡或消失。线状损害常单侧分布，皮下组织及肌肉亦可变硬，发生于面部者可呈。"刀砍样"瘢痕，发生于关节部位可影响肢体活动，发生于头皮者可引起永久性脱发。

(2) 系统性硬皮病：临床根据病情轻重分为肢端硬化病、弥漫性系统性硬皮病和 CREST 综合征三种。①系统性硬皮病病情进展快，皮损遍布全身，内脏受累程度较重。②肢端硬化病病情进展缓慢，皮损多局限于四肢和面部，肢端动脉痉挛现象较明显，内脏受累程度较轻。③CREST 综合征为手指及关节周围软组织的钙盐沉积、雷诺现象、食管蠕动障碍、指端硬化和毛细血管扩张，其他内脏器官较少受累。约 70% 患者均以雷诺现象为首发症状，尤其是肢端硬皮病，可同时或 1 ~2 年后出现皮肤损害。

皮肤损害一般均经过水肿期、硬化期和萎缩期。①水肿期皮损为苍白或淡黄色非凹陷性水肿斑，表面紧张光亮，皮纹消失，与皮下组织紧密相连，较难抓捏，皮温降低。②硬化期皮损变硬，表面有蜡样光泽，可有色素沉着或减退，手指变细变硬呈腊肠样，活动受限，面部皮肤硬化呈假面具样，缺乏表情，表现为鼻背如嵴、鼻尖如喙、鼻翼萎缩、鼻孔狭窄、口唇变薄收缩、张口困难、唇周放射状沟纹等，舌系带挛缩变短，眼睑挛缩外翻，胸部皮肤受累引起的皮肤紧缩可影响呼吸。③萎缩期硬化的皮肤逐渐变软变薄，甚至累及皮下组织和肌肉，有时可见皮肤紧贴于骨面，表面可见扩张的毛细血管，常伴有色素沉着斑和色素减退斑。皮损处毛发和排汗减少，可出现顽固难愈的溃疡。

此外，骨、关节和肌肉受累可出现关节炎、肌无力、肌萎缩；消化道受累可引起吞咽困难、消化不良；心脏受累可出现心律不齐、心力衰竭；肺脏受累可引起肺纤维化、肺动脉高压、肺功能不全；肾脏受累可引起硬化性肾小球肾炎、高血压、肾功能不全，少数可出现内分泌功能紊乱、外周神经病变等。

4. 自觉症状　皮损无自觉症状，可有不同程度的瘙痒、皮肤紧缩感和知觉减退，伴有雷诺征者遇冷后可有刺痛和胀痛感。系统性硬皮病患者发病初期可有发热、乏力、关节痛、肌痛、雷诺现象等。内脏损害依受累器官和受损程度的不同而出现相应症状。

5. 病程　皮损多呈慢性经过，内脏损害常呈慢性进行性加重趋势。

6. 实验室检查　系统性硬皮病患者血沉增快、γ 球蛋白增高、免疫球蛋白升高，90% 以上患者抗核抗体阳性，约 40% 抗 - Scl - 70 抗体阳性，60% ~80% 抗着丝抗体阳性。内脏受累可出现相应损害器官异常的检测指标。

硬化处皮肤活检组织病理示：表皮萎缩，早期真皮胶原纤维肿胀，胶原束间及血管周围有以淋巴细胞为主的炎症细胞浸润；中期血管及胶原纤维周围酸性黏多糖增加；晚期胶原纤维增多且致密，血管减少，管壁增厚，皮肤附属器萎缩。内脏损害主要为间质及血管壁的胶原增生和硬化。

二、治疗

1. 一般治疗　早期明确诊断和分型，全面体检，监测内脏是否受累及损伤程度。避免诱发和加重病情的可能因素，祛除感染病灶，注意保暖，防止外伤。系统性硬皮病患者应加强营养，适当进行体育锻炼，防止肌肉萎缩和关节强直。减轻心理压力，消除思想顾虑，避免精神紧张，保持良好稳定的情绪，树立长期与疾病做斗争的信心。

2. 全身治疗　如下所述。

(1) 局限性硬皮病

1) 维生素类：常给予维生素 E 300mg/d，分次口服。

2）维A酸类：可选用维胺酯75～150mg/d或阿维A酸20～40mg/d，分次口服，症状缓解后逐渐减量维持。

3）骨化三醇：具有抗炎和缓解胶原纤维硬化的作用，常用量为0.25～0.5μg/d，分2次口服，总疗程约6个月。治疗期间限制钙的摄入，并监测血和尿钙、肌酸、肌酐、尿素、磷酸盐等。

4）糖皮质激素：一般用于皮损发生早期，常选用醋酸泼尼松20～30mg/d，分次口服。

5）苯海索：作用机制不详，可能与该药抑制乙酰胆碱的兴奋性有关。一般初始用量为1～2mg/d，逐渐递增至6～8mg/d，分次口服。糖尿病患者禁用。

6）其他：如青霉素、灰黄霉素、苯妥英钠、积雪苷等可酌情选用。

（2）系统性硬皮病

1）血管活性药物：可选用司坦唑醇2～4mg/d、卡托普利25～150mg/d、尿激酶1万～2万U/d、蝮蛇抗栓酶0.01U～0.02U/（kg·d）、肼屈嗪0.75mg/(kg·d)、维生素E 0.8～1.2g/d、哌唑嗪1.5～3mg/d、利舍平0.1～0.25mg/d、地巴唑30mg/d、硝苯地平0.1～0.2mg/（kg·d）、妥拉唑林75mg/d、己酮可可碱0.6～1.2g/d，或低分子右旋糖酐-40溶液500ml加丹参注射液16～20ml等，静脉滴注或分次口服。

应用治疗量依前列醇2～10ng/kg·min或前列地尔0.05～0.1μg/kg·min大静脉持续滴注，适用于晚期系统性硬皮病患者。

2）抗纤维化药：如青霉胺300mg/d递增至1g/d、秋水仙碱0.5mg/d递增至1.5～2mg/d（每周服药6天）、异维A酸0.5mg/（kg·d）、阿维A酯75mg/d、阿司匹林600mg/d、积雪苷60～120mg/d等，静脉滴注或分次口服。

3）糖皮质激素：适用于病情活动期患者，若病情明显活动给予醋酸泼尼松40～60mg/d、活动较明显给予15～30mg/d，分次或1次口服，病情停止活动后逐渐减量至停药。

4）免疫抑制剂：常选用硫唑嘌呤2～3mg/（kg·d）、环磷酰胺100～200mg/d、甲氨蝶呤15～25mg/周、苯丁酸氮芥0.1～0.2mg/（kg·d）或环孢素3～5mg/（kg·d），分次口服。

5）非甾体抗炎药：用于有明显关节疼痛者，常选用吲哚美辛50～75mg/d、布洛芬0.6～1.2g/d或萘普生500～750mg/d，分次口服。

6）人重组松弛素：可使硬化皮损得以改善，以缓解肢体运动障碍，常用量为25μg/(kg·d)，皮下注射。

7）沙利度胺：可改善皮肤纤维化，减轻胃液反流，促进肢端溃疡愈合，常用量为100～200mg/d，分次口服。

8）抗感染治疗：用于莱姆抗体阳性者，可选用青霉素G120万～240万U/d、红霉素2～4g/d［儿童30～50mg/（kg·d）］或米诺环素100～200mg/d等，分次肌注或口服。

9）其他：如奥美拉唑20～60mg/d抑制胃液反流、盐酸酚卞明10～20mg/d缓解周围血管痉挛、卡托普利25～100mg/d或马来酸依那普利2.5～5mg/d改善肾性高血压、静脉注射人免疫球蛋白0.2～0.4g/（kg·d）改善皮肤纤维化、血浆置换可去除血浆抗体和免疫复合物、自体肝细胞移植可重建免疫系统，以及复方丹参注射液、当归注射液、薄芝注射液、雷公藤苷、昆明山海棠和贞芪扶正胶囊等，均可酌情选用。

3. 局部治疗　局限性皮损可涂搽或封包0.025%醋酸氟氢可的松软膏、0.0125%～0.05%氟轻缩松霜或软膏、0.025%醋酸氟轻松乳膏或软膏、0.1%哈西奈德乳膏或软膏、0.05%卤米松软膏或0.05%丙酸氯倍他索软膏，每日1或2次。亦可外用右旋糖酐软膏、1.2%烟酸苄酯霜、1%～2%硝酸甘油软膏、2%二硝基氯苯软膏、0.005%卡泊三醇软膏、肝素软膏或喜疗妥软膏等，每日2次。

4. 封闭治疗　局限性硬化皮损内，注射醋酸泼尼松龙混悬液25mg/ml、甲泼尼龙醋酸酯混悬液20mg/ml、复方倍他米松混悬液7mg/ml或曲安奈德混悬液40mg/ml，与1%普鲁卡因或利多卡因溶液2～5ml的混合液2～5ml，每周或每月1次，可改善皮肤硬化程度。

5. 物理治疗　可试用浓缩的丹参液电离子局部透入、碘离子透入、同位素磷-32或锶-90贴敷，以及氦-氖激光照射、音频电疗、蜡疗、按摩等，均有一定疗效。UVA1（340~400nm）或 PUVA 对弥漫性硬皮病有一定疗效。

6. 中医治疗　皮损泛发者，可选用伸筋草、透骨草各30g，艾叶15g，乳香、没药各6g，水煎温洗周身，每日1次。此外，川楝子60g、花椒30g，用食盐炒后布包，热敷患处，或将虎骨酒、红灵酒等加热后按摩患处，均有一定疗效。

（佟　立）

第五节　干燥综合征

干燥综合征是一种外分泌腺高度淋巴细胞浸润性的自身免疫性疾病。发病可能与遗传、病毒感染、免疫异常等有关，或是在免疫功能先天性缺陷的遗传基础上发生慢性病毒感染所致。分为原发性和继发性两种，后者常伴有系统性红斑狼疮、类风湿性关节炎、多发性肌炎、结节性多动脉炎、高球蛋白性紫癜等结缔组织疾病。

一、临床表现

1. 好发年龄　多见于中年人，女性患者占90%以上。

2. 好发部位　原发性干燥综合征主要累及唾液腺和泪腺，继发性干燥综合征除累及唾液腺和泪腺外，常伴发其他结缔组织疾病。

3. 典型损害　如下所述。

（1）眼部损害：泪腺分泌减少形成干燥性角膜结合膜炎，可见丝状和云雾状乳白色状物，泪腺导管开口处萎缩或凹陷，挤压导管无泪液流出。

（2）口腔损害：唾液分泌减少或缺乏形成口干燥症，口腔黏膜干燥皱缩，舌乳头萎缩，舌面光滑发红，可见裂隙和浅溃疡，常伴有唇炎、口角炎。易生龋齿，牙齿逐渐变黑并呈小片状脱落，剩下的残根称为“猖獗龋”，为口干燥症的特征之一。单侧或双侧腮腺或颌下腺可反复发红、肿胀，挤压腮腺导管口无分泌液流出。

（3）皮肤黏膜损害：汗液分泌减少，皮肤干燥脱屑，可出现水肿性红斑、结节性红斑、紫癜样皮疹和毛细血管扩张等损害。毛发干燥稀少，脆性增强易脱落。阴道干燥发红，分泌物减少，黏膜轻微萎缩，易继发感染。

（4）其他损害：肾小管受累可引起远端肾小管酸中毒症状，如口渴、多饮、多尿、发作性软瘫等，儿童患者较成人多见，且可为首发症状；呼吸道腺体受累，出现鼻和咽部干燥、鼻衄、声嘶，亦可引起支气管炎、间质性肺炎等；消化道腺体受累，引起食管干燥，出现吞咽困难，胃酸分泌减少；肝脾受累可出现肝脾肿大和肝功能异常等。

4. 自觉症状　眼睛干涩、畏光、视物不清、易疲劳，常有灼热、沙砾和异物感。口干渴、咀嚼困难，自觉疼痛和味觉减退。约70%患者伴有关节痛，部分可有肌肉疼痛，少数患者可有不同程度的外阴及肛周瘙痒。

5. 病程　本征起病隐袭，病情进展缓慢，无自愈倾向，病程较长。

6. 实验室检查　部分患者可有贫血、白细胞减少、嗜酸性粒细胞增多、血沉增快、γ球蛋白升高、类风湿因子和 Coomb 试验阳性；血清抗 Ro/SSA 抗体、抗 La/SSB 抗体阳性，约13%患者抗 dsDNA 抗体阳性，少数患者可出现抗唾液腺抗体、抗甲状腺抗体和抗胃壁抗体。Schirmer 试验（泪流量测定）阳性。

唾液腺及下唇黏膜活检组织病理示：腺体内和周围组织大量淋巴细胞增生浸润。

二、治疗

1. 一般治疗　避免室内空气干燥，尽量保持一定的湿度，外出时可戴墨镜和口罩，随身携带人工泪液和口腔喷雾剂。注意口腔卫生，避免食用过热、过凉或刺激性较强的食品，禁止吸烟。防止上呼吸道感染，积极治疗并发的其他疾病，避免应用抑制泪液和唾液腺分泌的抗抑郁药、利尿剂、抗高血压药、抗组胺药、阿托品等。

2. 全身治疗　如下所述。

(1) 糖皮质激素：小剂量糖皮质激素可减轻症状，一般给予醋酸泼尼松 30mg/d，分次口服，症状缓解后逐渐减量维持，约 4 个月停药，改用非甾体类抗炎剂，如布洛芬 1.2～1.8g/d、吲哚美辛 50～100mg/d 或阿司匹林 0.6～1.2g/d，分次或 1 次口服。并发有肺纤维化或周围神经病变者，糖皮质激素用量可增大至醋酸泼尼松 60～90mg/d。

(2) 羟氯喹：具有调节免疫功能和抗炎的作用，可缓解关节症状。常用量为 400～600mg/d，分次口服，症状控制后逐渐减量至 200～400mg/d 维持一段时间。

(3) M_3 受体激动剂：可提高唾液分泌量，缓解眼干、口干症状。常选用毛果芸香碱15～20mg/d 或环戊硫铜 15～50mg/d，分次口服。

(4) 环磷酰胺：该药具有免疫抑制作用，可减轻腺体的淋巴细胞浸润，改善外分泌腺功能，增加泪腺和唾液腺的分泌。常用量为环磷酰胺 100～200mg/d，分次口服，症状缓解后逐渐减量。

(5) 溴己新（必嗽平）：可刺激胃黏膜反射性使呼吸道腺体分泌增加，改善呼吸道黏膜干燥症状。常用量为 24～48mg/d，分次口服。

(6) 免疫调节剂：可作为辅助治疗药物，常选用转移因子 2～4ml/周（皮下注射）、左旋咪唑 150mg/d（每 2 周连服 3 天）、胸腺肽 10～20mg（2～3 次/周，肌内注射）等。

(7) 其他：如青霉胺 1g/d、西维美林 90mg/d、伊那西普 50mg/周、英利昔单抗 3～5mg/(kg·d)、干扰素 -α 450IU（分次口服或黏膜给药）、雷公藤糖浆 30～45ml/d、雷公藤总苷 1～1.5mg/(kg·d)、昆明山海棠 1.5～2.5g/d、丹参酮 1～2g/d 等可酌情试用。

3. 局部治疗　如下所述。

(1) 眼睛干燥：可选用人工泪液（0.5% 羟甲基纤维素溶液）与黏液溶解剂（5%～10% 乙酰半胱氨酸溶液）混合液或硫酸软骨素溶液滴眼，每日数次。角膜溃疡可外用 5% 硼酸软膏或 0.5% 金霉素眼膏。亦可选用环孢素滴眼液。

(2) 口腔干燥：可经常用柠檬酸溶液或柠檬汁含漱和涂搽甘油，饭前口腔黏膜涂搽 2% 羟甲基纤维素溶液，外涂 0.05% 卤米松霜或软膏、0.05% 丙酸氯倍他索软膏、0.05% 丁酸氯倍他松软膏、0.1% 地塞米松霜等糖皮质激素制剂可有一定的疗效。鼻腔干燥可涂搽生理盐水，尽量避免应用易引起类脂性肺炎的油性润滑剂。

(3) 阴道干燥：可选用润滑剂、达克宁栓、0.5%～1% 羟甲基纤维素溶液等。

(4) 皮肤干燥：一般不作处理，干燥较明显者可外涂皮肤保湿剂、润肤剂或 10%～20% 尿素霜。

4. 其他治疗　角膜溃疡可进行角膜修补术；严重泪腺分泌不足者可电凝封闭泪点和鼻泪管；并发较大唾液腺结石者可手术切除。

5. 中医治疗　可选用玄参 20g，白花蛇舌草、谷精草、金银花各 15g，石斛 10g，放入容器中加水煮沸后，以蒸气熏蒸双眼及口腔，每次 15～30 分钟，每日 3～5 次，连续2 个月。

（佟　立）

第十八章　黏膜病

第一节　肉芽肿性唇炎

肉芽肿性唇炎（granulomatous cheilitis）是指病理为肉芽肿改变的唇部反复发作的慢性肿胀。病因不明。有人认为它是一种迟发性超敏反应，是对口腔感染灶、脂膜炎的特发性反应，或机体对皮下脂肪变性发生的一种异物反应。有人认为与龋齿填料及矽、硅有关，或与内分泌、运动神经障碍、局部血管炎、淋巴管炎有关。因在病理检查中可见到结核或结节样改变而认为可能与结核或结节病有关。也有人认为肉芽肿性唇炎为 Melkerson - Rosenthal 综合征的一个部分或是后者的不完全型。近来有报告认为肉芽肿性唇炎与螺旋体感染有关系。

一、诊断要点

（一）临床特点

好发于上唇，中年男性多见。表现为唇部自口角至口唇的弥漫性肿胀，有弹性感，捏之如软橡皮一样，可能触及颗粒样结节，指压无凹陷。颜色可淡红或暗红色。唇红部常伴 2 ~ 6 条左右对称呈瓦楞状的纵形沟裂，沟裂中可有渗出、结痂。有时两唇同时发病。患者有麻木、发干、厚胀感。本病经过缓慢，反复发作。起病初症状或可消退，多次反复，最终发展成为永久性巨唇、肥厚、发硬。

（二）组织病理

真皮内结节性或弥漫性炎症细胞浸润，有淋巴细胞、组织细胞及浆细胞等；血管数目增多，管壁肥厚，内皮细胞增生。

二、治疗

（一）一般治疗

清除口腔内感染，治疗病灶牙，注意口腔清洁。

（二）局部治疗

试用糖皮质类固醇制剂，如 0.1% 曲安奈德尿素软膏、0.05% 地塞米松软膏，局部涂布，每日 1 ~ 2 次。或以醋酸确炎舒松 A 10mg/ml 于唇部左右侧局部注射，每周 1 次，连续4 ~ 5 次。有报告平阳霉素局部注射取得较好疗效。以平阳霉素 1mg，配以生理盐水 3ml 溶解后，用 5 号针头分点刺入唇黏膜深层组织作浸润注射，均匀分布局部，每周 2 次，8 次 1 疗程。注意，注射初局部可肿胀明显，2 ~ 3 月后较硬，6 月恢复正常。复发少。

（三）全身治疗

试服泼尼松 40 ~ 60mg/d，分 3 次口服。或氯法齐明 100mg，每日 2 次，10d 后改服 100mg，每周 2 次，疗程超过 3 个月。此药主要不良反应为皮肤色素沉着。一般在治疗第一周出现，停药后半年恢复。或氯喹 125mg，每日 2 ~ 3 次。另外有报告用维生素 D_2 及异烟肼治疗有效。

（四）物理治疗

可采用激光、放射线及外科手术治疗。

（赵晓秋）

第二节 急性女阴溃疡

急性女阴溃疡（ulcus vulvae acutum）是发生于青年女性外阴部的一种非接触传染性的急性溃疡。病因不明，有学者认为本病可能与粗大杆菌感染有关，此菌可见于正常妇女会阴部，当机体衰弱及局部抵抗力降低时如营养不良、贫血、月经不调、失眠、过劳等发病。有些患者发病前并无明显诱发因素。本病经过急剧，有复发倾向。

一、诊断要点

（一）临床特点

主要发生于青年女性。发病前常有轻重不等的前驱症状，全身不适、疲乏、低热、白带增多等，继之阴部发生灼热瘙痒，溃疡迅速形成。临床上分三型。

1. 坏疽型　溃疡深而大，周围组织明显红肿，溃疡中心坏死显著，附着灰黄色或青黑色脓苔，不易剥离，严重者可造成小阴唇穿孔。常有全身症状、局部剧痛。此型常发生于全身营养不良、糖尿病及免疫功能低下患者。

2. 下疳型　类似软下疳表现而易被误诊，此型常见，溃疡呈圆形或椭圆形，深浅不一，大小数目不定，表面附有灰白色脓性分泌物，边缘不整齐，周围有炎性浸润，自觉疼痛，无明显全身症状。

3. 粟粒型　多发粟粒大小溃疡，中心凹陷，边缘隆起有炎症红晕，表面有少量脓液，自觉症状轻微。本型发病迅速，治愈较快。

以上三型可独立或混合存在，治愈后均遗留萎缩性瘢痕，易复发。

（二）实验室检查

局部分泌物涂片，可见革兰染色阳性粗大杆菌。

二、治疗

本病病因不明，尚无特效疗法，部分患者有自愈倾向。

（一）一般治疗

卧床休息，加强营养，保持外阴清洁。加强支持疗法，如肌内注射丙种球蛋白、转移因子、维生素 B_{12}，口服左旋咪唑等。

（二）局部治疗

可用 1 ∶ 5 000 高锰酸钾液坐浴后，以 0.5% 黄连素液或呋喃西林液湿敷。若肿胀明显应以高张盐水作湿敷。湿敷后外用抗生素软膏，如新霉素软膏、红霉素软膏、莫匹罗星软膏等，或含抗生素和糖皮质激素的复方制剂如复方曲安奈德霜、复方硝酸益康唑乳膏等。

（三）全身治疗

（1）可补充大量维生素 B 族及维生素 C。有继发感染时给予抗生素治疗，一般以青霉素为首选，也可用喹诺酮类等。曾有学者使用多西环素 100mg 每日两次口服加高锰酸钾坐浴和外用聚维酮碘收到较好效果。

（2）严重者如溃疡大，病变破坏严重，尤其是坏疽型患者可给予皮质激素口服，如泼尼松 30 ~ 40mg/d，根据病情维持一段时间，好转后逐渐减量，有时需要维持一个相当的时间。减药或停药过快、过早可导致溃疡复发。

（四）中医药治疗

本病与中医之“阴蚀”相似，可分为两型辨证论治。①肝火湿热型：证见患处暗红肿胀，溃疡坏死显著，附着多量黄稠脓液，疼痛剧烈；伴畏寒发热，带下黄白，气味腥臭；舌质红，苔黄腻，脉弦数。治宜清热除湿、解毒止痛。方用龙胆泻肝汤合除湿解毒汤加减。②肝肾阴虚型：证见患处溃疡深浅及大小不一，周围有红晕，数目可较多，时有清稀灰白脓液，疼痛较轻；伴手足心热，咽喉干燥，腰膝酸软；舌质嫩红少苔，脉弦细。治宜滋补肝肾，解毒除湿。方用知柏地黄丸合萆薢渗湿汤加减。若心烦少寐加麦冬、五味子；腰疼头晕加炒杜仲、续断、菟丝子、金毛狗脊、巴戟天；疮面日久不敛加黄芪、赤小豆、白蔹；黄白带下加椿树皮、金樱子、乌贼骨；尿频如淋加滑石、琥珀、车前草。

（赵晓秋）

第三节　龟头包皮炎

龟头包皮炎（balanoposthitis）是指阴茎包皮和龟头的急性、亚急性或慢性炎症。其原因可能与包皮过长、包皮垢刺激、局部刺激和各种感染因素有关。

一、诊断要点

依病因不同可分为如下几种。

（一）念珠菌性龟头包皮炎

多发生于糖尿病或老年性消耗性疾病或长期应用抗生素、糖皮质类固醇患者。近些年来，随着性病的发病率上升，念珠菌性龟头炎也较之过去增多，可因患者配偶、性伴有念珠菌性阴道炎而被感染。表现为包皮、冠状沟、龟头边境清楚的红斑、脱屑、糜烂，表面附着白色奶酪状分泌物。亦可出现水疱、脓疱。自觉局部瘙痒，于病变部位取材直接镜检和培养可找到念珠菌。

（二）外伤性龟头炎

因长途行走衣裤摩擦、性交等引起，表现为局部水肿性红斑、少许脱屑或伴裂纹，龟头系带可有糜烂。

（三）接触性龟头炎

常因接触肥皂、外用药及避孕套等引起，包皮、龟头有不同程度红肿，甚至起疱，破溃后形成糜烂面。局部瘙痒。

（四）感染性龟头炎

常与包皮内滋生的各种寄生菌有关。当全身抵抗力降低时，原来非致病性的细菌变为有致病性，包皮过长、包皮垢、粪便污染等可为其诱因。表现为红肿、糜烂、渗液、包皮水肿不能上翻、有脓性分泌物，自觉疼痛，邻近淋巴结常可肿大。

（五）滴虫性龟头炎

龟头部丘疹、红斑、水疱、糜烂。分泌物涂片可查到滴虫。

（六）阿米巴性龟头炎

本病少见，多为在原有包皮龟头炎的部位继发感染，表现为浸润、糜烂、溃疡、组织坏死明显。分泌物直接涂片可换到阿米巴原虫。

（七）浆细胞性龟头炎

中年患者多见，局部限局性浸润性斑块，单个或多个，经久不退，可形成溃疡。组织病理检查显示表皮突消失变平，真皮内弥漫、致密浆细胞浸润。

二、治疗

（一）一般治疗

注意局部清洁卫生，但由于此部位皮肤黏膜比较敏感故应避免各种不良刺激，不要过度用热水、洗涤剂如香皂等搓洗，外用消毒液时要注意药物的浓度；临床上常见到患者因外用高浓度高锰酸钾溶液或某种中药原液引起局部刺激，甚至肿胀。

（二）局部治疗

（1）对于念珠菌性龟头炎患者如其配偶或性伴同时患有念珠菌性阴道炎，则应同时治疗。

（2）局部以红斑、丘疹为主时可外用联苯苄唑霜或液、制霉菌素霜、3% 克霉唑霜或 2% 咪康唑霜等。

（3）皮损以糜烂、渗透出为主时，可用 1 ∶ 5 000 高锰酸钾液或 3% 硼酸液湿敷；亦可用中药马齿苋 60g、败酱草 30g、苦参 15g 煎水放凉后局部冷湿敷，湿敷后外用抗炎收敛、保护剂；待渗出肿胀消退后局部再外用相应的膏剂或霜剂。

（4）继发细菌感染时用 0.1% 依沙吖啶液冷敷。湿敷的时间为每日 2 ~ 3 次，每次半小时至 40min。干燥脱屑为主者，根据其病因选用不同性质的药物如 10% 鱼肝油软膏、锌硼膏、糖皮质激素霜，有感染时用莫匹罗星或红霉素软膏。溃疡面每日换药。

（5）有人用 CO_2 激光治 Zoon′s 龟头炎也受到一定疗效。

（6）对于一些顽固不愈患者，除外用抗真菌药物外，还要考虑外用抗细药物如庆大霉素液、氧氟沙星液。可通过改变外用药剂型而提高疗效。

（7）以上不论哪一种治疗方法，均应嘱患者注意消毒内裤。

（三）全身治疗

（1）对于反复不愈的念珠菌性龟头炎，可口服氟康唑 150mg，每周 1 次，连续 3 ~ 4 周。亦可口服依曲康唑 200mg，每日 2 次，连续 1 周。

（2）阿米巴性龟头炎及滴虫性龟头炎可给予甲硝唑每次 0.2g，每日 3 次，7 ~ 10d 为一个疗程。如配偶患有滴虫性阴道炎必须同时治疗。长期反复使用甲硝唑口服时应注意胃肠道、肝功、神经系统不良反应。

（3）如局部炎症明显，应适当给予抗生素口服，同时局部抗感染治疗。有医生使用曲安奈德氯霉素霜治疗浆细胞性龟头炎使症状得到明显缓解。

（4）同时建议配偶或性伴的检查和治疗。

（四）手术治疗

包皮过长及包茎患者，待急性炎症控制后择期做包皮环切术。

（五）中医药治疗

本病中医学称为“袖口疳”“臊疳”，是由于肝胆湿热循经下注于阴器所致，治疗当以清肝利湿，兼以解毒为法，方用龙胆泻肝汤加忍冬藤、败酱草、马鞭草。

（赵晓秋）

第四节 黏膜白斑

黏膜白斑（leukoplakia）是指发生在口腔、外生殖器黏膜的局限性白色角化性斑片，伴有一定的组织病理变化。病因不清，局部慢性刺激对本病发生起重要作用，如过度吸烟、咀嚼烟叶、饮酒、义齿、牙齿异位、烫食、刺激性化学品及口腔卫生不良均可与口腔黏膜白斑有关。外阴不洁、分泌物刺激、搔抓、包皮过长或过紧等可诱发外阴黏膜白斑。有人报告本病与雌激素缺乏及维生素 A 等营养缺乏有关。

也有报告本病继发于硬化性萎缩性苔藓及原发性外阴萎缩或与之并存。过去认为黏膜白斑为癌前期病变，近年来，认为多数为良性病变，仅个别发展成鳞癌。

一、诊断要点

（一）临床特点

1. 口腔黏膜白斑　以40岁以上男性多见，好发于下唇、颊部、上腭、牙龈及舌部，初为细小乳白色点状或条纹状，比较光滑，以后逐渐融合成片状，边界清楚，增厚变硬，与其下组织紧密黏着。通常无自觉症状，有些患者有烧灼感和刺激感。

2. 外阴黏膜白斑　主要见于中老年妇女，以闭经后为多。皮损好发于阴蒂、小阴唇及大阴唇内侧，也可发生于前庭、阴道和尿道口。局部黏膜呈白色角化过渡性损害，边界清楚，可有浸润肥厚，后期有增生性和萎缩性改变，可引起外阴狭窄。自觉瘙痒，由于搔抓而引起继发损害，如湿疹样变、溃烂、皲裂等。男性外阴白斑主要发生在龟头黏膜，可累及包皮内侧。本病可是女阴干枯的并发症。

（二）组织病理

表皮角化亢进及角化不全，棘层轻度至中度增厚，真皮浅层有以淋巴细胞为主的炎症浸润，有的病例可见表皮向真皮方向呈芽蕾状增生，其中细胞排列较为紊乱，可见核大、染色质丰富，对这类病例应予注意，因为若不治疗有发展成为鳞状细胞癌的可能。

二、鉴别诊断

（一）口腔黏膜白斑需与下列疾病鉴别

口腔扁平苔藓、口腔黏膜念珠菌病、盘状红斑狼疮、白色海绵状痣、慢性唇炎等。

（二）外阴白斑需与下列疾病鉴别

白癜风、扁平苔藓、硬化性萎缩性苔藓、外阴神经性皮炎、外阴湿疹。

因此，凡遇到皮肤黏膜变白改变，必须经过下列细致详尽的检查步骤如组织病理检查确定病变性质、全身有否皮损、局部损害的特点等，以做出正确的诊断，避免误诊误治。

三、治疗

（一）一般治疗

去除局部刺激因素，如戒烟酒、保持口腔卫生清洁、治疗牙病及不适宜的义齿，避免烫食和辛辣刺激性食物，经常保持外阴清洁干燥，忌用肥皂或其他刺激性物质搓洗以减少刺激。

（二）治疗伴发疾病

如糖尿病、阴道或宫颈炎症。有包皮过长或包茎者可行手术治疗。

（三）局部治疗

（1）角化明显者用0.025%～0.1%维A酸软膏，每日1～2次或10%鱼肝油软膏。

（2）炎症明显者局部外用糖皮质类固醇软膏如氟轻松、氢化可的松、倍氯米松、哈西奈德、氯倍他索霜、糠酸莫米松等，每日2次。

（3）伴有感染者给予抗生素制剂，如红霉素软膏、莫匹罗星软膏等等。

（4）外阴瘙痒明显者给予5%～10%苯唑卡因霜剂外涂、2%苯海拉明霜。

（5）外阴萎缩性病变用苯甲酸雌二醇或己烯雌酚软膏或霜剂，或用2%丙酸睾丸素油膏及外用维生素E油。

（6）有采用电灼治疗外阴白色病变收到较好疗效。

（四）全身治疗

可口服维生素A 2.5万IU，每日1～3次；维生素E，100mg，每日1～3次；复合维生素B，1片，

每日 3 次；可口服维 A 酸、制剂如迪维胶囊，维 A 酸可影响上皮代谢，促进表皮细胞增生分化，

（五）物理疗法

局部可用浅 X 线、^{90}Sr 贴敷、冷冻、激光、电凝等。TDP 辐射治疗止痒作用明显。

（六）手术治疗

由于黏膜白斑一词已不再认为都是癌前期病变，有人统计仅个别病例（大约 5% 左右）发展成鳞癌。因此，对于发生在外阴部位的白斑做残毁性广泛女阴切除应慎重考虑。当病理上有中度以上非典型增生时或局部有浸润性溃疡、硬结或赘生物时，要手术治疗。手术力求彻底，切缘至少要离病变 0.5cm，术后要随访。

（七）中医药治疗

1. 内服药　可分为两型辨证论治：①脾虚肝郁型：证见白斑以肥厚增生为著；伴抑郁多怒，胸胁胀满，倦怠乏力，食少便溏；舌质暗，苔白，脉弦缓。治宜健脾舒肝、化瘀消斑。方用生苡米 30g、白术 10g、扁豆 10g、芡实 10g、柴胡 10g、香附 10g、白芍 15g、川芎 10g、桃仁 10g、夏枯草 15g、僵蚕 10g。②阴血不足型：证见病程日久，白斑以萎缩为主；伴口干咽燥，潮热心烦，失眠多梦，经少经闭；舌质嫩红或淡、少苔，脉沉细。治宜滋阴养血、化瘀消斑。方用女贞子 30g、旱莲草 10g、枸杞子 10g、菟丝子 10g、丹参 15g、当归 10g、白芍 15g、熟地 15g、川芎 10g、红花 10g、生龙骨 30g、生石决明 15g。

2. 外用药　可用下方煎水熏洗患处：百部 30g、蛇床子 15g、白鲜皮 30g、地肤子 15g、苦参 15g、藁本 15g、丹参 15g、川椒 15g。或以淫羊藿、鹿衔草各 30g，水煎取浓汁，温洗患处，每日三次，每次 5～10min。

（赵晓秋）

第五节　阴茎珍珠状丘疹

阴茎珍珠状丘疹（pearly penile papules）为发生在男性龟头冠状沟的一个正常现象，都无自觉症状。近年来，由于尖锐湿疣患病率逐年增高，本现象常被误诊为尖锐湿疣而造成很多误会和不幸，被人们所重视。

一、诊断要点

（1）环绕冠状沟成串排列小珍珠状半透明丘疹，1～3mm 直径大小，不相融合，为白色或淡红色或肉色，皮疹偶尔分布到龟头及系带上。

（2）大都无自觉症状，常在不知不觉中发现。青春期后开始发生，以 20～40 岁为多见。有学者进行过调查，发现部分正常男性（约 10% 左右）不同程度有此症。张氏曾对 917 名劳教人员调查，阳性率为 24%。

二、鉴别诊断

本病主要需与阴茎尖锐湿疣尤其发生在冠状沟部位的尖锐湿疣鉴别。尖锐湿疣临床上呈颗粒状、鸡冠状、疣状或菜花状，通常皮损（疣体）比阴茎珍珠状丘疹大，单个或多个不规则排列。PCR 检查技术亦助于鉴别，阴茎珍珠状丘疹人乳头瘤病毒 DNA 阴性，而尖锐湿疣则呈阳性反应。

三、治疗

（1）本病为良性经过，不影响健康和性功能，不需治疗。

（2）因有学者观察在包皮垢多，有包皮炎的人中多见，故应经常保持局部清洁，积极治疗包皮炎。

（3）对于影响情绪，坚决要求治疗的患者，医生在充分向患者解释病情之后，亦可考虑采用手术、激光、电凝、冷冻治疗，但这些局部破坏性治疗易造成局部感觉或解剖学上的影响，甚至导致功能障碍，应慎重。

（赵晓秋）

第十九章

遗传性皮肤病

第一节　鱼鳞病

鳞病是一组以皮肤干燥伴片状黏着性鱼鳞状皮屑为主要临床表现的遗传性角化异常性皮肤病。根据遗传方式、组织学表现和皮损形态，将其分为寻常型鱼鳞病、性联隐性鱼鳞病、大疱性鱼鳞病样红皮病、板层状鱼鳞病、火棉胶婴儿和非大疱性先天性鱼鳞病样红皮病等多种类型。

寻常型鱼鳞病为常染色体显性遗传；性连锁鱼鳞病为性连锁遗传；板层状鱼鳞病为常染色体隐性遗传；大疱性先天性鱼鳞病样红皮病由 K1/K10 基因突变引起；非大疱性先天性鱼鳞病样红皮病可能与鳞屑脂质中烷属烃增多有关；火棉胶婴儿的发病可能为几种遗传型鱼鳞病的混合病因所致。

一、诊断要点

1. 寻常型鱼鳞病　如下所述。

（1）好发年龄：皮损一般于出生后 3 个月至 5 岁发生，男女均可发病。

（2）好发部位：好发于四肢伸侧及背部，尤以两小腿伸侧为著，对称性分布，很少累及四肢屈侧及褶皱部位。

（3）典型损害：皮肤干燥粗糙，伴有灰白色至淡棕色鱼鳞状鳞屑，周边微翘起。中央黏着较紧，有时鳞屑间可出现网状白色沟纹，跖部皮肤可增厚，臀及股部常有毛囊角化性丘疹。患儿可伴有湿疹、过敏性鼻炎或支气管哮喘等特应性疾病。

（4）自觉症状：一般无自觉症状，冬季皮肤干燥时可有轻微瘙痒。

（5）病程：皮损冬重夏轻，青春期后症状可有所缓解，但很难完全消退，常伴随终生。

（6）实验室检查：鱼鳞状损害活检组织病理示：表皮变薄，颗粒层减少或缺乏，毛囊孔和汗腺可有角质栓塞，皮脂腺数量减少，真皮血管周围有散在淋巴细胞。

2. 性联隐性鱼鳞病　如下所述。

（1）好发年龄：出生时或出生后不久发病，患者仅为男性。

（2）好发部位：皮损好发于四肢伸侧，头皮、面、耳后、颈、腹及皱褶等部位也常受累，但不累及掌跖、毛发和指（趾）甲。

（3）典型损害：皮损为干燥性鱼鳞状黑棕色大而显著的鳞屑，与皮肤附着较紧，不易剥脱和擦洗掉。患者常伴有角膜混浊和/或隐睾，部分可伴支气管哮喘、过敏性鼻炎、变态反应性结膜炎、异位性皮炎等疾病，老年患者常有雄激素性脱发。携带致病基因的女性胫前可有轻度鱼鳞病样改变。

（4）自觉症状：一般无自觉症状，少数可有轻微瘙痒。

（5）病程：皮损无明显季节变化，症状也不随年龄增长而改善，常伴随终生。

（6）实验室检查：脂蛋白电泳显示 β 低密度脂蛋白增加，皮肤成纤维细胞中类固醇硫酸酯酶缺乏或含量明显降低。

皮损组织病理与寻常型鱼鳞病相似。

3. 板层状鱼鳞病 如下所述。

（1）好发年龄：皮损出生时即已发生，男女均可发病。

（2）好发部位：出生时皮损包绕全身皮肤，包括头皮及四肢屈侧。

（3）典型损害：出生时全身覆有类似胶样的角质膜，2周后膜状物逐渐脱落，皮肤弥漫性潮红，逐渐出现大片四方形灰棕色鳞屑，中央固着，边缘游离，重者犹如铠甲，常伴掌跖角化、皲裂和指（趾）甲改变，多数患者的毛囊开口似火山口样，约1/3患者伴有睑外翻。

（4）自觉症状：无自觉症状或皮肤有紧缩感。

（5）病程：皮损在幼儿期可完全消退恢复正常，也可持久存在。

（6）实验室检查：板层状损害活检组织病理改变为非特异性，主要为中度角化过度，灶性角化不全，中度棘层增厚，真皮上部慢性炎症细胞浸润。

4. 大疱性先天性鱼鳞病样红皮病 如下所述。

（1）好发年龄：出生时或生后1周内发病，男女均可发病。

（2）好发部位：皮损泛发周身，以四肢屈侧及皱褶处为重。

（3）典型损害：出生时皮肤覆有较厚的大小不等似鳞屑的角质片，重者似铠甲样覆盖全身，出生后不久鳞屑脱落，留有潮红斑，并陆续出现水疱和大疱，一般红斑和水疱可在数周或数月后消退，出现广泛鳞屑及局限性角化性疣状条纹，类似“豪猪”样外观。

（4）自觉症状：潮红斑可有疼痛，疣状损害和鳞屑一般无明显自觉症状。

（5）病程：皮损随年龄增大可自行缓解。

（6）实验室检查：早期损害活检组织病理示：表皮松解性角化过度，表现为致密的角化过度，内含粗大颗粒，棘层肥厚，颗粒层及棘层上部网状空泡化，可有松解形成表皮内水疱或大疱，真皮上部中度慢性炎症细胞浸润。

5. 非大疱性先天性鱼鳞病样红皮病 如下所述。

（1）好发年龄：皮损出生时即已发生，男女均可发病。

（2）好发部位：全身皮肤均可受累。

（3）典型损害：90%以上患者出生时表现为火棉胶样婴儿，胶膜脱落后出现鳞屑性红皮病样损害，以后出现灰白色浅表性黏着的光亮鳞屑；面、手臂和躯干部的鳞屑较为细薄，双下肢鳞屑则呈板层样，可在2～4周内反复脱落和再发，约70%患者伴有掌跖角化。

（4）自觉症状：皮损角化明显者可有轻微瘙痒。

（5）病程：大多数患者的皮损常在青春期自行缓解。

（6）实验室检查：板层状损害组织病理示：表皮角化过度，伴有轻度角化不全和棘层肥厚，真皮浅层少量淋巴细胞浸润。

6. 火棉胶婴儿 如下所述。

（1）好发年龄：多见于早产儿，出生时即已发病。

（2）好发部位：损害覆盖全身皮肤。

（3）典型损害：出生时皮肤光亮紧张，被覆紧束干燥的一层棕黄色火棉胶样薄膜，致使婴儿肢体限定于某一特殊的体位，常伴有双侧眼睑及口唇外翻。火棉胶样膜常在出生后24小时内破裂，破裂处边缘翘起，膜下潮湿发红，高低不平，15～30天火棉胶样膜全部脱落，皮肤轻微红肿伴糠秕样脱屑，以后演变成其他不同类型鱼鳞病。一般无系统损害和永久性器官畸形。

（4）自觉症状：触摸皮损时患儿可能因疼痛哭闹。

（5）病程：一般2～4周糠秕样脱屑累及全身，以后演变成其他不同类型鱼鳞病。眼睑及口唇外翻可逐渐恢复正常。

二、治疗

1. 一般治疗 皮肤尽量避免使用碱性清洁剂清洗，以防皮肤过度干燥。沐浴后涂搽保湿润肤膏或油剂，以减少水分经皮肤丢失，保持皮肤湿润。年龄较小的患儿应避免过热环境，伴有眼睑损害者应加强眼睛保护。

2. 全身治疗　如下所述。

（1）寻常型和性联隐性鱼鳞病：维生素 A 可改善皮肤角化过度，常用量为小儿2.5 万 ~5 万 U/d、婴幼儿0.5 万 ~2.5 万 U/d、新生儿0.1 万 ~0.15 万 U/d，分次口服，可同时口服维生素 E，一般儿童用量为 1mg/d，单次或分次口服。

（2）先天性鱼鳞病样红皮病：12 岁以上患儿可口服异维 A 酸，开始用量为 0.5mg/（kg·d），4 周后增加至 1mg/（kg·d），耐受性较差者初始用量为 0.1mg/（kg·d），12 周为一个疗程。亦可选用阿维 A 酸，常用量为0.5 ~1mg/（kg·d），分2 ~3 次口服，逐渐增加剂量，疗程4 ~8 周。此类药物可明显缓解症状，但不能根治。

3. 局部治疗　如下所述。

（1）寻常型鱼鳞病：轻症者可涂搽 10% 鱼肝油、10% 尿素霜、肝素软膏等润滑和保湿剂；重症者可外用 3% ~6% 水杨酸软膏、5% 乳酸铵或羟丁二酸霜或乳膏、0.005% 卡泊三醇软膏、40% ~60% 丙二醇水溶液等，每周 2 ~3 次，对多数患者有较好疗效。

（2）性联隐性遗传性鱼鳞病：该病由于角质层类固醇硫酸酯酶缺乏，使胆固醇硫酸盐含量相对增加，游离胆固醇相对减少，外用 10% 胆固醇霜、6% 水杨酸丙烯乙二醇，以及 40% ~60% 丙二醇封包等，可提高细胞间水合能力、减少胆固醇硫酸盐浓度而起到祛除鳞屑的作用。

（3）先天性鱼鳞病样红皮病：皮损较湿润者可外涂 10% 甘油、3% 乳酸水溶液等，每日 3 次。干燥性皮损外用 0.025% 维 A 酸乳膏、10% 尿素霜等，可促进角质溶解，减少鳞屑。

4. 中医治疗　可选用三油合剂（由蛋黄油、大枫子油、甘草油等量混匀而成）或杏仁油膏（杏仁 30g，猪油 60g，捣烂如泥）涂擦患处，每日 2 次。也可选用大黄汤（桂枝、桃仁各 30g，大黄 15g，共研细末，用纱布包裹，加水 1 000ml，煎至 500ml）温洗患处。

（张雁来）

第二节　色素失禁症

一、概述

色素失禁症（incontinentia pigmenti）是一种罕见的先天性疾病，特点是四肢及躯干出现红斑、水疱、疣状增殖及奇形怪状的色素斑，常并发眼、骨骼和中枢神经系统发育缺陷。

本病为 X 连锁显性遗传。因男性性染色体只含一个 X，如系致病基因则为致死基因，胎儿难以成活，多于妊娠期死亡。女性染色体为 XX，其中一个致病基因可被另一正常 X 所保护，因而可以出生成活，故临床所见绝大多数为女性患者。少数男性患者被认为是基因突变的结果。

二、临床表现

患本病多数见于女性，于出生后一周左右发病。皮肤发疹分三期。

1. 红斑、丘疹、水疱期　开始在躯干和四肢伸侧皮肤反复出现红斑、丘疹、风团、水疱或大疱，尼氏征阴性。迁延数周或数月。

2. 疣状增生期　水疱性损害转变为疣状损害，呈结节状、斑块状或条索状，有时形成溃疡，此期损害多见于手、足背及趾、跖部，持续数月。

3. 色素沉着期　在躯干和四肢出现溅水状、树枝状、地图状、蛛网状、涡纹状等多种形态的由浅灰到青褐色色素斑。色素性皮损不一定发生在原有红斑、水疱或增生部位，也不沿血管和神经走向分布。约有 2/5 患儿未经过一、二期即直接出现色素沉着斑。

患儿一般情况良好，部分患儿可出现瘢痕性脱发，有的并发指（趾）甲发育不良。在红斑水疱期，患儿外周血及皮肤损害内嗜酸性粒细胞增多。

有时患者伴有其他系统或器官疾病，如智力缺陷、小头畸形、四肢强直性瘫痪及癫痫、白内障、斜视、视神经萎缩、渗出性脉络视网膜炎；不少患儿有出牙迟、缺齿及齿畸形；骨骼改变如四肢短小、多指、并指等亦偶可见。

三、诊断要点

1. 主要诊断依据　婴儿期发病，几乎全系女婴，初起为红斑、水疱、大疱性损害，尼氏征阴性；继之出现疣状损害，多呈条索状分布在躯干和四肢伸侧；最后为色素沉着期，损害为奇异的色素斑，数年后可减轻，乃至完全消退。

2. 病理改变　炎症期表皮有角质层下水疱和海绵形成，疱内及周围有大量嗜酸性粒细胞。疱间表皮内有角化不良细胞。真皮呈非特异性炎症改变，有单核细胞及嗜酸性粒细胞浸润。增殖期表皮角化过度，棘层肥厚，基底层水肿，棘层内散在角化不良细胞。色素性损害表皮正常或棘层轻度肥厚，基底细胞液化变性，色素失禁，真皮浅层噬黑素细胞增多，内含大量黑素颗粒。

3. 电镜观察　一、二、三期表皮内都有角化不良细胞，巨噬细胞对黑素颗粒及角化不良细胞的吞噬作用增强。真皮浅层噬黑素细胞增多。

四、鉴别诊断

1. 本病大疱期应与下列疾病区别　如下所述。

（1）儿童型线状 IgA 大疱性皮病：系单一性大疱，炎症不明显，多发生在手、足及生殖器部位，愈后色素沉着轻微，病理改变为表皮下水疱。

（2）大疱性表皮松解症：膝、肘伸侧等压迫摩擦部位反复发生大疱，尼氏征阳性，愈后留有萎缩性瘢痕，无明显色素沉着。

（3）色素性荨麻疹：有色素性风团，可出现水疱。病理检查水疱下组织内有大量肥大细胞浸润。

（4）肠病性肢端皮炎：水疱多发生在口、鼻、眼、肛门周围，常伴有腹泻及脱发，对硫酸锌治疗反应良好。

2. 本病增殖期应与线形疣状痣鉴别　线形疣状痣一般发病较晚，皮损多局限于一侧肢体。

五、治疗方案及原则

（1）无特殊疗法，主要是对症处理。

（2）炎症期发疹严重者可用抗组胺药或糖皮质激素。

（3）预防感染。

（4）色素斑多在 30 岁以前自行消失，故不必急于治疗。

（张雁来）

第三节　神经纤维瘤病

神经纤维瘤病是一种遗传性神经外胚叶异常性疾病。属常染色体显性遗传，发病为神经纤维瘤蛋白基因或神经纤维瘤蛋白－2 基因突变导致神经外胚叶发育异常所致。

一、诊断要点

1. 好发年龄　多自幼年发病，男性较为多见。

2. 好发部位　皮肤损害多发生于面部及躯干，口腔黏膜及内脏多器官也可受累。

3. 皮肤黏膜损害　如下所述。

（1）皮肤色素斑：多自幼儿期发生或出生时即有，可为本病首发皮肤损害，除掌跖外，可发生于身体任何部位。皮损为境界清楚的圆形、卵圆形和不规则形棕黄色至暗褐色斑点斑片，称之为牛奶咖啡色斑，数目多少不等，直径数毫米至数厘米，本病患者此斑直径在1.5厘米以上者常超过6片。约20%患者的腋窝及会阴部有雀斑样点状色素沉着斑，称之为Crowe征。

（2）皮肤软纤维瘤：迟发于皮肤色素斑，一般在童年晚期至青春期早期发生，多见于躯干部。损害为有蒂或无蒂的圆锥形、半球形或球形质软的肿块或扁平隆起的包块，直径数毫米至数厘米或更大，肤色、粉红色或紫红色，表面平坦或突起于皮面，触之有疝囊感，可将肿瘤推入底部，压力移除后恢复原状。数目多少不等，数个至数百个或更多。结节偶可破溃引起出血，甚至大出血。

（3）丛状神经纤维瘤：为沿周围神经分布大小不等的结节及包块，可因整个神经及其分支被侵犯而形成绳索样、串珠样或丛状肿块。瘤体生长缓慢，可形成组织弥漫增生性象皮肿样损害，偶可恶变。

（4）口腔损害：口腔受累见于5%~10%的患者，为大小不等的乳头瘤样损害，主要发生于舌、上腭、唇和颊黏膜，较常见的损害为单侧性巨舌。

4. 皮肤外损害　约60%患者伴有智力障碍；约40%患者有神经系统病变，主要为神经系统肿瘤，以视神经胶质瘤、星形细胞瘤和末梢神经胶质瘤最为多见，可引起癫痫发作；约10%的患者有脊柱畸形、脊柱后凸与后侧凸；多数患者伴有内分泌障碍，如肢端肥大症、爱狄森病、性早熟、甲状旁腺机能亢进、男子乳房发育和肾上腺嗜铬细胞瘤等；发生于胃肠道的神经瘤可引起消化道出血和梗阻等，但内脏受累与皮肤损害的严重程度并不平行。

5. 自觉症状　丛状损害常有刺痛、瘙痒和压痛。系统损害出现各自相应的受累症状。

6. 病程　皮肤、黏膜及内脏损害持续终生。

7. 实验室检查　皮肤色素斑活检组织病理示：表皮内黑素细胞增加，角质形成细胞和黑素细胞内可见巨大的球形色素颗粒。皮肤神经纤维瘤活检组织病理示：瘤体位于表皮下，无包膜，但界限分明，由神经鞘细胞、成纤维细胞、内皮细胞、神经束膜成纤维细胞和轴索等组成，杂乱地分布于含有胶原和黏液样物质的基质内口。头颅CT、MRI和脊髓MRI检查可发现神经纤维瘤。

二、治疗

1. 一般治疗　本病为常染色体显性遗传疾病，神经纤维瘤可遍布全身，甚至可侵入中枢神经引起智力发育障碍或头痛头晕，应禁止近亲结婚，必要时可考虑绝育。加强皮肤保护，避免用力挤压瘤体和外伤，防止瘤体破溃出血。系统受累者应定期体检，并加强对严重和可能发生癌变的损害进行监测，若出现癫痫、消化道出血和癌变，应及时进行处理。

2. 全身治疗　癫痫发作给予苯妥英钠等抗惊厥药物治疗，但效果不理想。肥大细胞阻滞剂酮替芬，可抑制皮肤神经纤维瘤体内的肥大细胞分泌功能。使瘤体的瘙痒、疼痛等症状得以缓解，甚至可使肿瘤生长速度减缓，以及全身症状得以好转，一般间断性试用，常用量为酮替芬2~4mg/d，分次口服。

3. 物理治疗　面部及影响美容的色素斑，可选用脉冲染料激光、YAG激光、红宝石激光等去除，但复发率较高。位置表浅较小的纤维瘤，可采用液氮冷冻、电灼、微波、CO_2激光、Nd：YAG激光等方法去除。

4. 手术治疗　面部数量较多且位置表浅较小的纤维瘤，可行皮肤磨削术较大或影响肢体功能的瘤体和丛状纤维瘤，可行外科手术切除，切除深度达皮下组织，分层封闭切口；较小的瘤体也可使用环钻去除，伤口封闭或开放；中枢神经肿瘤可考虑行神经外科手术切除。

5. 中医治疗　如下所述。

（1）痰湿凝结证：发病初期，咖啡斑大小不等，纤维瘤小而少，质地柔软，色白不赤，舌质红，脉滑数或细数。治宜理气化痰，活血散结，方选内销瘰疬丸加减，药用车前子、连翘各15g，地骨皮、桔梗各12g，夏枯草、海藻、贝母、杏仁、陈皮、瓜蒌各10g，甘草5g，每日1剂，水煎取汁分次服。

（2）正虚气郁证：病程日久，全身散在回密集分布大小不等的疝囊状肿瘤，可有随喜怒消长的现象，伴有大小不等的咖啡斑，形体虚弱，气短倦怠，夜眠不安，舌红，苔少，脉细。治宜益气活血，行气散结，方选血府逐瘀汤加减，药用生黄芪、丹参各15g，全当归、枳壳各12g，穿山甲、丝瓜络、党参、茯苓、桃仁、红花、陈皮、川芎各10g，每日1剂，水煎取汁分次服。

（张雁来）

第四节 结节性硬化症

结节性硬化症是一种以面部血管纤维瘤、癫痫和智力障碍为主要临床表现的复合型发育不良性疾病。属外显不完全的常染色体显性遗传，损害起源于外胚叶或中胚叶，可能与胚胎细胞分化障碍有关。

一、诊断要点

1. 好发年龄 皮肤损害常在3～10岁发生，癫痫可与皮损同时或先后发生。

2. 好发部位 皮肤、黏膜及内脏多器官均可受累。

3. 皮肤损害 如下所述。

（1）面部血管纤维瘤：见于70%～75%的患者，常在3～10岁发生，青春期加重。损害为黄红色、褐红色或肤色质硬且韧的扁平丘疹、结节和斑块，大小不一，直径1～10毫米或更大，表面光滑亮泽，可见扩张的毛细血管，压之褪色，损害与皮肤粘连，但与皮下组织不粘连，可活动。数量多少不定，散在或密集成群，主要发生于鼻唇沟、颊和鼻部，有时颏、耳郭、颈、额及眼睑等处也可发生。

（2）甲周纤维瘤：见于19%～55%的患者，常在青春期后发生，儿童少见。损害为发生于甲皱襞、甲根或甲下的赘生物，鲜红色、淡红色或肤色，质坚韧，表面较光滑，可为指状突起或更大，少数表面角化结痂。瘤体数量一般较多，分布常不对称，齿龈也可出现类似损害。

（3）纤维瘤样斑块：为主要发生于头皮及额部的皮色或黄褐色斑块，表面光滑，隆起于皮面，形状不规则，质如橡皮样硬。斑块大小不等，单发或多发。

（4）色素减退斑：发生率94%～97%，主要发生于躯干和臀部，尤多见于臀部。该斑形态多样，可为条索状、卵圆形、柳叶状、多角形或碎纸屑样的白色或乳白色斑，直径数毫米至数厘米不等，境界较清楚，在滤过紫外线灯下显现更为清楚，表面光滑无鳞屑，不隆起于皮面，数量一般较多，散在分布或密集成片，互不融合。该色素减退斑可为本病的首发或唯一皮肤损害。

（5）鲨鱼皮样斑：发生率为21%～80%，一般在青春期前出现，随年龄增长该斑发生率也常增高。损害为不规则形隆起于皮面质较软的斑块，皮色、淡棕色或粉红色，境界清楚，边缘整齐无浸润，表面常皱缩呈橘皮样，直径数毫米至数厘米不等，数量多少不定，多发或单发。主要发生于躯干和腰骶部，尤多见于腰骶部。

（6）其他损害：部分患者尚可伴发咖啡牛奶斑、软纤维瘤、痣、白发等。

4. 皮肤以外损害 如下所述。

（1）神经系统病变：约2/3患者伴有不同程度智力障碍，其中约75%患者的癫痫发生于1岁以内，几乎有智力障碍者均发生癫痫，而智力正常患者也约有2/3发生癫痫，且可有不同程度瘫痪、小脑共济失调等表现，少数患者脑部发生错构瘤样结节或室管膜下结节，以及颅内恶性肿瘤等。

（2）眼部症状：约40%患者发生视网膜星形细胞瘤，约50%患者发生视网膜色素脱失斑。少数可发生原发或继发性视神经萎缩、斜视、白内障、视盘水肿等。

（3）肾脏病变：有报道约53%儿童患者有肾脏损害，平均发生年龄约为6.9岁，女性多于男性，绝大多数为双侧肾脏受累。主要为肾血管肌脂肪瘤、肾囊肿、肾细胞癌、嗜酸粒细胞癌等，其中肾血管肌脂肪瘤与智力障碍有一定的相关性，如智力障碍的患者100%患有肾血管肌脂肪瘤，而智力正常的患者仅约38%患有肾血管肌脂肪瘤。

（4）肺部病变：主要为淋巴管平滑肌瘤病，其特征为肺组织囊泡被高弹性的平滑肌细胞扭曲。常出现干咳、咯血、呼吸困难或自发性气胸，严重者可出现呼吸衰竭。

（5）心血管病变：心脏病变主要表现为心横纹肌瘤，一般发生于多个腔室，常出现心律失常，若瘤体巨大而横贯心脏的传导通路，则易发生房室折返性心动过速，可致突发性死亡。偶可形成动脉瘤，主要发生于主动脉、颈动脉、腋动脉、肾动脉或颅内动脉。

5. 一般症状　皮肤纤维瘤可伴有阵发性刺痛，皮肤以外损害可出现相应受累器官的症状。

6. 病程　皮肤及其他脏器损害呈慢性经过，病程漫长。

7. 实验室检查　头颅X线摄片及CT、MRI可见多灶性结节和钙化。

二、治疗

1. 一般治疗　本病无特效治疗方法，主要治疗癫痫、并发症及系统性损害。智力严重障碍者应加强监护，防止发生意外，伴有内脏器官损害者应定期体检，若病情发生变化应及时进行相应处理。

2. 全身治疗　癫痫发作给予苯妥英钠等抗惊厥药物治疗，但疗效多不理想。其他内脏损害应用药物治疗效果也较差。

3. 物理治疗　面部血管纤维瘤及甲周纤维瘤，可采用液氮冷冻、电灼、微波、CO_2激光、Q铒激光等方法治疗，但容易复发。

4. 手术治疗　如面部血管纤维瘤可采用皮肤磨削术祛除；癫痫药物治疗不能控制者，可考虑行神经外科手术治疗；心脏横纹肌瘤及甲下纤维瘤直接将瘤体切除等。

（张雁来）

参考文献

[1] 赵辨．中国临床皮肤病学．南京：江苏科学技术出版社，2010.
[2] 王光超．皮肤病及性病．北京：科学技术出版社，2015.
[3] 徐正田．皮肤性病学．北京：科学技术出版社，2016.
[4] 张建中．皮肤性病学．北京：人民卫生出版社，2015.
[5] 刘爱民．皮肤病中医诊疗思路与病例分析．北京：人民卫生出版社，2016.
[6] 高东明，张莉．皮肤、感觉器官与神经系统．北京：科学出版社，2016.
[7] 魏保生，刘颖．皮肤瘙痒．北京：中国医药科技出版社，2016.
[8] 沈冬，王煜明．皮肤瘙痒防治百问．北京：金盾出版社，2016.
[9] 周评．新编临床皮肤性病诊疗学．陕西：西安交通大学出版社，2014.
[10] 张学军．皮肤性病学．第 8 版．北京：人民卫生出版社，2014.
[11] 单士军．皮肤性病病理诊断．北京：人民卫生出版社，2015.
[12] 李邻峰．皮肤病安全用药手册．北京：科学出版社，2015.
[13] 殷蔚伯．肿瘤放射治疗手册．北京：中国协和医科大学出版社，2010.
[14] 徐燮渊．现代肿瘤放射治疗学．北京：人民军医出版社，2000.
[15] 马林．恶性肿瘤高 LET 射线（重离子、快中子）放射治疗学．北京：军事医学科学出版社，2006.
[16] 侯友贤．肿瘤放疗并发症防治，北京：人民军医出版社，2008.
[17] 李莎，张红，魏世华，等．碳离子束治疗浅层肿瘤临床试验结果．中华放射肿瘤学杂志，2008，17（6）：463－464.
[18] 魏世华，刘倩，李莎，等．上皮源性恶性肿瘤重离子束照射临床疗效分析．中华临床医师杂志，2011，5（4）：1199－1200.
[19] 吴志华．皮肤科治疗学．北京：科学技术出版社，2006.
[20] 秦叔逵．中国临床肿瘤学进展．北京：人民卫生出版社，2010.